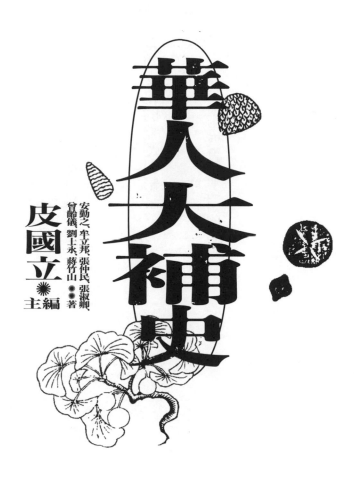

華人大補史

皮國立 主編

安勤之、牟立邦、張仲民、張淑卿、曾齡儀、劉士永、蔣竹山 著

目次 *Contents*

序言

吃出一段近代東亞補養與科技的歷史

近幾年，臺灣的出版市場興起了一股飲食史的出版熱潮，可以從兩個方面來觀察。一來是西方飲食史的著作不斷透過翻譯而與臺灣讀者見面，不管是從專業歷史研究的角度切入或是以大眾史學閱讀為訴求的著作，[1]食物史都可謂葷素不拘、雅俗共賞，無論在學院內或學院外的史學寫作選題上，皆被賦予高度關注。[2]相關的食物文化書寫，在各類知識型網路文章上被刊載，影響力更是無遠弗屆。其次，食物研究往往不見得一定和食物本身有關，而可能從更大的時代背景，來梳理飲食文化背後的社會生活，例如對中日戰爭時大後方的吃餐館熱潮，史家就給予了相當的關注與解釋。[3]而臺灣飲食史的研究，也因為有不少中生代的史學家逐漸成熟且嶄露頭角，而顯得熱鬧非凡。舉凡臺灣菜的歷史、[4]令人食指大動的沙茶火鍋，[5]那濃郁滋味背後的文化脈絡，咀嚼文字似有味，都足以發揮令讀者「越讀越餓」的神奇效果，這正是品味食物史魅力之所在。

綜觀近十年來，臺灣不斷因各種食品安全的問題，屢屢造成重大的社會爭議。作為一位史學工作者，不能不對現實社會問題有若干回應；然史學工作者研究之對象既為過往之陳跡，當然不可能直接面對現實問題來提出正面解決之道，但吾人仍可能透過梳理近代以來人們對於食物與健康、疾病關係之認識，來達到或進行一種人文思考，提供一些歷史上真實呈現之飲食文化、科學爭議與認識傳統與現代連結的可能，此為本書編纂背後最深刻的在地關懷。[6]

本書的焦點與特色，就在於探討「補養」的歷史，可謂非常貼近於我們的日常生活。臺灣街頭巷尾的飲食文化中，充滿著各種具有「補養」的菜色，從早期的狗肉鍋、燉鱉湯、蛇湯、十全排骨，到一九八〇年代之後逐步在街頭林立的羊肉爐、薑母鴨等等；還有一杯清涼的青草茶、苦茶，一口氣喝下，表情猙獰兼吐舌作噁，老闆還會在旁邊拍手叫好，讚揚你的勇氣，那是我大學時代的士林夜市記憶，相信讀者對它們的滋味也都不陌生。由於傳統中國文化中藥食如一、藥食同源的發展，這些食物中往往加入了不少具有補養身體的中草藥材於其中，而賦予一道菜色、一碗熱湯、一杯茶飲內，可能具有防治某些疾病的功效，這樣的文化現象與背後的歷史因素，值得分析。此外，我們的生活中充斥著維他命、雞精、蜆精、提神飲料等各種具有補養、補精神、提升體力的飲品，即便它們已被「科學」重新包裝，但還是不能捨棄傳統補養功效的話語，可謂換湯不換藥，而成為現代的新補品，可見補養文化影響之廣泛，歷久不衰。食補有沒有真實效用，需要專業醫師來解答，[7]但是歷史學者可以告訴讀者，所謂被社會文化所認同之「療效」或某些「效果」，是如何透過各種歷史因素而被建構出來。[8]二十世紀初期以來東亞各地的科學觀和中西醫匯通概念，又如何賦予這些具有補養意義的食物，一些全新的健康概念，並影響我們的日常生活？閱讀本書，可讓讀者在吃下這些食物時，擁有多一份趣味、歷史知識與對其健康功用之省思。

本書分為兩個部分，第一部分是探討傳統食補文化在近代的變遷與影響，皮國立的〈「食療」——近代一個中西醫匯通名詞的誕生〉，提醒讀者「食療」一詞其實經歷了一個經由西方至中國的文字意義之轉譯過程。在一九三〇年代以前，談食物療法的大多是西醫，而其意義也不同於古代中醫的理解。受到當時西醫營養學、生理學、細菌學、內分泌學等新科學知識的驗證後，許多中醫開始拿出古代醫籍的經驗來和西方知識進行相互印證，於是食物療病的概念才被重新詮釋，逐步成為今日人們所熟知的「食療」知識。曾齡儀的〈頭角「爭茸」——一九五〇—一九九〇年代臺灣的養鹿業與鹿茸消費〉，則細緻梳理了荷蘭時期至戰後臺灣的養鹿業與鹿茸消費，文中提及清代漢人之移墾，改變臺灣鹿隻貿易，他們將鹿脯、鹿茸與鹿鞭等品項銷往中國內地，與傳統中國醫藥視「鹿」為補陽聖品的觀念有關，而臺灣本土也在戰後出現了各種大眾化的相關補品，包括鹿茸丸和鹿茸酒，文中都有詳細的介紹。

張仲民的〈當糖精變為燕窩——孫鏡湖與近代上海的醫藥廣告造假文化〉，文中主角是近代中國一個非常有趣的醫藥商品「燕窩糖精」。經作者詳細考證，其實該藥的成分根本不含燕窩，而主要是由糖精構成，完全不具備滋補或治病之效用。但藥商卻利用各種手段，進而刊登廣告，邀請文人寫假文章來吹捧該藥的效果，大有誆騙之嫌。該文讀來深具啟發，揭發近代醫藥產業借用「補養」心態來進行欺騙消費者的不良行徑。牟立邦的〈祛濕發汗，活血驅寒——傳統食補文化與中醫「辛味」發展〉，運用通俗筆法、通史的視野，來書寫帶有「辛味」藥物和食物的歷史。麻辣的滋味，我想讀者都不陌生。作為舌尖上的一種滋味，中醫對所謂「辛味」的應用，始於《黃帝內經》，發展於《傷寒雜病論》，更常見於宋代之後的醫書與醫案之內。本文細數具「辛味」之藥材與食材，例如薑、椒、茱萸、蔥、蒜與明清時傳入的辣椒等食材的日常運用。隨著中醫知識與養生應用之實務逐步拓展，至明代以下，「辛味」在社會膳食文化中所扮演的角色益加重要，是食物與養生文化中極具特色的一環。

接著是第二部分，主題是近代以來西方醫學及科技所帶來的「飲食與健康」新觀念，同樣也收錄四篇精采專文。劉士永的〈抗戰時期的兵食與軍事營養學發展試探〉，講述了現代營養學在二十世紀初傳入中國後，如何在軍事領域中，指引了中國在改善民族健康議題上的努力方針。抗戰開始後，中國士兵的飲食品質低下，導致體格孱弱，常遭輿論和軍事將領詬病。自一九四〇年代於中美聯合作戰的需求下，軍事營養學逐步發展，開啟了戰地營養調查及中國軍隊營養膳食的改良工作。該文論述國軍在中日戰爭中由單純的兵食補給轉向軍事營養學開發之歷程，並說明中國軍事營養學的發展與特質。

接著我們將目光轉向臺灣，張淑卿的〈《豐年》中的知識傳遞〉，以一九五一－一九六三年代農復會機關雜誌——《豐年》所報導的腸胃道型疫病與飲食衛生等議題為例，探討疫病、營養與飲食衛生知識普及的生產與傳播。此類訊息與人民生活直接相關，也與政府的施政和公眾福祉密不可分。《豐年》是一份中美合作的刊物，文本內可看出政府如何傳遞疫病、營養與飲食衛生知識，同時也教導民眾勿接受「不當」的醫療、健康和食品知識。這些文章常以簡白的文字或圖像來呈現「正確」的衛生知識，顯示臺灣人在飲食健康與疾病防治議題上被教導的過程，充滿知識性與趣味性。安勤之的〈科學、商業與政治的角力——以靈芝在臺灣的社會文化生命史（一九七〇－一九九〇）為例〉，關注「靈芝」在臺灣的社會文化生命史，主要探討「靈芝是什麼」、「靈芝有效成分是什麼」、「靈芝產業為何無法成為國家產業」三個議題。很有意思的是，靈芝有效成分之確認，實仰賴當時主流文化的定義，所謂的「有效性」是不斷移動、變化的。作者認為，若想以「靈芝」為主發展成為國家代表之生技產品，那麼必須奠基在科學基礎上，誠實面對實驗結果，不能報喜不報憂。科學實驗的結果不可過分受市場因素所左右，唯有尊重科學專業，食藥生技產業才可能永續經營、邁向國際，作者剖析該議題被建構的過程，破譯生技產品的社會文化面向，提出了非常具有「使命感」的人文社會觀察，可謂充滿知識性與趣味性。蔣竹山的〈食物史新趨勢——近代東亞味素研究的幾種視角〉，以知名調味料「味素」在近代的流行為例，探討從日本到臺灣的一段物質文化史，談談它如何引領、打造出一種現代性的味覺。二十世紀初，味素風靡東亞世界，在中國報紙上的報導，甚至還有味素具有滋養作用，使人變壯碩，還可以補血，讓人達到「壽而康」的功用。[9]作者延續他對全球史的關懷，在文中也延伸了一些有關食物史研究的思考，可提供讀者一個觀察日治及戰後食品工業發展與消費文化的新視角。

由以上簡短的介紹可以看出，本書除探討臺灣之外，也拓展至中國與日本的飲食文化影響，是第一本採用傅斯年（一八九六－一九五〇）「集眾式」研究，[10]全面梳理近代東亞有關補養文化之中文歷史專書，重視臺灣、中國、日本等地區的食物知識的近代的轉型。最後，全書以「華人」為命名，避免了無謂的政治疆界問題，且能將歷史上透過傳統中醫藥學發散出去的補養文化，加以統合、述其淵源流變，使全書更為聚焦；而有些文章則是面向科學觀或商業性，可視為西方文化或近代消費文化，對傳統食補、食療觀念的衝擊並促其再生，書內皆有相關的討論篇章。

最後略抒數語，來表達編者之謝意。整本書的發想，要感謝科技部（國科會）補助專題研究計畫「飲食與衛生知識的現代轉型：以民國時期中西醫界對食物性質與疾病論述為主的討論」的發想。本書於收稿、整稿期間，新的觀點與視角不斷加入，特別感謝游鑑明、陳元朋、潘宗億、郭忠豪和張勇安等諸位先進，在多場飲食史研討會上對筆者研究的提醒與啟發，無形中促成筆者編纂飲食史專書的動力。最後還要感謝時報出版胡金倫、王育涵等編輯團隊的悉心編排與校稿，本書方得問世。

肚子餓了嗎？品嚐歷史中的食物滋味，現在正是時候。

主編　皮國立

二〇二二年十二月三日

註釋

1 例如謝仕淵，《府城一味：時間煮字，情感入味，一起來臺南吃飯》（臺北：蔚藍文化，二〇一八）；以及胡川安，《和食古早味：你不知道的日本料理故事》（臺北：時報出版，二〇一五）等等著作。

2 Paul Freedman ed., *Food: the history of taste* (Oakland, California:University of California Press, 2007). 是一本集合世界各地歷史學家編的區域飲食史的專書，體現了西方史學界對飲食史的重視。其他介紹可參考郭忠豪，〈品饌新味道：英文學界關於「中國食物」的研究與討論〉，《當代歷史學新趨勢：理論、方法與實踐》（臺北：聯經出版，二〇一九），頁四六三－四八五。另外，郭忠豪也對東亞的食物歷史進行了較細緻的學術研究回顧與分析，可參考郭忠豪，《品饌東亞：食物研究中的權力滋味、醫學食補與知識傳說》（臺北：允晨文化，二〇二二），特別是第一章。談東亞飲食，更不可忽略曾品滄的研究，他寫過許多相關論文，探究深入，值得對此議題有進一步興趣的讀者參考，例如曾品滄，〈日治時期臺灣菜譜的演進與東亞食文化的跨境流動〉，《臺灣史研究》二十五卷三期（二〇一八年九月），頁四三－八二。

3 巫仁恕，《劫後「天堂」——抗戰淪陷後的蘇州城市生活》（臺北：臺灣大學出版中心，二〇一七）。

4 陳玉箴，《「台灣菜」的文化史：食物消費中的國家體現》（臺北：聯經出版，二〇二〇）。

5 曾齡儀，《沙茶：戰後潮汕移民與臺灣飲食變遷》（臺北：前衛，二〇二〇）。

6 林富士（一九六〇－二〇二一）曾經整合過這樣的計畫，參見林富士主編，《食品科技與現代文明》（臺北：稻鄉，二〇一〇年），引言頁一－一六。

7 有關醫者對中醫食藥典籍之整理，可參考蘇奕彰，《飲食療法中醫典籍彙編》（臺北：行政院衛生署中醫藥委員會，二〇〇七），頁二〇－四七。

8 陳元朋的研究非常具有開創性，參考陳元朋，〈作為社會史研究的中國飲食史〉，《中國社會》十五期（二〇〇五年五月），頁八七－一〇二；以及陳元朋，〈中國食物療養傳統的形成與變遷〉，收入李建民主編，《從醫療看中國史》（臺北：聯經出版，二〇〇八），頁三七三－四二六。

9 《申報》，一九一七年十一月十五日，頁一三。

10 生命醫療史研究室主編，〈《中國史新論》總序〉，《中國史新論．醫學史分冊》，頁一－二。

第一部

食補文化的變遷與影響

壹 「食療」——近代一個中西醫匯通名詞的誕生

皮國立[1]

一、前言：疑問與溯源

二〇二〇年九月，美豬進口臺灣的議題吵得沸沸揚揚，時任衛福部長的陳時中為了捍衛政策，上節目暢談美豬議題。現場來賓謝金河分享小時候愛吃麻油炸臺灣豬睪丸，陳時中隨即稱讚：「難怪你現在腦筋好、體力也好。」結果此語一出，立刻引來不少批評聲浪。臺北市長柯文哲就批評：「他念哪個醫學院的？」也就是暗指該說法根本缺乏科學根據。而陳時中則回應，這是民俗說法，是老一輩傳下來的經驗云云。[2]本文既不討論美豬，也不評論對錯，卻要藉由考察這類爭議中，靠著某種食材進補以達到身體強健或治療某種生理疾病的歷史，或許可使讀者在讀過本篇文章後，對於中西醫的補身概念、食物療效與科技之間的爭議，有多一分了解，方能解讀民俗、經驗和科學之間的複雜關係，擁有更多元的思考，這恐怕不是「非黑即白」的二分法就能夠說明清楚。

藉由攝取特定的藥物與食物，補養身體以祛病延年，在華人的飲食史中已有數千年的歷史。近年來有關飲食史的研究成果，堪稱豐碩；[3]作為一種日常生活史或社會史的中國飲食研究，牽涉主題相當廣泛；[4]西方飲食史，近年更有興盛之勢。[5]然而，書寫飲食與健康、醫療的歷史，有別於傳統菜餚、食材、烹調的歷史或文化書寫，[6]例如陳元朋的研究很具有代表性，除了飲食在社會文化史中的意義外，[7]更重要的是，他很早就關切到食物與疾病關係的梳理，[8]雖然其論文關切的主題多在清代以前，但近代仍存續的食療知識，大部分是自古傳下來的，[9]不論是在內容或書寫形式上，仍具有知識累積的痕跡。現代中醫對飲食治療的歷史相當重視，其整理之資料與文獻，可作為對了解中醫食療歷史之參考。[10]而中醫文獻近十年來整理之各種養生、本草類書籍，也有大量飲食健康的歷史論述，[11]陸續有醫史學者關注這些議題。[12]

本文要訴說的故事，就是華人飲食療法的傳統，在近代受到西方科學知識衝擊後，新的「食療」一詞有什麼改變？我們如何從歷史中找尋現今飲食補養與療病的意義？而當中的中西飲食療法之異同又為何？希望讀者可以在本文中找到一些答案與反思現代性的路徑。

擔任過中央國醫館館長的焦易堂（一八七九－一九五〇），曾在中醫辦理的《食物療病月刊》封面提詞，[13]該刊是以食物來「仁術養生」。焦氏追溯周代即有食醫，申言醫（藥）食同源，好像是再自然不過之事，[14]這是一九三〇年代中期的事。但我們可能忽略了「食療」意義的近代轉型和混合現代性的可能。[15]因為在此之前，近代談食物療法的大多是西醫，而其意義也不同於傳統食療。揆諸晚清民國報刊資料庫，其實近代中國極少有人用「食療」一詞，最早出現的詞彙其實是「食養療法」，乃西醫汪自新於一九一四年發表之〈學說：肺癆病者之食養療法〉。[16]至一九二〇年，王頌遠翻譯一篇刊載於《中華醫學雜誌》上的文章〈慢性關節炎之食養療法〉，為當時西方醫學認為關節炎的原因乃腸管不健康、被細菌侵入導致，所以必須特別重視飲食；而此時食療的意義，是減少攝入刺激腸道或助長細菌生長的食物，並非吃特定食物可以「治療」關節炎。[17]所以近代「食療」史，不能只看字面上的意思，還需透過語言和呈現方式來重新檢視它。

傳統中醫論食物與衛生的關係，大多記載於本草與養生書的系統內，民國時出版之《卻病延年長生術》（一九一六）就記載：「《神農本草經》分藥味為上、中、下三品，上品之藥，往往有久服輕身、不飢或久服不老、長生之語。食物有關於人生壽命之長短，吾國人早知之矣。」[18]除顯示中國藥食合一的觀念外，也明確指出飲食與健康關係之依據。近人甚至認為《神農本草經》內的知識「全受食療意識所支配」，對傳統醫學影響甚鉅。[19]這套基本知識在近代以前主要是以食物（藥）之性質（寒、熱、溫、涼、毒）和味道（酸、苦、甘、辛、鹹）來初步分類食物性質，[20]而以治療疾病之功效與禁忌（相沖）為其主要的知識呈現方式。[21]但到了近代，食物內看不見、嚐不到的營養成分開始被一一發現，而這類「營養」知識被認為才是保衛生命的重要元素，逐步影響了人們對飲食與健康關係的理解。[22]這裡說的「衛生」不單指清潔、乾淨之意，[23]而是指食物與身體健康、疾病的鏈結。[24]西方營養學知識須以消化生理學（digestive physiology）為前提，民國時有關飲食衛生之變化，還需將消化生理學之轉變一起考慮。身體的現代性與衛生之關聯，已有不少學者梳理，[25]應可繼續從飲食的角度來考慮。[26]相較於西醫從消化生理學跨入營養學之建構，中醫似不甚重視營養與中藥的關係。但事實是否如此？改變是怎麼發生的？民國中醫如何接納營養觀至傳統的飲食療法內，進而成為新式「食療」的知識資源？也是本文希望解答的謎題。

在資料運用上，簡單梳理明清以降承載傳統中醫藥知識的專書，最重要的仍是以經典的方式呈現，[27]不管是世醫還是儒醫，都需具備一定的專業閱讀能力；另一方面，明、清以來出現的通俗醫書，已使醫學知識較為普及，[28]甚至著名醫者也從歌括入門學醫；[29]但一般民眾手中能掌握的主要還是一些方書與藥書，知識擴散的層面仍較為狹窄。[30]但自晚清以降，隨著新式報刊的出現，醫學中有關食物營養與疾病的知識，開始透過白話，去除了艱澀的理論，以「家用」、「居家」、「常備」等語言形式，透過報刊或西藥品目錄這類的書，直接刊載有效的藥方，出現在民眾的日常生活中。[31]這些知識偏重日常應用，各界也常將這些知識編成小冊子，以供公眾之閱讀，當把「家庭」的概念運用於醫藥或飲食上，即不單指在「家庭」這個場域，而應視為日常、公眾的醫學知識，比較合宜。[32]筆者已發現，針對日常藥品與食品在疾病防治和調養意義上，近代中西醫著力甚深，[33]報刊內有不少知識值得梳理。[34]並且，根據統計，家庭用成藥與營養品的範圍相當廣泛，可說是民國時期各大西藥房藥品分類中的最大宗。[35]故本文將以報刊為主、醫書為輔，來分析中西食療知識在日常生活中的轉化。

二、西方醫學的食餌療法

論近代醫學技術與文化，不能忽略中、西對比。在二十世紀一開始的十年內，中醫的「食療」並沒有被報刊等日常大眾媒體所重視，反倒是西醫有一些「食養」的新知識被引介。一九一四年西醫即有「食養法」一詞，對肺病的調養可能是內容最多且最早的。觀其內涵，實多談營養學和消化理論，但非食物療法，而是呼籲注重營養以對抗疾病，比較偏重調養與護理層面。[36]它們常被放在西方「衛生」概念中來探討，[37]以營養學為主，探討飲食中的滋養物質或不要暴飲暴食等基本飲食衛生知識。同樣的，家庭常識也談食物養生，主要是關心食物中的物質與滋養成分，而非治療學。[38]整體飲食衛生被擴大化，除了乾淨、清潔的意義外，還多了食物性質的新知識——「營養」；並迅速和傳統的養生概念進行結合，[39]以大眾、家庭之名，進行更廣泛的擴散。[40]

陳壽凡於一九一七年出版《不用藥食物療病法》，報紙上打出的廣告是該書理論為「醫學革命之先聲」，[41]敘述消化之理、闡述食物之化學成分與營養素對調養疾病的意義。[42]又如留學德國的黃勝白（一八八九－一九八二），在定義「家醫」時，就指出了其為「自家醫（生）」之意義，即強調個人的衛生觀、食物消化理論與營養素之注意。[43]非常罕見的是，一九一八年具有教會背景的寧波中華衛生公會，在其編輯的《衛生公報》內，刊載的竟然都是中醫理論，例如海蜇、荸薺能夠治療痢疾，而吃生蘿蔔則可以治療該年發生的大瘟疫（流感），因其能解風火、溫燥、濕熱之邪。[44]《衛生公報》還引孫思邈所言：「醫者先曉病源，知其所犯，以食治之，食療不愈，然後命藥。」說明食治不僅適合於老人、小孩，也適合久病厭藥、貧窮、過於嬌養之人。[45]該刊已就衛生觀點說明食物在醫療上的價值，而其竟然是西方背景之刊物。

到了一九二一年，上海《中華醫學雜誌》上又發表一篇〈胃潰瘍之最新食餌療法：華倫廊爾孟氏述〉，這是第一次「食餌療法」為中文專業醫學期刊所採用，當時翻譯是透過飲食控制，來降低對疾病（胃潰瘍）的刺激，並能維持病人的基本營養，以促進痊癒。[46]《同濟醫學月刊》則於一九二六年刊出一篇〈腎臟病之食養療法〉，則用了「食養療法」一詞。[47]比較起來，或許不用為翻譯名詞的細微與精準鑽牛角尖，但西醫最常用的詞其實是「食餌療法」，該詞與後來的中醫「食療」有所銜接，中醫也稱古代具有療效的食物為「食餌」，甚至言那是「固有之寶藏」，[48]但其實那是民國之後才出現的名詞，而且有中、西表述與知識呈現上的差距。[49]「食餌療法」這個名詞，乃由西方營養學和看護法兩種知識組成，[50]還重視烹飪法，包括溫度、食品的狀態、軟硬度、是否好消化、有無化學性刺激等細節知識，[51]故該詞常與調養消化系統的疾病有關。[52]「食餌療法」還會依據病程而提出需要禁食之物，甚至建議罹患胃病者採「減食療法」，例如西醫陳維寶就指出胃出血後不可飲食，[53]或建議不吃早餐，僅喝清水。[54]而更重要的是，當時報刊刊載西方飲食療法的施行場域大多在醫院，因為有看護和診療儀器協助，例如胃出血或不出血，吃的東西就有差異，但必須經X光機或化學檢驗才能知曉，與一些食療主張的家庭、大眾概念有所差異。[55]一般中醫對其理解，也是「資食餌質液，以增榮養而却病邪是也。」[56]由此可見，「食餌療法」是以西方營養學和病理學為核心而開展的調養技術。

依此，「食餌療法」不單著眼於食物，而是食物所含的營養素或元素，例如麥比米飯的營養更佳，對腳氣病、腎臟病和神經病都有好處，論述之基礎是營養成分。[57]或如腎臟病必須限鹽，但哪些食物含有多少鹽分，就需要食物化學和測量、統計；此外，腎臟病只是統稱，例如細分出的蛋白尿、尿毒症、氮血症等等，都需要檢驗，而且大部分還是要靠藥物，所謂「食餌療法」，只是限鹽或採無蛋白飲食，與一般印象中華人的「食療」思維大異其趣。[58]又如辣椒、山葵、胡椒、生薑、洋蔥等菜，腎臟病忌食，原因不在營養素，而在於刺激性會引發血管過敏，此表述也非華人食療的傳統。[59]余云岫（一八七九－一九五四）指出：食療問題的第一點，就是要懂「榮養學」（編者按：即今日的營養學），食物即身體運作的燃料，就是熱量，余氏談腎臟病的食療，是依據腎臟的生理特性、病理狀態來選擇食物的種類。余云岫就抨擊：呼籲同胞先把「腎」搞清楚！他抨擊中國人談的「腎」都是指生殖系統、男子睪丸、女子卵巢之事。諸如房事不健全、房事過度導致的身體疲勞、肺病、神經衰弱、營養不良，貧血等病人，皆「腎虧」之表現，但其實真的「腎」是排瀉小便的機關，跟上述華人舊有的認知都沒有任何關係，這說明西醫病理和生理學對「食療」的重要性，也顯示了中西概念之差異。[60]

「食餌療法」還有補充營養素來達到治療疾病之目的，例如補充肝臟肉、腎臟肉等富含蛋白質、鐵質的食物來治療惡性貧血，[61]西醫也稱「食肝療法」。[62]而當時已有不少人將食物的維他命含量製成圖表刊載於雜誌上，所以按圖索驥找到缺乏某種維他命而導致之疾病，進而補充某些食物，已成為一般的家庭常識。[63]當時藥商常言食物中的維他命會被破壞，故需要服藥；而持食療論者則謂天然的食材最好，以食用富含維他命的食品來治療某種特定的疾病，例如富含維他命A的食品可治夜盲症、維他命B則可治腳氣病，這些就比較具備「食療」之意義。[64]但如前述，「食餌療法」並非完全指食療，還有特定疾病需要依靠飲食調養、補充體力，以盡早恢復健康，而非直接治療疾病。[65]而西醫的「食餌療法」尚有其專業技術之面向，例如湖南湘雅醫院小兒科醫師蘇祖斐等人於《中華醫學雜誌》中發表一篇名為〈兒童之糖尿症完全飲食療法之病例一則〉的論文，可看出西醫的食療是依疾病的特質和食物營養的含量來設計飲食或菜單。例如糖尿病對碳水化合物代謝較差，就可以用脂肪代替，而每一項食材的重量、熱量、體重都已數字化呈現，並且監控病人之「新陳代謝紀錄表」，內有尿液酸鹼、尿糖、蛋白尿之檢測，皆需專業儀器與技術才能成就。[66]此外，西醫以發熱性傳染病為主，引介西方之食餌療法，還涉及鼻餵食、灌腸、皮下注射維持營養等技術，其概念已超過家庭療養的範疇。[67]

食餌療法這個名詞在一九三〇年後仍有出現，意義與前述相同，多指增強病人抵抗力所施行的營養方法。食餌滋養品非指成藥，一般生病不能大補，必須從日常生活中攝取食物來滋養才具有效益，這點也為西醫認同。[68]例如熱性病會導致蛋白質的消耗，需補充相關食品。[69]或如傷寒病後之調養，所謂「食餌」可翻譯成病中的適當營養食物，[70]運用薄粥、牛乳、肉汁、雞蛋等流動營養素來補充蛋白質之分解，再給予瓜果等副食，則可防止出血；報刊作者言這是他自己的經驗之談，因為當時多數西醫對食餌療法仍持較為保留的態度。[71]

西醫余鳳賓則在期刊上指出，他經歷過一人罹患肺癆而靠大蒜、小蒜治癒的，余先闡述這兩者的植物學知識，並指美國一八九〇年的藥局方和英國醫學會雜誌中，都有以此二物治療肺部疾病的記載，可見已有驗證。但他仍指出，病人不能徒恃單方，僅可作為輔助，而且要找尋科學驗證。[72]並且，大部分的食餌療法仍為正統醫學教育忽視，一九三三年《醫學與藥學》上一篇文章指出：

> 竊查國內公私立規模較大之醫院，診療上之別種設備，頗力求完善，而獨於病人食餌方面，大概忽諸，即如各處醫校，其對於藥物學。固設有分科教授，而關於食餌療法，則僅於內科學講義中，略示數行，醫學生在校既未得相常教授，畢業終又因業務繁忙，恐亦無餘暇研究，嘗聞有醫師對於所診療之病人，因食餌上之忽視，致其不良之轉歸，而受病家之誹謗。有失具信用者。[73]

可見食餌療法之重要性與當時醫界忽略之情況，作者建議可以用講座或是補習學科的方式，來增加醫學生對於營養學之根基。

晚清以來，所謂「食餌療法」多只是醫者的經驗之談，但二十世紀三〇年代後，西醫已認為它是一門科學，明確之法則即營養學和生理學，甚至有藥療之用，例如動物之肝、胃、脾臟對於貧血，蘋果對小兒下痢，都經過臨症實驗而有效果，已跨越既有食餌療法的意義，逐漸偏向中醫的食療思考。另一觀察的視角是維他命的發現，使人們將營養素缺乏與疾病之關係進行連結，[74]並思考特定營養素治病之可能，例如言：「我國民間，對於夜盲症，從來俱用豬肝、燉硃砂或辰砂為之治療，國醫亦有用牛肝或魚肝為治夜盲症者。」其實是因肝臟中含有大量的維他命A，作者呼籲要用科學來研究固有文化。[75]甚至西醫還與中醫的食物觀念對比，指出當時社會上常有中醫「忌口」之說，[76]但一經西醫診治，「則可以隨便飲食」，這種差異乃因西醫常忽視「食餌療法」，沒有明白指導病患，態度敷衍所導致。作者舉很多氣喘、蕁麻疹病患，對某些蛋白質會過敏；癤瘡、癰疽或其他化膿性病患，攝取肉類後也往往加重病情。他認為，理由雖有待研究，但根據醫者「吾儕臨症所經驗」，具有科學研究的價值，應該要採信並引以為戒，[77]這一點對中醫的論述起到很大的影響。

四〇年代後，隨著生理學更加進步，例如《家庭治療雜誌》上針對糖尿病的食餌療法，主要探討糖在人體吸收的過程與食物之含糖量、藉以分析對血糖之影響，來調配病中的日常飲食，此為「食餌療法」的進一步發展；作者為日本的西醫學士，但這條食物與疾病關係之認識，仍非華人概念中的「食療」，與中醫直接治病的思維仍有不同。[78]總體而言，西醫對飲食與醫療的態度是由不起眼的叮囑逐漸轉為科學研究之一環，一九三六年，西醫黃勝白指出，飲食療法在德國、義大利都有開展，他還梳理西方食治學的發展，並說：「食治學或稱食療，即俗所謂飲食治療法也。」又言：「與中國古來言食治、食療及服食養生，正復無殊。」這時西醫反過來認為，中醫傳統即有食療之書籍與日常應用；黃氏還梳理古代各種食治典籍，認為西方所謂的食治，只是零散的個人經驗，毫無系統，反觀古代中國已有許多食治典籍、方書，但一般人在談科學醫學時反而忽略這一塊。[79]由此可見，西醫「食餌療法」並不排斥傳統醫學的食物療病論，只是多基於西方營養學、病理學的思考來出發，而這樣的角度，也成了中醫在探索新時代食療知識的出發點。

三、營養學的大眾化與中醫食療之再生

一九〇五年的《四川學報》定義「營養」為：「用腦記事，則精神不免耗損，用身作事，

則身體不免疲乏，補其耗損，填其疲乏，此營養之所以為貴也。」[80]一九〇六年的《蒙學衛生教科書》內，則揭示食物、營養與衛生，和維持生命之間的關係，並介紹糖、脂肪、鹽類、蛋白質等各種營養。[81]這些知識將食物和生理的關係進行一種全新的塑造，例如攝取過多醣類會導致胃酸、油與鹽過多則難消化、辣會使胃發炎等等，有別於傳統華人以五行、五味來認識食物，給予一般民眾新的視野。[82]一九一七年丁福保寫《食物新本草》時談及「稻米」時，論其營養素如脂肪、澱粉；也談到禁忌，如吃多會有「停滯」之患，是為病理因子，已可見本草知識中的更新。[83]

新的知識還不僅止於此。自清末以來，「消化」這個概念已出現在生理學界並影響中醫的看法；到民國時趨勢更加明顯，而且與西方營養學結合。例如對「脾胃」的重視，一直是傳統中醫生理學的重點，但以身體觀而言，脾為「臟」胃為「腑」，脾的身體地位高過於胃。反觀在西醫消化知識內，胃的功能卻大過於脾，中醫對此原有爭議。[84]至民國後，營養觀、消化生理學不斷被指出，胃與小腸在這類論述中的位置被抬升了，例如丁福保論食物之養分，是經由消化作用而來，而食物之精華即「營養」；[85]生理學談的細胞、血液中的血球，其原料都來自食物，也是「營養」，它賦予了食物與健康、甚至是壽命長短之科學關聯。[86]中醫楊志一（一九〇五－一九六六）在一九三七年重新定義「胃為後天之本」，而非華人舊有之「脾胃」並稱，他說：

胃病一症，吾嘗以臨床之審查，覺其流行性較諸青年之性病，可怕之肺癆，實不多讓。研求其故，良由近世民智進化，人事煩復，生活程度日高，吾人無日不在憂患困苦中，絞其腦筋，營其生活。而富者日進膏粱厚味，復少運動，因此胃神經日形疲弱，消化機能逐漸停頓。胃為人身最要之關鍵，後天之根本，營養賴之以富，氣血賴之以生。胃氣強，則氣血充旺，體力健壯。胃氣弱，則臟腑機能，均蒙其害。[87]

可見營養對身體的重大影響，而生理學研究則又反證其重要性，乃互為佐證之身體觀。而中醫論「消化」或談「消化藥」，仍以「健脾」、「消脾虛」為主，[88]民初楊鳳庭撰寫《脾胃總論》，以「脾胃」連用來講食物營養的吸收，就完全是中醫的理解，[89]西醫則以胃和小腸為主。楊志一的《胃病研究》則明顯已受西方醫學影響，重視飲食營養之消化，影響了他後來的食療知識。[90]飲食這件事的合理性，逐漸被賦予科學化的意義，也影響了中醫的養生知識。[91]消化作用是將食物轉成營養素，是近代以來論述營養對身體健康的重要依據，每一臟腑都專司某些營養素，如蛋白質、糖類之消化，阻礙這個化學過程的因素，就是「不衛生」，故謂「速食之習，最不衛生，消化不良，此其一因。」[92]

如同前一小節所論，中醫食物治療的資料，多載錄於本草書和養生類叢書中，特別是在民國時被冠以「家庭」、「實驗」系列的方藥書，裡面有不少食療的內容。早期最具代表性的書籍還是丁福保翻譯的《家庭新本草》，其書以家庭命名，總體論述還是置於本草學的脈絡中來思考。書內知識中西皆備，有食材之介紹，但仍偏於藥物，對食物的介紹不算多。[93]而朱夢梅編纂一中西匯通的《家調藥物學》，以中藥為主、西藥為輔，作者雖言該書是藥物學，但其實很多都是食品，且附有營養素之科學解釋和簡單的食用法介紹。[94]另外，中醫朱仁康於一九一七年出版《家庭必備食物療病法》，一九四六年再版，該書指出：中國人對飲食的烹調向來非常講究，但古人飲食但重精奇，對科學與衛生的重視卻不足，對個人健康與種族進化皆非好事。書內載「研討以大眾為對象，應用與健身為指歸」，並主張家庭主婦都應該備有一本，[95]顯示這類食物知識進入現代家庭之必要，還連結到國族衛生的概念上。孟河醫派的費子彬（一九一八－一九八一）同樣提及：「近讀王孟英國以民為本，而民失其教，或以亂天下，人以食為養，而飲食失宜，或以戕生命，衛國衛生，理無二致，故聖人疾與戰並慎，而養與教並重之語，因念我國近日外患日亟，國民積弱，強國必先強種，強種必先強身，強身最善之法，無逾於食療，故食療之倡，急不容緩也！」[96]將傳統食療和新的營養概念，鏈結至國族衛生，強調食療在現實上的新意涵。

既然食療與強身、強國有關，朱仁康遂將這些概念融入家庭食物、日常生活中，從最容易的地方開始著手，其書取名為《家庭必備食物療病法》，深得其意。[97]其書計有：果品、茶點、蔬品、菜豆、瓜竽、米麥、肉類、禽獸、魚類、水產、海產、補品等分類，充分發揮中醫在食物療法上的特色，與西醫營養論述恰成一中西對比。[98]例如以杏仁為例，朱氏舉產地、形狀、成分、種類、功能、主治、作用、宜忌、驗方等幾塊知識來加以說明。在成分上，增添說明食物的化學性質，例如杏仁含有揮發性苦扁桃油、蛋白質發酵素、脂肪油等等。「功能」多指藥理，如鎮咳、去痰等；「主治」則敘述能治療的疾病，例如杏仁可治療流行性感染引發之咳嗽；「作用」則是指該物進入身體內如何被消化與發揮作用；「驗方」則是教導民眾如何製作、調配與烹煮等技術，[99]顯見這類知識當時深入家庭生活的一面。當時的食譜類文本，也已開始大力強調「營養」，同樣致力於轉化食品與疾病、衛生關係的知識，融入日常生活中。例如在《家常衛生烹調指南》（一九三二），即舉簡單的「醃大頭菜」為例，在介紹中也有「利五臟、解酒毒，和羊肉食最佳」等語，將食材的功效加以解說，以利讀者按圖索驥，是「家庭衛生」的實踐方式之一。[100]

不過，在二〇年代以前，中醫並沒有出現系統化論述食療的趨勢，雖已出現家庭、日常之名，但顯然要擴展至大眾，僅靠極少數的專著還是不足。反而如前所述，西醫「食餌療法」的概念不斷出現，已透過書刊將營養、生理知識推展進入人們的日常飲食衛生知識。[101]而中醫一開始對「食餌療法」的想法並非完全正面，總認為食物調養，終究無法脫離藥物而獨立成為一種療法，要能與傳統藥物學結合，才能誕生新的論述。[102]另一種論述則謂當時所有的飲食療法都是一樣的，如費子彬指出：食療就是「食養療法」，亦稱「食治」，也就是東瀛所謂「食餌療法」。[103]但它們之間的關係，顯然不是這麼簡單，當某些中醫談到西醫的「食餌療法」時，反倒證明他們注意到如此知識更新現象，並且在新、舊知識之間想辦法創造、更新一些傳統的食療知識。正如談論中醫近代食療的代表人物沈仲圭（一九〇一－一九八六）所做的，他曾介紹日本西醫高野太吉教導孫中山的消化不良食療法，[104]這些內容已非傳統中醫本草或經典內的「食療」了，它融合了西方甚至是日本的元素。[105]

以目前民國報刊資料庫檢索，「飲食療法」第一次獨立出現在中醫報刊中是在一九二七年沈仲圭所寫的〈消化不良之飲食療法〉。[106]沈為浙江人，於一九三〇年初擔任上海國醫學院衛生常識教授，本對中醫養生法有所留意，[107]其實已置入當時的「衛生學」脈絡中。在二〇年代前，運用飲食治療概念的多是西醫，而且多止於「補充營養以調養疾病」之義，至三〇年代初期所謂的食療，大多是在西醫辨理的期刊上被介紹，而且有不少是醫學通俗化、家庭療法的一環，談食物療法的中醫並不多。第一次中醫以「食療」二字連用，是一九三四年王一仁發表的〈本草經新註序〉，[108]在此之前，具有中醫食療概念的文章，只有沈仲圭較特別，其他文章可說大多是西醫發表。一直到一九三四年楊志一於上海編輯《大眾醫學月刊》後，食療的各種方式才逐漸於報刊內被大量介紹。[109]雖名詞依舊未統一，但已繼《家庭必備食物療病法》後首次在中醫刊物上出現「食物療病學」這個名詞。[110]而這樣新的「食療」，同時與西醫的名詞匯通，沈氏吸收西醫「食餌療法」一詞，在《食物療病月刊》上發表〈貧血者之食餌療法〉。他的理解也是以食物中的營養來補充體內不足的血液。他舉了比西醫更多的葷、素食材，像是比目魚、鯛魚、包心菜、薯蕷、百合、萊菔等，指出它們都有鐵質和維他命等營養素可以補血，很多食材皆西醫所未論。張贊臣（一九〇四－一九九三）也舉食用各種動物肝臟來治療貧血的例子，同樣偏於西方食餌療法。[111]抗戰之後，則有陳存仁（一九〇八－一九九〇）在《申報》上主編之「國醫與食養」專欄，主旨為「介紹國醫常識及食療知識，以切合讀者生活需要為宗旨，與醫學專門刊物，顯有不同。」即有通俗、進入日常生活之意味，可惜因戰爭爆發而未持續出刊。[112]而受西方影響的治貧血食餌，多為動物類食材，例如魚肝油、牛乳、各種動物肝臟等等；[113]反觀沈仲圭還舉豬胃、豬血等西方人不習慣食用之食材，並指孫中山在《建國方略》中盛讚豬血補鐵、補血之功，較西醫「食餌療法」談得更廣泛。[114]沈氏在三〇年代發表了大量的食療文章，例如他介紹「雞肉在醫藥上的價值」時指出，好的滋養品必須包含幾個要素：蛋白質含量豐富、消化迅速、可口美味，沈認為雞肉兼而有之。他說：「本草稱其治勞損、益精血，新醫恒用為消耗症及熱性病恢復期之補品也。」此時中醫陳述的食療，不但依據營養學之準則，既有之本草知識仍是重要基礎。沈氏舉出雞肉料理可以治療肺結核、產後虛勞；還列舉許多相關的雞肉料理，有時加入其他中藥，例如肺癆病人吃童雞就可加入麥冬和小百合，化痰兼止咳血。此外，他會介紹食材之營養，例如用富含蛋白質的雞肉、加上富含脂肪的豬肉和富含澱粉之薯蕷一同製成「紅燒肉」，即為一道非常理想的「衛生佳餚」，他說一般家庭餐館都不知如此製作之方法和療效；他還介紹龍胞鳳胎、廣州雞粥等菜餚的烹飪法。[115]由此可見當時中醫的新食療知識，至少包含了最重要的營養學、傳統藥物學和日常的烹調法，成為一種混合的治療觀念。

可以來看看其他一些有趣的食療方。中醫任應秋（一九一四－一九八四）曾介紹「羊臟羹」，用洗淨羊隻的五臟各一具，加入胡椒、蓽茇、陳皮、良薑、草菓、葱等熱性中藥。任氏指羊肝含有鐵、銅、磷、硫、維生素等物質，可治腎虛勞損、骨髓傷敗，此即以西方營養學來證實動物臟器治病之效。[116]他還介紹「羊骨粥」和「羊脊羹」，加入含有脂肪、蛋白質的中藥肉蓯蓉，還含有刺激性油質，「能與內分泌發生誘導作用，常用作壯陽藥」，如此搭配即可治療下元久虛、腰腎傷敗。另外值得觀察的是，「內臟」作為食材必須處理，醫者著眼的食，其實是「療」，烹飪的手法、美味的程度，只是輔助，不是主要考量。[117]中醫食療既加入烹飪內涵，又可見其涉及之調味料的食療效果。《大眾醫學月刊》內介紹，砂糖有退熱、幫助消化之效；薑、蒜頭、食鹽、酒、醋都有一定之治療功效，用冷水還可消炎、消腫、止血，皆受西方醫學之影響。[118]從新技術的角度來看，中醫包增益指出，因應近世疾病種類繁多，療法也隨之增多，例如注射、器械等法；更特別的是，他用西方的例子，開拓傳統食療知識的另一次「合理解釋」的空間，他說：「歐美醫家採納我國古法作為新興療法，或憑日常飲食而用以治病，其範圍之廣無與倫比，古有以肝補肝、以腎補腎者，今則在食養療法上言之，未必無其理意也。」[119]其他還包括生薑有揮發油，能促進食慾、幫助消化；蘇打汽水則有殺菌功能、酵素可健胃，它們其實反映了前述西醫食餌療法之內容，包括營養學、增強抗病力等概念。

從以上可以看出，華人對傳統食療的認知，已受到西醫食餌療法和營養學的影響。有意思的是，在西方營養論述中，能夠大量補充蛋白質和營養素的其實多是肉類，這多少影響了新的食療論述。由當時報刊所見，西醫之論大多主張補充肉食，特別針對當時常論之肺癆、貧血或各種虛弱疾病。[120]而中醫既有的本草知識其實以植物居多，這是很大的差異。一位作者戴志勛探討了古代中醫食療知識，本來就多以動物食療為主，《山海經》即可證實。至春秋時代以下，農業勃興，各種芝草類藥物開始占據食療知識，至魏晉以下又用礦物藥養生，則失去食療意義。[121]故食療知識也處在持續變動之中，肉類在近代中國被更多地探討，例如中醫王南山用營養學來解釋如鰻魚、鯉魚可以治肺癆之原因，是因其富有蛋白質與脂肪，可增加身體組織之防禦，「使病灶被包於結締組織，而達治癒之目的。」[122]中醫胡安邦則謂：「禽獸血肉，與人相類，多能補益。」建議良醫不能只看重草木，必須考慮讓肉類一同入藥。[123]筆者更發現，若要論當時受營養學影響最大的療效論，則多和補充人的體力、精氣為主，這就會連結到民國時期許多虛弱、虛勞、腎虧等受到傳統中醫身體觀影響之疾病的療治。[124]以中醫投稿為主的《大眾醫學月刊》就刊出西醫周枕雲的論述，他認為調理方式不同，食療效果也不同，例如鹽味就比甜味更能挑撥性慾，而美味的食物多半可使性慾亢進，將人們帶往放蕩之域。他認為獸肉中最能亢進性慾的，依序是獅肉、虎肉、牛肉、羊肉。海獸之肉亢奮之力也甚強，能使生殖器充血、亢奮性慾，包括膃肭獸（海狗）、海牛等等；其他如鳥肉、野雞、小鳥、雞蛋，都具有亢奮作用。還有龜肉、龜蛋、鱉、魚肉都可以治療性慾衰弱。魚肉含有大量的磷素，治療力量也很強，同樣含有大量磷素可以亢奮性慾的，還有貝類和牡蠣。[125]這些敘述也不是全部都有科學根據，只有後半段談及磷素。該刊還刊載不少相關內容，將食物和性的知識進行連結，例如：「大凡被用為嗜好品和飲料的東西，多半都會鼓舞精神，同時還能促進生殖器的亢奮。」除了茶和咖啡外，菸草和酒精都會促成性慾亢進，但酒喝多了則會麻痺生殖器，反而導致陰痿。[126]而相對的，有些食物則會抑制性慾，例如馬肉、牛乳和煉乳，還有多數植物性的蔬菜和具有酸味的水果、冷水和汽水等，皆會消除性慾。而雖用亢進、鎮靜等西方語彙來說明，但這些食物與大量「性」科學間的驗證，《大眾醫學月刊》卻未多做說明，[127]難道是華人特別在意「性」對身體產生的種種影響所致？照史料上來看確實如此。

持續分梳時人論述，則可見中醫食療論述範圍更寬廣了。除了談肉類文章增多外，談補養時還擴及到各種食材。一位作者德真指出，他前年因勞心過度而罹患遺精，延遲後又轉成勞瘵，幾乎不治，後來朋友勸服能「濇精補脾」的山藥，每晨煮食來吃，竟獲痊癒。所以他說：「市肆所售之山藥，人皆以為食品，不知其實有治病之功能。」[128]作家王西神（一八八四－一九四二）則指出當時難以理解的事，他的一位友人在西方學化學，罹患糖尿病後，每日服山藥而痊癒。但王氏指出，山藥富含澱粉，應對糖尿病有害，但反而可以治療，「理所難通也」。所以他最後仍說，山藥在傳統典籍中可滋陰分、清虛熱，可能是其有效之原因。[129]換一種角度來看，很多人認為的食品，在不是醫者的「大眾」看來，已不理解其療效，必須加以發掘並於報刊上介紹。其他具有補養效能的食物，例如中醫陸士諤（一八七八－一九四四）指出煮粥後表面之沫團，濃滑如膏油者，名為「粥油」，具有實毛竅、滋養五臟、肥肌體、填補腎精，治療遺精等等；每天晨食一碗，加少許食鹽，「黑瘦者服半年即肥白，精滑無子者，即精濃有子。」作者認為穀氣生精、鹹能入腎，此即中醫傳統理論；並言不用服燕窩、麥精、魚肝油等當時流行之補品，藉此來對照「粥油」的經濟性與有效、無害之食療優勢，[130]同樣是「補精」之論，背後的論證根據則是中醫的。中醫錢今陽也基於中醫理論指出食養療法是最平民的「補品」，介紹了西瓜、冬瓜、藕、綠豆等食品功效，能在夏季清熱、解毒、解暑、利小便；藕還可作為虎列拉（霍亂）病人之調養品。此外，還介紹芳香清熱的清蒿露、開胃清熱的藿香露、清熱解毒的金銀花露和辟惡消暑的白荷花露，都可當成夏天的飲料，並各有功效。[131]

此外，「補腦」的論述，在民國時期風行一時，同樣為華人補虛論述之一環。[132]《食物療病月刊》上刊載一則文章指出，近世許多人罹患精神恍惚、頭昏目眩之「腦病」，作者指經過生理學家研究，腦之主要成分為「磷」，補充相關藥品即可補腦。不過，若一般人經濟不寬裕，可從日常生活中攝取含磷的食品來補腦，例如各種動物之蛋黃、米糠。此論以營養論為基礎，並考量經濟性、日常性，不涉入商品文化，而尋求隨手可得之補品。[133]還有面對夏天常見的「疰夏」，它是一種因天氣炎熱、濕度高而導致的呼吸困難、黏滯之身體感，兼有手足棉軟、食慾不振、神疲乏力等症狀。報刊記載可用黑棗和紅棗在飯鍋上煮熟食用，具有健脾和胃之功效、增強抵抗力，因為棗類「含有糖質與黏液質，能使血中氧化力增加，細胞繁殖力擴大，故多用做緩和強壯之補品。」[134]則屬用營養學來解釋補品增強抵抗力的效能。無論是基於傳統中醫理論還是西方營養學，這些論述皆同時存在於三〇年代中，已成為一種中西融合之說了。

四、華人傳統食療知識之傳衍——典籍、科學與驗證

再從傳統典籍和其他科學角度，來思考屬於中醫食療知識的傳衍。如本文起始所述，歷代食療知識不斷有人關切，但像是費子彬言其祖父費伯雄（一八〇〇—一八七九）曾撰寫《食鑑本草》，也曾鑑定《本草飲食譜》，他繼承了這樣的食療知識，「古今合參，中西兼顧」、「一以真理實效適合國情」，以推展食療。[135]其實，當費子彬這樣陳述時，他推展的食療知識，已和傳統不同了。這個新時代的食療知識，其實是傳統加西方、典籍和科學觀等概念匯通而成的，二十世紀之後，華人所承繼之食療知識不完全等同於古代，而且常常處於變動之中。

前已說明營養之論證，末節再就文獻和其他科學實證加以補述。當時論食療有肉類、補養類食材居多的新趨勢，除了營養學的推波助瀾外，和內分泌學說的西學東漸同樣有關。沈仲圭就談到：「就肉類言，以雞為貴。就雞言，以童雌雞為最。因鳥類所含之脂肪蛋白，雌多於

雄；而未經交配之童雞，全身之細胞既健全，內分泌又旺盛，是以各公司出售之雞汁，多以童字為號召之要點。」[136]即以內分泌學說來解釋固有「童雞」的價值。[137]中國的《食療本草》，也被認為非常符合營養學的原則，並且與現代醫藥原理相符合。書中的各種食物，時人分別以具有刺戟素（即激素或當時多稱荷爾蒙）、營養素、維生素、礦物質等大類，一一加以說明。舉刺戟素為例，戴志勳認為《食療本草》中的動物臟器，很多都有含動物性刺戟素，對於內分泌失調之病患，極有助益。例如《食療本草》內的牛腦、羊腦、狗腦、馬腦等，都含有腦下垂體，可治療由腦下垂體分泌缺乏的生殖性營養障礙。至於豬卵、狗卵、[138]雀卵，則可作為強壯劑，根據其含有之睪丸內分泌素，可治療相關的病症。人胞、牛胞衣、馬胞衣等等，則有胎盤刺戟素，可以促進乳汁分泌、旺盛卵巢機能。[139]楊志一則認為，陽痿除睪丸問題外，大多與性慾過度和腎虧、精不足所致。照中醫理論，必須補陰、補精以助陽。除藥物治療外，還可使用臟器療法。楊指出，借助動物的內分泌效力，注入身體，「與國醫食肝補肝、食腎補腎之說，理由正同。」他舉例說明：

（一）宰取豬、羊之睪丸，酒浸數時，榨汁服之。不煮熟者，恐失其有效成分也。

（二）用建蓮子去心為未焙熟，再用豬羊脊髓和為丸，桐子大，每服二錢，日兩服，大有補精強腎之功。（三）雞子黃含有副腎髓質之分泌素。日用生雞蛋兩三枚，攪勻，用熱牛乳一盅沖服之，良效。（四）羊肉四兩，切小塊。山藥末一合、粳米三合，同煮為粥，加鹽少許丁，常食大有滋陰助陽之效。[140]

楊教導烹調與食用法，用傳統藥方的方義來陳述食品的療效，是當時中醫食療的重要表述。而以上都是從激素的研究來審視古代食物的文獻，與營養學一樣，同為中醫新食療理論之一助。回到文初，今人陳時中和柯文哲都是西醫，或許他們不知道百年前的中醫本有此論，而且還是經過「科學」驗證的。

除營養學和內分泌學說外，還有細菌學、寄生蟲病學等，也影響新食療論述甚深。舉例而言，高思潛指出，光緒二十八年（一九〇二）霍亂流行，有人傳布驗方，用野莧菜根擣汁沖水調服，治好不少病患。高認為，他查過古代本草典籍，並沒有說莧菜可治霍亂，但這是古人沒有發現的療效，霍亂即虎列拉桿菌所致，莧菜在古代有殺蟲殺菌之功，除了去除霍亂誘因「濕熱」外，還可殺菌和解毒。張錫純（一八六〇－一九三三）則於文後指出，莧菜也可用馬齒莧替代，因其可以解除疫氣，故能消解霍亂毒菌；而張認為殺菌之理，即因其葉子背面具有水銀的成分，故可消滅霍亂菌。[141]張贊臣則提出感冒的食養療法，他先用西方生理學來解釋感冒後體溫失調之原因，他以寒氣侵入失調的人體，而非用細菌論解釋。他提出食養療法，運用新粳米、生薑、大葱、米醋等熬成之熱粥，或以萊菔挖空，填入麻黃、白芥子等蒸熟，單吃萊菔與汁即可。此論就不單是調養，因為這些食材皆為治療感冒的藥方，而是治療學了。[142]其實，這個食療方早在一九三七年就已由吳去疾提出，是否為抄襲不論，反而要指出這類食療知識已成為反覆傳衍的知識，這樣的情況還顯示食療方所能治療的病，多從常見的、大家關注的開始書寫。[143]在寄生蟲病方面，沈仲圭介紹「蚘」的形態、寄生狀況後，再以西醫的病理學和寄生蟲病學來說明症狀，例如小兒若被寄生，則會噁心嘔吐、頭痛眩暈、腹痛下痢。沈認為一般人都用山道年或鷓鴣菜，而石榴皮也可以治療，其證據來自陳藏器（六八一－七五七）所云：「酸石榴皮煎服，下蚘蟲。」[144]這則在《食物療病月刊》上的食療方有時又像「單方」，「石榴皮為滅蚘良藥」，多為「藥」而少有飲食意涵，可能與古代本草書籍內，刊載大量食物性質與療效的文字有關，食與藥之間常產生跨域論述。

無論如何受西方理論影響，中醫終究還是要從本草和醫書文獻中搜尋有用的知識資源。即就多數西醫而言，本草的典籍仍有研究價值，西醫出身的營養學家侯祥川（一八九九－一九八二），曾致力於研究營養缺乏的疾病。[145]他關注古代的食療醫書，除沿流溯源外，指出：「我國飲食食療古書中論述，少有涉及疾病因缺乏某種食物所致，但於植物記載、飲食作法、食忌及食物療病等，則論述極詳，故頗有研究之價值。」作者將古代食療著作分類列舉，分為食療、食物、本草、方書等四大類，認為可以好好研究。[146]不少西醫認為古代食療知識具有研究價值，這也使得中醫在論述食療時有多一些中西融合的趨勢，較少有論爭的言論，甚至仰賴西方臟器製劑和維他命之實例，來說明用「食治」比服用藥物更加簡便且性質和平。基於此，一位作者何仰之認為，傳統中醫有許多「食治」的文獻和歷史，包括《四時食法》、《食醫心鑑》、《食物本草》、《食療本草》等基礎；而如傳統藥書《神農本草經》內的「上品藥」，也大多是可食之物。他認為目前有關民間食治方大多未經整理，多數刊載都只是經驗，還需要進一步科學證實；他舉許多肉類、豆類、番薯可以治療腳氣病的原理就是富含維他命乙，[147]顯見時人樂於引述西方學理來論證中醫傳統食療文獻之內容。

食療文獻不似經典醫書較為固定而有範圍，就像楊志一也會從《梅氏驗方》、《食物療病常識》、《民間單方》中輯錄出一些食療單方刊載於雜誌上。[148]其中《食物療病常識》一書即由沈仲圭與楊志一合編，強調「家庭應用」和肉類食療之重要性，[149]兼顧食物之營養與療效；該書希望廣博採取全國名醫之經驗，與期刊知識互有轉引。[150]楊志一輯錄兒科食療方，包括痳症（痧）、遺尿、吐乳等症，例如治療小兒疳熱，用黃連入豬肚蒸爛後做成飯丸，用米湯服用。楊會解釋疾病成因與食療方之意義，例如疳熱是因為飲食不節、久則脾困生蟲。而黃連可清熱、豬肚能健胃，若和殺蟲藥配合運用，效果會更好。這些食療方的來源有幾種，楊都會附註。例如抄自《直指方》或《驗方新編》，或是期刊如《醫界春秋》等刊物，他認為有意義的，則會轉引至期刊上發表。[151]這樣的彈性有助於更寬廣引述知識，而且引證之食療文獻不似中醫經典地位牢不可破，[152]在表述上更容易進行中西對話。

中、西醫都認為古代食療有效，且具科學研究之價值，但為數眾多的中醫食療文獻，如何證明其有效性，又如何在食療刊物上呈現？一則《大眾醫學月刊》上的資料顯示吃梨之療效：

> 前聞鄰叟述，昔有一少年，久咳不意，以致肺痿。迭經醫治，均謂病入膏肓，藥石難以奏效，必成肺癆而死。少年憤甚，至一山上，擬投繯自盡。忽有一老僧出，睹狀大驚。問其故，少年一一為具言。僧云：無礙，速即下山，時啖生梨，吃滿三百擔，當可見痊，不必另服他藥。少年成甚，遵示而行。梨吃完，而病亦霍然矣。[153]

食療可發揮藥療所不能達到的功效，但這則故事沒有任何科學根據或文獻依據，僅為一種經驗性的陳述。正是如此，新式食療方的呈現除引用西方理論外，還大量的引述他人日常生活的實際服用經驗，或朋友間的經驗方，例如沈仲圭指出他的朋友張鏡潭罹病吐血，日益消瘦衰弱，後來每天用雞卵二枚至四枚，泡至半熟後再稍加食鹽，結果「血止體壯」。沈再舉王孟英（一八〇八－一八六八）的《隨息居飲食譜》來說明此方效果，王氏言：「（雞卵）甘平，補血安胎、鎮心清熱、開音止渴、濡燥除煩、解毒息風、潤下止逆。新下者良，並宜打散，以白湯或米飲或豆腐漿攪勻熱服。」[154]此論不引述西方論述，反用當代經驗與古代理論來互相驗證。又，《中國醫學院院刊》刊載：「古人極研究食養，一部本草，即一切病食養療法之寶鑑，古人無所不食，故無所不知，本草者，食物經驗之書也。」同樣以中藥知識來思考。[155]但是古代的經驗與現代如何結合？就是大量地運用現代經驗來作為依據。朱興中刊載了三則他自己參與治療的「食療奇驗錄」，分別是用田雞補脾、烏鯉魚療喘、黃牛肉治腹脹。三則病案內的病人都是藥石罔效、已知必死，但採用這些食材服用後都逐漸康復。朱指出，有些疾病臟氣已傷，不能承受一般藥性，只能坐以待斃，唯獨「用血肉有情之品救之」，有別於草木藥，能治病卻又無害臟腑，符合新食療多用動物食品之趨勢，[156]可謂醫者的經驗。又如一位作者平步雲舉例，用橘皮和食鹽炭烤磨粉，每天服用可治小兒腹內積塊，他解釋那是因為橘皮辛溫，可理氣、燥濕、有和胃消食之功效。故雖言經驗，但本體仍需本草知識的基礎。[157]一九四三年編輯的《食用本草學》，則算是四〇年代食療與本草的結合之作，展現一種中醫本草與西方營養學、植物學的結合，共收錄動植物兩百二十二種之療效。[158]

中醫任應秋於一九四五年起在《現代醫藥雜誌》上投稿一系列詳細的食療方，大體用傳統本草知識先解釋食材，再用營養學和生理學解釋每一種食物對特定疾病有效之機轉。[159]例如川椒同白麵煮食可治脾胃虛弱、心腹結痛。他除了介紹川椒的植物性質、外觀、品種外，並抄錄歷代文獻內運用治療方法；同時，解釋川椒內含有的揮發油、脂肪和化學元素，可鎮痙鎮痛、解毒殺蟲和健胃，並略述烹飪之法。食物的主體常是麵、粥、羹和膏，符合食療的意義，而非單純方藥。[160]任還介紹大量的動物肉品的羹，例如青鴨羹、野雞羹、白鵓鴿羹、鸕頭羹、狐肉羹、熊肉羹等等，可以看出敘述中兼有傳統本草和西方營養學知識，但有時兩者結合起來不見得合拍，例如他寫到熊肉「甘平無毒，含脂肪、蛋白，及甲乙類維生素，用作滋養強壯藥，復用為鎮痙驅風藥，善治風痺筋骨不仁。」這些營養素與鎮痙驅風的關聯性為何？則缺乏解釋。[161]

食療方有時很難透過和西醫理論的對應來驗證療效，故說服讀者相信療效，運用的方式就不只一種。傳統食療很多是靠口耳相傳，例如作家王鼎鈞在抗戰時聽說生蝌蚪能夠治療「疥」，把它們養大後加點醋喝下，「涼颼颼、滑溜溜，像喝切碎的涼粉。」[162]但顯然這種形式的書寫無法將食療知識系統化、科學化，以面向大眾。反觀當時《食物療病月刊》刊載的內容，就包括驗方的再檢討，以其內容來舉例說明，作者先指出「豬血」熱飲一碗，可治癒婦人乾血癆。這時報刊就會先解釋豬血於本草內稱「鹹平無毒」，現代研究則謂含有鐵質所以合理，推薦給讀者運用。[163]還有作者指陰痿（陰部痿弱，其實就是指陽痿）不起者，千萬不要亂服用壯陽藥，可用食療方來調養，因而列舉了《千金翼方》內用雄雞肝三具加上菟絲子，再加上雀卵，用酒服下；或是《心鏡方》內用白羊肉半斤，加生蒜、韮菜一起食用。他在刊物上列舉對《心鏡方》的日常「實驗」，並陳述某人「少時房事不謹，年未三十，陽已不舉，意興闌珊，似有厭世主義。」結果服用羊肉方後果然身體「欣欣向榮」，用以證實羊肉方的妙用。[164]或有文章論述是來自某人的經驗，會寫出提供方藥者的姓名，然後再列舉成功案例，謂之「實驗」。[165]也有報刊內的食療方刊載直說「前人」，並沒有多作解釋，也未標明出處。作者吳去疾則是用經驗反推，再回去尋找古籍之「證據」，他的故事是同鄉有王某罹患肺癰，藥石罔效，正當絕望之際，有人介紹用陳芥菜滷一瓶，每日用水沖服，後來不治而癒。吳查閱古書後，發現有許多中醫典籍都有記載，包括《折供漫錄》、《醫學廣筆記》、《外科全生集》。他認為人們多忽略古書中這種簡單的良方，卻不知大有奇效；在正統醫學之外，搜索經方所不備，著重簡單實用，就是食療的現代價值。[166]楊志一就直接從傳統方書中提取食療知識的資源，[167]也是一法。至於曾撰寫《醫學常識》的西醫顧子靜，[168]則投稿謂生瓜子肉五十粒，一次服，日服三次，可以治療高血壓。文後還附「治驗」，言此方治癒前吳錫教育局局長臧佛根的高血壓，並言有多人服用都有良效。一般有附治驗、實驗案例的，就不會特別談西方科學或生理學解釋；大概可以理解，因為過往的驗方無法一一用科學驗證，身為西醫的作者也運用這樣的解釋，[169]乃西醫解釋本草理論之切入點。[170]有時《大眾醫學月刊》上的「驗方」以食物為主，例如用「鍋巴」為主製成丸藥，可以消食止瀉，但這種形式仍是丸藥，而非烹飪的形式，介於藥方和食物的中間，不單只論食物，足徵中醫表述形式之多元，成功的經驗與故事皆為「食療有效」的驗證。[171]

這些刊載在雜誌上的驗方，有時還附有編輯的「討論」和「補充」，也是很有意思的呈現。例如用乾的小烏龜炙成灰，用黃酒沖服，可以治療吐血、痰中夾血。這是一位作者褚健民投稿的方子，主編楊志一會於文後加按語來解釋：以臨床實驗，確實有效，並且此方已收入他的《食物療病續編》，此方也不像單純的食材，而是可作為食材的中藥（龜）。[172]沈仲圭也將收入於《食物療病初編》內的食療方轉刊到期刊上：「用雪梨一枚挖去心，實以川貝粉，飯鍋蒸熱，一次食盡。」在報刊上刊載的經驗方，還會集結成書，或將書中知識轉載至報刊，如此知識是公開且流通廣泛的，不同於傳統知識過去在民間方書中的流傳，驗案少且流通性差。[173]報刊之稿源也很有意思，王吉民（一八八九－一九七二）曾投稿一篇〈古代之瘋癲食療方〉，但他並非研究食療或中醫方書的專家，這則食療方乃由《聖惠方》抄出。雜誌的編者在後面的按語又加上「蒼耳草」，說明也可治療痲瘋，還寫到可以參考該社出版之《中醫新論彙編》。[174]足見這些食療知識在報刊與書籍之間流通，一方面達到知識通俗化，也不斷藉由這樣的方式，將各種創新、發現的食療方進行一種知識流通。甚至，沈仲圭還列出自己的家傳方作為補充，將川貝或杏仁放入豬肺中煮食，一樣可治療燥火咳嗽。引述完後，楊志一仍於後面列出按語，主要是對療效予以肯定，[175]此即為對當時食療方的驗證與補充方式。

五、小結：一段從不知其所以然到知其所以然的歷程

中醫費子彬指出，《周禮》即有食醫記載，後世又有飲膳太醫之設置，無不重視食養療法。他回顧了有關食療的古代文獻，認為古人側重經驗而少論理，而今科學進步，可運用食品化學、生理學、營養學等驗證。他更指出，中國當時的西醫常常運用國外的食養方法，但這些都是外國人的經驗，而非中國人在外國的經驗，習慣與生活均有差異，所以真正的食療知識，「必需求其本國化，始能得達食療之目的也。」[176]食療必須在本土的醫療文化和飲食環境中，方能滋長應用。古代中醫體系中食療知識的內涵是相當豐富的，至近代後食物療法有各種名稱與概念之互涉，經過本文梳理，已略為清晰，而當時人未必能分辨清楚。事實上，從大的學術

關懷來看，近代很多舊事物都經過「西方至中國的轉譯」，我們習以為常或理所當然的各式傳統，其實都已經歷過近代轉型。

若放在近代中西醫匯通的歷史來看，由於食療知識的來源廣泛，並非只存在經典之中，所以當西方醫學傳入時，它不似中醫生理學或基礎理論，受到的衝擊相對比較小，食療知識不會和「廢中醫」的想法連結在一起；其次，西醫也有「食餌療法」之技術，它減低了所謂中西醫知識在這方面的衝突或論戰的可能。並且，它促使中、西醫採取科學驗證的態度，去詮釋傳統不知其所以然且零碎分散的食療知識。故經過西醫包括營養學、生理學、細菌學、內分泌學等新科學知識的驗證後，許多原有舊文獻的內容已然重生，它們是一種經過西方轉化的概念，但知識資源還是必須以傳統典籍為依歸，是一種仍保持中國特色的新式「食療」知識，而且中西醫仍在不斷追尋、探求其科學驗證。中、西醫在食療的陳述上，雖各有著重，但在營養學和科學驗證上顯然存在某些對話基礎。而就報刊材料看來，到一九四〇年代後，在日用營養學的論述內，中西醫之別已相當融會了，理論文字常雜揉在一起。

許多不起眼的日常方子、家庭食材，皆經過這樣一個「西方至中國的轉譯」過程而被重現。中醫所謂的實驗和驗案，那些我們今日感覺有漏洞的理論，在當時卻是說服民眾的一種表述方式。從報刊上的轉載來看，指導中醫食療知識的核心，終究不是營養學，而是本草文獻對食物性質的規範；另一個意義是，傳統食療知識在醫書中，經過大眾與日常的轉化，轉而登上大眾報刊，這未嘗不是一種近代知識的解放，因為經典之言更動甚難，從日常中西醫交會的報刊場域，卻更動得較為快速，食療知識的普及化與科學性，或許將更受到關注。這些新式食療知識呈現的方式，正文中已有梳理，大體能治療的疾病多以日常常見疾病為主，與西醫食餌療法需要監測或於醫院中施行不同，中醫食療更多了家庭與大眾的意義，當然西醫也已注意到這個面向；食餌療法所針對的疾病比食療少很多，而且調養的意義多過治療行為。對西醫來說，食療的科學知識有待探索，中醫則是從過去的資源中尋找立足點，故施用起來，中醫所涉及的治療層面顯然更為廣泛。有關烹飪技術的文字雖已超越本草文獻內的敘述，但還是很粗略，顯見就「食療」而言，美味或許只是表面，背後的療效才是重點。

中醫的「新食療」知識，深具西方補充營養之概念，肉類被更多地論述，更與傳統中國補養身體的文化連結在一起，故可謂近代食物「補品」的新思維。放在大歷史來看，近代中國顯然一直在面對如何處理「虛弱」的問題，無論在政治、女性、軍事乃至醫藥，皆可見此脈絡。具有家庭、日常性質的食療，即在統整過去零碎的知識，化為強身建國之知識，正如楊志一所言：「飲食營養又為民族強弱之所繫。」[177]中、西醫受營養學、細菌學等影響，其知識之本體與趨勢本來就與保衛生命有關。故若從這方面來思考，具有補養性質、調養虛弱、強身健體和治療外感、咳嗽、癆病的食物，特別是蛋白質含量居多的肉類，於近代中醫食療知識中被探討最多。自此而後，談食療不能繞過營養學這一塊，而且所謂食療，必隨營養學與疾病之關聯性而有所進展；[178]食療也必須不斷回應新的科學研究、身體與疾病之間的關係，邁向「知其所以然」的歷程，公開地面向大眾。[179]中醫知識，從典籍中尋求轉化，如何拓展自身的知識資源與開發新的治療技術，成為實際可以思索之事。透過過往的軌跡，不斷地思考古代「食療」的現代意義，才有可能開拓更多實用的知識，讓未來的病患擁有更多合宜溫和的調養方法。

註釋

1 國立中央大學歷史研究所副教授兼所長。本文為科技部專題研究計畫「飲食與衛生知識的現代轉型：以民國時期中西醫界對食物性質與疾病論述為主的討論」的延伸成果之一，曾刊載於《醫療社會史研究》八卷一期（二〇二二）上，本文略有增補，特此說明。

2 莊雅婷報導，〈他自爆愛吃豬睪丸！陳時中讚「難怪腦筋好、體力讚」〉，引自 https://news.tvbs.com.tw/life/1384846（2020.09.14），擷取日期：二〇二〇年十月十一日。

3 例如 Kenneth F. Kiple, Kriemhild Conee Ornelas ed., *The Cambridge world history of food* (Cambridge, UK; New York: Cambridge University Press, 2000). 由歐洲史學家編纂的 Histoire de l'alimentation（營養的歷史），也很

快有了英文版。編者強調，飲食史是一門整合多學科的學問，這本論文集集合了許多學者，針對各種不同的角度來探索世界歷史中人們如何烹煮食物、或攝取營養的歷史。英文版見 Jean-Louis Flandrin and Massimo Montanari ed. (English edition by Albert Sonnenfeld; translated by Clarissa Botsford), *Food: a culinary history from antiquity to the present* (New York: Columbia University Press, 1999)。許多世界飲食史的著作都具有全球性的視角，不過這些著作探討飲食、烹飪和文化之間的關係居多，與本文所要探討之醫療與疾病的路數仍有所不同，但有部分內容會略為提及，還是值得參考。還可參考菲立普・費南德茲－阿梅斯托（Felipe Fernández-Armesto）著、韓良憶譯，《食物的歷史：透視人類的飲食與文明》（新北：左岸，二〇〇五），頁三一－三五。當然，這本書也值得一讀，因為它有談到一些東方飲食與健康的關係。飲食史也不單只論「飲食」而已，還可擴展至日常生活史乃至社會史來解讀，巫仁恕的研究就頗具代表性，僅舉一文為代表：巫仁恕，〈抗戰時期淪陷區的城市生活——以蘇州菜館業的興衰為例〉，《新史學》二十五卷四期（二〇一四年十二月），頁一六五－二一七。凡此皆顯示飲食史本身的延展性與多元性，可以貼近各階層日常生活的方面。

4 參考郭忠豪，〈品饌新味道：英文學界關於「中國食物」之研究〉，收入蔣竹山主編，《當代歷史學新趨勢：理論、方法與實踐》（臺北：聯經出版，二〇一九），頁四六三－四八三。中國的部分，參考姚偉鈞、羅秋雨，〈二十一世紀中國飲食文化史研究的新發展〉，《浙江學刊》二〇一五年一期（二〇一五年一月），頁二一六－二二四，有較全面的研究回顧。原始文獻的部分，可參考姚偉鈞、劉朴兵、鞠明庫所著《中國飲食典籍史》（上海：上海古籍，二〇一一），裡面有介紹相當多與飲食有關的醫書、食療、食經等等，可以參考。

5 Paul Freedman ed., *Food: the history of taste* (Oakland, California:University of California Press, 2007). 這是一本

集合世界各地歷史學家編的區域飲食史的專書，體現了史學界對飲食史的重視。

6 徐吉軍，姚偉鈞，〈二十世紀中國飲食史研究概述〉，《中國史研究動態》八期（二〇〇〇），頁十二－十八。

7 陳元朋，〈作為社會史研究的中國飲食史〉，《中國社會》十五期（二〇〇五年九月），頁八七－一〇二。

8 陳元朋，〈中國食物療養傳統的形成與變遷〉，收入李建民主編，《從醫療看中國史》（臺北：聯經出版，二〇〇八），頁三七三－四二六。

9 陳元朋，〈唐宋傳統食療概念與行為之傳衍——以〈千金・食治〉為核心觀察〉，《中央研究院歷史語言研究所集刊》六十九本四分（一九九八），頁七六五－八二五。

10 蘇奕彰，《飲食療法中醫典籍彙編》（臺北：行政院衛生署中醫藥委員會，二〇〇七），頁二〇－四七。

11 曹洪欣，《中醫養生大成》（福州：福建科學技術，二〇一二），共三冊。本草類的書目，更是汗牛充棟，我們關注的是以「食物」或「食療」為主的著作，例如姚可成，《食物本草》（北京：人民衛生，二〇〇二）；或是（唐）孟詵原著、尚志鈞輯校，《新修本草輯複本附影印殘本及研究資料》（合肥：安徽科學技術，二〇〇五）。虞舜，《中華食療本草經典文庫》（南京：江蘇科學技術，二〇〇八）則收錄了歷代一些食療或食治的書籍或篇章，有助我們理解傳統中醫這方面的理論。

12 陳秀芬，《養生與修身——晚明文人的身體書寫與攝生技術》（新北：稻鄉，二〇〇九），特別是第四章，頁一二九－一五九。以及鄭金生，《中國古代養生》（臺北：臺灣商務印書館，一九九八），頁七八－九五。

13 上海《食物療病月刊》創刊於一九三七年，發刊詞是由楊志一撰寫，主要編輯有三位，即楊氏、沈仲圭和葉勁秋。參考楊志一，〈發刊詞〉，《食物療病月刊》一卷一期（一九三七），頁一－二。

14 焦易堂，〈仁術養生（題詞）〉，《食物療病月刊》一卷三期（一九三七），封面頁二。

15 梁其姿，〈醫療史與中國「現代性」問題〉，《中國社會歷史評論》八卷（二〇〇七），頁一－一八。本文進一步認為，所謂現代性的反思應思考「混合」，這個概念不僅是中西醫匯通，中醫的什麼部分？西醫的哪些知識？應該細部分梳。藉由理解這種混合的層次感，更能幫助人們認識中國近代文化各方面的轉型問題。

16 汪自新，〈學說：肺癆病者之食養法〉，《醫學世界》五卷五期（一九一四），頁一一－一三。

17 湯姆森述、王頌遠譯，〈慢性關節炎之食養療法〉，《中華醫學雜誌》六卷一期（一九二〇），頁一二－一五。

18 蕭屏，《卻病延年長生術》（上海：上海科學技術文獻，二〇一三），頁一五。

19 戴志勳，〈食療本草之研究（附表）〉，《真知學報》二卷二期（一九四二），頁四四。

20 本文還是以論食物為主體，但傳統中國「食與藥」的知識是互涉的，故論述上仍有時會重疊，這是必須說明的。

21 陳元朋，〈傳統藥學文本中食物「物性」的變遷與困境——以《調疾飲食辨》為主的討論〉，《中國史研究》六十八期（二〇一〇），頁二五九－二八七。該文更深入地探討了本草性質的「經驗」困境。筆者相信，近代的中醫藥學者一定也碰到同樣的困境，而其要面對之挑戰則更有過之而無不及。

22 較早的論述可見傅蘭雅譯，〈化學衛生論十九．論所食之肉〉，《格致彙編》第三卷（一八八〇），頁六a－八b。

23 不能否認，食材的清潔衛生的確是近代以來衛生知識的重點之一，參考余新忠，〈晚清的衛生行政與近代身體的形成——以衛生防疫為中心〉，《清史研究》三（二〇一一），頁四八－六八。以及余新忠，〈防疫・衛生・身體控制——晚清清潔觀念和行為的演變〉，收入黃興濤主編，《新史學》第三卷（北京：中華書局，二〇〇九），頁九一－九七。

24 例如蕭屏指出：「飲水更要注意，最好飲蒸氣水，井水和溝渠之水則劣質，因為有各種雜質、汙穢之物和各種病菌。「無論何種水，總宜沸過三四次，庶幾病菌盡死，不能為害。市上所售之冰水、汽水，製造均不合法，切勿入口。吾人衛生之法遠遜西人，而傳染之症甚少者，因有居常飲沸水之習慣也。」這類呼籲，是指飲食乾淨、清潔而言，加入了細菌的討論。引自蕭屏，《卻病延年長生術》，頁二〇－二一。

25 例如 Deborah Lupton, *The Imperative of Health:Public Health and the Regulated Body* (London: Thousand Oaks: New Delhi:Sage Publications, 1995), pp. 131-158。又如羅芙雲著、向磊譯，《衛生的現代性——中國通商口岸衛生與疾病的含義》（南京：江蘇人民，二〇〇七）。各個近代東亞殖民地的衛生史，不是平鋪直敘的衛生機構歷史，而是涉及更深層衛生意義轉化的研究，也相當多：劉士永，〈「清潔」到「衛生」——日治時期臺灣社會公共衛生觀念之轉變〉，《臺灣史研究》八卷一期（二〇〇一），頁四一－八八。范燕秋，《疾病、醫學與殖民現代性——日治台灣醫學史》（新北：稻鄉，二〇〇五）。日本之「身體的規律化」等統治機構與策略，參考飯島涉，《ペストと近代中国：衛生の「制度化」と社会変容》（東京：研文，二〇〇〇）等研究，都有一些基礎的介紹。身體史研究之一般情況，可參看劉宗靈，〈身體之史：歷史的再認識——近年來國內外身體史研究綜述〉，收入復旦大學歷史系等編，《新文化史與中國近代史研究》（上海：上海古籍，二〇〇九），頁二八七－三二二。

26 有觸及近代中西醫問題之代表研究：雷祥麟針對中西醫對病人身體、衛生意義的理解，予本文的啟發是，衛生在近代中國不單是指機構與政治，其實也是個人經驗之累積與主觀選擇、解釋、轉化後之結果，可參考：雷祥麟，〈衛生為何不是保衛生命？民國時期另類的衛生、自我、與疾病〉，《臺灣社會研究季刊》五十四期（二〇〇四），頁一七－五九；以及〈負責任的醫生與有信仰的病人：中西醫論爭與醫病關係在民國時期的轉變〉，《新史學》十四卷一期（二〇〇三），頁四五－九六。另外，張哲嘉也探究許多有關身體觀轉變之問題，牽涉到傳統中、漢醫與西方醫學的翻譯方式與內涵之梳理，參看張哲嘉，〈《重訂解體新書》譯詞的改訂與方法〉，收入鈴木貞美、劉建輝編，《東アジアにおける知的交流：キイ・コンセプトの再検討》（京都：国際日本文化研究センター，二〇一三），頁二二五－二三五，以及〈清代檢驗典範的轉型：人身骨節論辨所反映的清代知識地圖〉，收入生命醫療史研究室編，《中國史新論：醫療史分冊》（臺北：聯經，二〇一五），頁四三一－四七三。張哲嘉研究傳統法醫學內的毒物知識，涉及食藥的性質。至於楊念群的研究，也曾觸及到近代中國身體感的改變，但對中醫身體觀之梳理則略有不足，參考楊念群，《再造「病人」：中西醫衝突下的空間政治（一八三二－一九八五）》（北京：中國人民大學，二〇〇六），頁四五－九四。

27 謝觀，《中國醫學源流論》（福州：福建科學技術，二〇〇三），頁四八－四九。「經典」醫書的源起與歷史脈絡，參考李建民，《旅行者的史學——中國醫學史的旅行》（臺北：允晨文化，二〇〇九），特別是頁一〇三－一二七。

28 Angela Ki Che Leung (梁其姿), "Medical Instruction and Popularization in Ming-Qing China," *Late Imperial China* 24:1 (June 2003), pp. 130-152.

29 祝平一，〈藥醫不死病，佛度有緣人：明、清的醫療市場、醫學知識與醫病關係〉，《中央研究院近代史研究所集刊》六十八期（二〇一〇年六月），特別是頁七－八。

30 這種狹窄不是指民眾無法獲取醫藥知識，而是與近代相比，當時很多一般民眾的家裡都可能備有一、二本方書，不過，這種獲取知識的方式，相對狹窄。魯迅曾說：「因為我後來檢查（家中）藏書，屬於「子部醫家類」者，說出來真是慚愧得很，實在只有《達生篇》和這寶貝的《驗方新編》而已。」家藏一、二本醫書，檢方自療，是民國以前的一般情況。引自魯迅，《集外集拾遺補編．我的種痘》，收入《魯迅全集》（北京：人民文學，一九九六）第八卷，頁三四四－三五一；註釋頁三五二－三五三，可一併參看。

31 柯惠鈴已做過一部分定義與特色之梳理，參看柯惠鈴，〈出版、醫療與家庭生活：以一九三〇年代《家庭醫藥》雜誌為主的探討〉，發表於「全球視野下的中國近代史研究」國際學術研討會（臺北：中央研究院近代史研究所，二〇一四年八月十一至十三日），本篇為會議論文，徵得作者同意引用。

32 陳繼武編，《家庭醫學》（上海：商務印書館，一九三四），頁一。

33 皮國立，〈調養與禁忌：古典理論在病患世界的轉型〉，《「氣」與「細菌」的近代中國醫療史——外感熱病的知識轉型與日常生活》（臺北：國立中國醫藥研究所，二〇一二），頁二七三－三一〇。

34 皮國立，〈從專業知識到家庭醫藥之轉型：民國時期中西醫對流感的治療與調攝〉，《臺灣中醫臨床醫學雜誌》二十五卷一期（二〇一九），頁五五－七三。

35 上海市醫藥公司、上海市工商行政管理局、上海社會科學院經濟研究所編著，《上海近代西藥行業史》（上海：上海社會科學院，一九八八），頁三八四－三八七。

36 汪自新，〈學說：肺癆病者之食養法〉，《醫學世界》五卷五期（一九一四），頁二一－一四。

37 空，〈養生十則〉，《女子週刊》五十八期（一九二二），第一版。

38 天虛我生，〈家庭常識第一集·飲食部〉，《家庭常識》一期（上海：文明書局，一九一八），頁四二。
39 空，〈衛生養生十則〉，《女子週刊》五十八期（一九二二），第一版。
40 皮國立，〈家庭、營養與食物——民國時期婦女與食物「衛生」之論述〉，《近代中國婦女史研究》三十期（二〇一七），頁六七－一二二。
41 上海申報館編輯，《申報》（上海），一九一七年十二月三十日，第一版。
42 陳壽凡，《不用藥食物療病法》（香港：心一堂，二〇一五），頁一－五、七八－七九。
43 拜爾醫療新報編，《家庭》（上海：拜爾醫療新報社，出版年不詳），頁九－五〇。
44 丞，〈本會刊傳良方成績之報告：食生蘿蔔能治疫病之特效〉，《衛生公報（寧波）》三十期（一九一八），第二版頁一－二。
45 丞，〈海蜇荸薺能治痢疾之特效〉，《衛生公報（寧波）》三十期（一九一八），第二版頁一－二。
46 不著撰者，〈胃潰瘍之最新食餌療法：華倫廊爾孟氏述（Experimental Biology and Medicine, XVIII. No.2.）〉，《中華醫學雜誌》七卷四期（一九二一），頁二三五－二三七。
47 庫列征、梁之彥，《同濟醫學月刊》一卷七期（一九二六），頁二六七－二七七。
48 楊志一，〈發刊詞〉，《食物療病月刊》一卷一期（一九三七），頁二。
49 近代西醫還曾敘述幾種可以治療疾病的食物，不過用飯湯來外洗皮膚瘡瘍、茶葉洗眼睛可以消炎、白糖外敷可以去腐肉生新肉，這些皆非「食療」，而是食物（外部）療法，以下不論。引自裘桐，〈常用為療病之數種飲食物〉，《日新治療》四十三期（一九二九），頁五九。
50 何卓群，〈胃病患者之食餌療養法（續）〉，《大眾醫刊》六期（一九三一），頁一七－二三。

51 開濟，〈腸胃病和食餌療法〉，《家庭治療雜誌》二十一期（一九四四），頁一八－二一。
52 何卓群，〈胃病患者之食餌療養法〉，《大眾醫刊》五期（一九三一），頁二五－二九。
53 陳維寶，〈胃潰瘍的食餌療法〉，《康健雜誌（上海一九三三）》三卷十二期（一九三五），頁二一－五。
54 黃勞逸，〈胃擴張之減食療法〉，《大眾醫學月刊》一卷二期（一九三三），頁三九－四〇。
55 林則華，〈胃潰瘍之飲食療法〉，《社會醫報》一四五期（一九三一），頁二一一四－二一一五。
56 不著撰者，〈匯通精神藥物食餌三項療法之爭執觀〉，《國醫講習所季刊》一期（一九二九），頁一六－一八。
57 崔向寅，〈天津特別市市立第二通俗講演所講演文稿：食物療病法〉，《天津特別市教育局教育公報》二十八期（一九三〇），頁三－六。
58 章詩賓，〈腎病食餌療法的檢討（續）〉，《新醫藥刊》九十四期（一九四〇），三六－四八。
59 章詩賓，〈腎病食餌療法的檢討〉，《新醫藥刊》九十三期（一九四〇），頁二五－三三。
60 雲岫，〈腎臟病的食療（上）〉，《家庭治療雜誌》二十五期（一九四五），頁一〇－一三。
61 不著撰者，〈惡性貧血症之特殊食餌療法〉，《生活月刊（上海）》一卷三期（一九三〇），頁一一一－一一二。
62 丁錫康，〈惡性貧血症之食肝療法〉，《德華醫學雜誌》一卷二期（一九二八），頁一－二。
63 豹斑，〈食品中含有生活素〉，《大眾醫學月刊》一卷第五與六期合刊（一九三四），頁四七。
64 皮國立，〈當「營養」成商品——維他命在近代中國（一九二〇－一九三一）〉，《一九二〇年代的中國》（臺北：政治大學人文中心，二〇一八），頁三四五－三七一。或從食品的生產史、日記中的記載來探討大眾文化的改變等各式切入視角。這個部分的研究成果，可參考李力庸，〈殖民、營養與風尚——日治時期臺灣大眾畜產飲食文化〉，《雅俗相成——傳統文化質性的變異》（中壢：中央大學出版中心，二〇一〇），頁四一五－四五九。以及李力庸，〈食物與維他命：日記史料中的臺灣人營養知識與運用〉，收錄於李力庸等主編，《新眼光：臺灣史研究面面觀》（新北：稻鄉，二〇一三），頁二六五－二九七。

65 熊谷謙三郎，〈腸窒扶斯之食餌療法論〉，《新醫藥觀》二卷七期（一九三〇），頁一〇－一一。

66 蘇祖斐、楊顯素，〈兒童之糖尿症完全飲食療法之病例一則〉，《中華醫學雜誌》二十四卷四期（一九三八），頁三〇九－三一六。

67 宋梵仙，〈急性傳染病食餌療法〉，《醫藥雜誌》一期（一九二八，頁二四－三一。

68 何卓，〈肺癆患者的食餌療法〉，《康健雜誌（上海一九三三）》三卷六期（一九三五），頁一二。

69 陳慰堂，〈熱性病人之食餌療法〉，《大眾醫學月刊》一卷五與六期合刊（一九三四），頁五八－六一。

70 入澤達吉著，石錫祜譯，〈關於胃潰瘍之食餌療法〉，《同仁醫學》五卷八期（一九三二），頁四八－五四。

71 謝昌禧，〈腸窒扶斯之藥物及食餌療法〉，《新醫藥刊》二十七期（一九三五），頁六二。

72 俞鳳賓，〈小蒜大蒜治療肺癆之實例〉，《大眾醫學月刊》一卷五與六期合刊（一九三四），頁六五－六七。

73 黃問羹，〈食餌療法之重要〉，《醫學與藥學》一卷十一期（一九三三），頁一八－二〇。

74 羅依．波特（Roy Porter）著，張大慶譯，《劍橋醫學史》（濟南：山東畫報出版社，二〇〇七），頁一七三－一七四。

75 陳玉清，〈國民保健營養學：附食物療病法〉，《瓊海潮音》五卷八期（一九四四），頁一〇－一二。
76 論食物禁忌的例子很多，例如介紹蟹肉、蟹膏性質鹹寒，可散血消炎，故可治療燥痰、口渴內熱，外用可治金骨折傷、瘡、燙傷等等，還提醒多食容易腹瀉，最好能搭配薑酒一起食用等等。引自周廣真，〈蟹在食療上之功用及其毒害〉，《大眾醫學月刊》一卷第五與六期合刊（一九三四），頁四六－四七。
77 黃問羹，〈食餌療法之重要〉，《醫學與藥學》一卷十一期（一九三三），頁一九－二〇。
78 卓人，〈糖尿病人的食餌療養〉，《家庭治療雜誌》十六期（一九四四），頁八－一二。
79 黃勝白，〈食治學之新檢討〉，《醫藥學》十三卷六期（一九三六），頁一－一二。
80 不著撰人，〈講義第二節：營養〉，《四川學報》十二期（一九〇五），頁三四 a。
81 丁福保，《蒙學衛生教科書》（上海：文明書局，一九〇三），頁二 a－二 b。
82 丁福保，《蒙學衛生教科書》，頁三 a－三 b。
83 丁福保，《食物新本草》（上海：醫學書局，一九一七），頁一〇－一一。
84 皮國立，《近代中醫的身體與思想轉型——唐宗海與中西醫匯通時代》（北京：三聯書店，二〇〇八），頁二〇一－二四一。
85 丁福保，《食物新本草》，頁一－九。
86 蕭屏，《卻病延年長生術》，頁一六。
87 楊志一，《胃病研究》，陸拯主編，《近代中醫珍本集——內科分冊》（杭州：浙江科學技術，一九九四），頁五二五－五二六。
88 包識生，《國醫學粹》（臺北：旋風，一九七五），頁四五 a－四五 b。

89 楊鳳庭，《脾胃總論》，陸拯主編，《近代中醫珍本集——內科分冊》，頁四六四－四六五。
90 楊志一，《胃病研究》，陸拯主編，《近代中醫珍本集——內科分冊》，頁五四一。
91 民國之後的養生書謂：「食物多嚼，多用齒力，最是助胃妙法，亦即養生妙法。」因為「食物多嚼，非僅助胃易消化，且物之真味可出。」引自靜觀生編，〈身心動靜之關係〉，《養生叢錄》（上海：上海科學技術文獻，二〇一三），頁四〇。
92 楊志一，《胃病研究》，陸拯主編，《近代中醫珍本集——內科分冊》，頁五二八。
93 丁福保譯，《家庭新本草》（上海：文明書局，一九〇九），頁一－九。
94 朱夢梅編纂，《家調藥物學》（上海：商務印書館，一九三四），例言，頁一－三。
95 朱仁康，《家庭必備食物療病法》（上海：中央書店，一九四六），汪漱碧序言，頁六。
96 費子彬，〈民族健康基礎之食養療法〉，《實報半月刊》二卷十四期（一九三七），頁二一八。
97 朱仁康，《家庭必備食物療病法》，頁一。
98 朱仁康，《家庭必備食物療病法》，目錄頁一－五。
99 朱仁康，《家庭必備食物療病法》，頁二－三。
100 胡華封，《家常衛生烹調指南》（香港：心一堂，二〇一四），頁二一〇。
101 張鋆，《食物衛生》（上海：商務印書館，一九三三），頁二－一七。
102 不著撰者，〈滙通精神藥物食餌三項療法之爭執觀〉，《國醫講習所季刊》一期（一九二九），頁一六－一八。
103 例如戒除一切肉類、牛奶、雞蛋、湯水和茶酒、辛辣物，每日只吃硬飯和蔬菜及少許魚肉，即可慢慢康復。

費子彬，〈說食養療法〉，《食物療病月刊》一卷一期（一九三七），頁四三。
104 沈仲圭，〈消化不良之飲食療法〉，《杏林醫學月報》十四期（一九三〇），頁二八－二九。
105 皮國立，《國族、國醫與病人：近代中國的醫療和身體》（臺北：五南，二〇一六），頁七二－七三。
106 沈仲圭，〈消化不良之飲食療法〉，《廣濟醫刊》四卷十一期（一九二七），頁六二－六三。即前註《杏林醫學月報》內之舊文。
107 阮其煜，〈沈仲圭君之玉照〉，《廣濟醫刊》八卷二期（一九三一），頁五。
108 王一仁，〈本草經新註序〉，《醫藥衛生月刊》二十五、二十六期合刊（一九三四），頁五－六。
109 陳慰堂，〈食物療病學：第一章，食物療病之實施：熱性病人之食餌療法〉，《大眾醫學月刊》一卷第五與六期（一九三四），頁五八－六一。
110 王則樵，〈食物療病學：第二章，食物療病之驗方：小便不通方〉，《大眾醫學月刊》一卷五與六期合刊（一九三四），頁九二－九三。
111 張贊臣，〈貧血症食餌療法〉，《申報》，一九三九年一月二十七日，第十二版。
112 上海申報館編輯，〈本報「國醫與食養」招待國醫界〉，《申報》，一九三九年一月二十二日，第十四版。
113 貢泉，〈貧血的原因及其食餌療法〉，《康健雜誌》三卷五期（一九三五），頁一七－一九。
114 沈仲圭，〈貧血者之食餌療法〉，《食物療病月刊》一卷三期（一九三七），頁二五－二六。
115 沈仲圭，〈卷四食物療病常識：雞肉之功效〉，《大眾醫學月刊》二卷第三至五期合刊（一九三五），頁六九－七一。
116 關於中醫在當時的臟器療法藥物史，可參考皮國立，《虛弱史——近代華人中西醫學的情慾詮釋與藥品文化

（一九一二—一九四九）》（臺北：臺灣商務印書館，二〇一九），頁二七六—三二五。

117 任應秋，〈食療方箋（續）〉，《現代醫藥雜誌》一卷二期（一九四五），頁一六。

118 佚名，〈家用良藥〉，《大眾醫學月刊》一卷五與六期合刊（一九三四），頁九七—九九。

119 包增益，〈食養療法新編〉，《中國醫藥月刊（北京）》二卷十二期（一九四二），頁二三。

120 何卓，〈肺癆患者的食餌療法〉，《康健雜誌（上海一九三三）》三卷六期（一九三五），頁一〇—一二。

121 戴志勳，〈食療本草之研究（附表）〉，《真知學報》二卷二期（一九四二），頁四三—四四。

122 王南山，〈有價值之食物療病方〉，《家庭醫藥常識》十期（一九三四），頁一二—一四。

123 胡安邦，《醫學門徑》（臺北：文化圖書，一九六三），頁二二一。胡安邦，浙江四明人，著作頗多，包括《濕溫大論》、《國醫生理學》、《實用藥物學》、《醫學門徑》、《本草門徑》、《丸散膏丹自製法》、《國醫開業術》等書。他於一九三一年取得上海市衛生局登記合格中醫，師承秦伯未（一九〇一—一九七〇）。

124 皮國立，《虛弱史——近代華人中西醫學的情慾詮釋與藥品文化（一九一二—一九四九）》，頁一〇二—一七七。

125 周枕雲，〈卷四食物療病常識：食物與性欲之關係〉，《大眾醫學月刊》二卷三至五期合刊（一九三五），頁六五—六六。

126 不著撰者，〈嗜好品暨飲料中的亢奮性物〉，《大眾醫學月刊》二卷三至五期合刊（一九三五），頁六七。

127 不著撰者，〈抑制性欲的食物〉，《大眾醫學月刊》二卷三至五期合刊（一九三五），頁六七—六八。

128 德真，〈山藥為遺精良藥〉，《大眾醫學月刊》一卷五與六期合刊（一九三四），頁五七。

129 王西神，〈糖尿病與山藥〉，《大眾醫學月刊》一卷五與六期合刊（一九三四），頁七六－七七。
130 陸士諤，〈粥油有補精種子之功〉，《大眾醫學月刊》一卷五與六期合刊（一九三四），頁五五－五六。
131 錢今陽，〈幾種最適宜於夏令的食品〉，《中國醫藥》一卷九期（一九三九），頁二二。
132 參考張仲民，〈晚清中國身體的商業建構——以愛羅補腦汁為中心〉，收入《新史學（第五卷）：清史研究的新境》（北京：中華書局，二〇一一），頁二三三－二六三。以及張寧，〈腦為一身之主：從「艾羅補腦汁」看近代中國身體觀的變化〉，《中央研究院近代史研究所集刊》七十四期（二〇一一年十二月），頁一－四〇。
133 黃鍾毓，〈經濟的補腦食品〉，《食物療病月刊》一卷三期（一九三七），頁二六。
134 吳善慶，〈「疰夏」之食療品〉，《真光雜誌》三十九卷九期（一九四〇），頁二九。
135 費子彬〈民族健康基礎之食養療法〉，《實報半月刊》二卷十四期（一九三七），頁二〇
136 沈仲圭，〈卷四食物療病常識：雞肉之功效〉，《大眾醫學月刊》二卷三至五期合刊（一九三五），頁七〇－七一。
137 當時的雞汁、牛汁等補品也相當風行。參考上海申報館，《申報》，一九三六年十二月一日，本埠增刊，第一張。另外在《申報》一九三六年九月三十日，第一張，德國瑪爾大藥廠製造生產的「獅力牌」牛肉汁與雞汁，就強調蛋白質是人體營養的要素，當然它也融入中國「補」的元素，說明該藥可以「助消化、抵抗病魔、培本固元」，所以可以治療虛弱、手淫過度而導致的發育不良、貧血等等。該廣告還舉出名人服用為例，說明該肉汁的效果卓著。一是舉褚民宜（一八八四－一九四六），一舉愛迪生（Thomas Alva Edison, 1847-1931），後者為著名之發明家。該廣告引述報導指出，愛迪生每日早晨都要喝該肉汁，故其思緒清

晰、創造力無窮。其實究言之，該藥頂多和今日雞精類似而已，這些新補品其實凸顯了中國人在追求「補」身以治百病的思維，在衛生文化的脈絡中，被一再的複製，並成為中醫食療論述的新資源。

138 即指動物的罨丸。

139 戴志勳，〈食療本草之研究（附表）〉，《真知學報》二卷二期（一九四二），頁四五－四六。

140 楊志一，〈陽痿症之藏器療法〉，《大眾醫學月刊》一卷五與六期合刊（一九三四），頁五六－五七。

141 高思潛，〈野莧菜根與霍亂〉，《大眾醫學月刊》一卷五與六期合刊（一九三四），頁六八－七〇。

142 張贊臣，〈感冒之食養療法〉，《中國醫學（上海一九四一）》一期（一九四一），頁三七。

143 吳去疾，〈風寒咳嗽方〉，《食物療病月刊》一卷一期（一九三七），頁三六－三七。該作者曾擔任著名的《神州國醫學報》主編。

144 沈仲圭，〈石榴皮為滅虱良藥〉，《食物療病月刊》一卷三期（一九三七），頁二八－三〇。

145 廖育群，〈關於中國古代腳氣病及其歷史的研究〉，收入林富士主編，《疾病的歷史》（臺北：聯經社，二〇一一），頁二四九－二五一。

146 侯祥川，〈中國食療之古書〉，《中華醫學雜誌》二十二卷十一期（一九三六），頁一〇一五－一〇二六。

147 何仰之，〈食物治病（一）〉，《大眾醫藥》一期（一九四〇），頁三一－三四。

148 楊志一，〈兒科食療單方〉，《中西醫藥》二卷十二期（一九三六），頁三九。

149 上海申報館編輯，《申報》，一九三八年十月十一日，第十一版。

150 沈仲圭、楊志一主編，《食物療病常識》（香港：心一堂，二〇一七），序言頁一－二。

151 志一，〈兒科食療方〉，《食物療病月刊》一卷二期（一九三七），頁四三－四五。

152 一個經典例子就是王清任引證刑場實見來抨擊傳統中醫解剖學和生理學的故事，王清任因離經叛道，所以未能成功建構中醫的解剖學方法與系統。參考王道還，〈論《醫林改錯》的解剖學——兼論解剖學在中西醫學傳統中的地位〉，《新史學》六卷一期（一九九五），頁九五－一一二。

153 石岱雲，〈肺痿食梨而愈〉，《大眾醫學月刊》一卷五與六期合刊（一九三四），頁六八。

154 沈仲圭，〈雞卵對於結核性咳血之特效〉，《大眾醫學月刊》一卷五與六期合刊（一九三四），頁六二－六三。

155 顧鐵僧，〈肺癆病之食養療法〉，《中國醫學院院刊》二期（一九二九），頁二－五。

156 朱興中，〈食療奇驗錄〉，《食物療病月刊》一卷三期（一九三七），頁二八－三〇。

157 平步雲，〈治小兒腹內積塊方〉，《食物療病月刊》一卷二期（一九三七），頁四五。

158 陸觀豹，《食用本草學》（天津：永壽醫社，一九四三），例言，頁一－四。

159 任應秋，〈食療方箋（續）〉，《現代醫藥雜誌》一卷七與八期合刊（一九四六），頁五〇－五三。

160 任應秋，〈食療方箋（續）〉，《現代醫藥雜誌》一卷二期（一九四五），頁一四－一六。

161 任應秋，〈食療方箋（續）〉，《現代醫藥雜誌》一卷十三與十四期合刊（一九四六），頁一八－二〇。

162 王鼎鈞，《怒目少年-王鼎鈞回憶錄四部曲之二》（臺北：爾雅，二〇〇五），頁九四－九五。

163 敬之，〈治婦女乾血癆方〉，《食物療病月刊》一卷二期（一九三七），頁四三。

164 集古，〈陽痿食療效方〉，《食物療病月刊》一卷二期（一九三七），頁四一。

165 志一，〈兒科食療方〉，《食物療病月刊》一卷二期（一九三七），頁四四－四五。

166 吳去疾，〈芥菜鹵可治肺癰〉，《大眾醫學月刊》一卷五與六期合刊（一九三四），頁六七－六八。

167 楊志一，〈霍亂之食鹽療法〉，《食物療病月刊》一卷四期（一九三七），頁四三－四四。

168 顧為無錫人，早年事蹟不詳，編寫該書主要介紹西方疾病名稱和藥品知識，中西醫的內容兼有，該書還請留學德國的陳醒箴校閱。參考顧子靜，《醫學常識》（上海：文明書局，一九三〇），目錄與頁一。

169 顧子靜，〈治血壓過高方〉，《食物療病月刊》一卷一期（一九三七），頁三七。

170 顧子靜，《新本草教本》（上海：醫學書局，一九三〇），頁一－六。該書封底還錄有「中醫讀之可得科學化之智識、西醫讀之可知中藥之應用」之語，該書並為無錫中醫講習所之講義，可見中醫可藉由西醫的編輯來重新詮釋本草中的知識，與中醫在民初認識「中藥與化學、營養」的鏈結有關。

171 楊志一，〈胃病驗方〉，《大眾醫學月刊》一卷五與六期合刊（一九三四），頁九四。

172 褚健民，〈吐血食療方〉，《食物療病月刊》一卷一期（一九三七），頁三六。

173 楊賢德，《截取內外科銅人經驗方》（臺南：抄本，年代不詳），頁二七a－三二b。

174 王吉民，〈古代之痲瘋食療方〉，《食物療病月刊》一卷一期（一九三七），頁三八。

175 沈仲圭，〈燥火咳嗽方〉，《食物療病月刊》一卷一期（一九三七），頁三六－三七。

176 費子彬，〈說食養療法〉，《食物療病月刊》一卷一期（一九三七），頁四三－四五。

177 楊志一，〈發刊詞〉，《食物療病月刊》一卷一期（一九三七），頁二。

178 上海申報館編輯，〈營養展覽會巡禮：食品與營養〉，《申報》，一九四二年七月一日，第四版。

179 營養商品也如此，多是一種新科學的綜合體。不著撰者，〈食母生：酵母、麥芽胚胎膏、維他命劑、營養素、荷蒙爾之合劑〉，《醫藥導報》三卷二期（一九三八），頁一二－一三。

貳 頭角「爭茸」

——一九五〇—一九九〇年代臺灣的養鹿業與鹿茸消費

曾齡儀

一、前言

「鹿」在傳統中國具特殊意象，因棲息於山林原野，其「隱」與「靈」特性尤其明顯，被視為「仙獸」之一。鹿隻多以群體出沒，《詩經》以之比喻君子與有德之友相伴同樂。[1]宗教上鹿具有良善慈悲的特質，佛教寓言以鹿捨身救人比喻菩薩渡眾；[2]鹿也被視為明君聖王降世之兆。[3]民間採「福祿壽」諧音，以「鹿」代「祿」象徵加冠晉爵。公鹿繁殖期以角互鬥，其意象也被詮釋為權力爭奪，例如「逐鹿中原」與「鹿死誰手」。不僅傳統中國視鹿為祥瑞，鄰近的日本也強調鹿隻尊貴通靈的特質，鹿之聽力敏銳可傳達祈求者之聲，因此以鹿肩胛骨卜卦並將鹿角用於薩滿儀式。「鹿之報恩」（鹿の恩返し）亦屢屢出現於民間故事，強調鹿性善良。更重要的是，鹿茸長成鹿角、解角再長新茸的過程，年復一年生生不息，恰與日本稻作文化相互輝映。[4]

若將「鹿」放在臺灣歷史脈絡中，從荷蘭時期、清領時期、日治時期乃至戰後臺灣，鹿隻貿易與鹿群數量反映上述不同階段「人」、「鹿」與「環境」的變化。荷蘭時期臺灣野鹿甚多，鹿皮銷售日本成為當時重要經濟收入。清代以降至日治時期，隨著土地開墾，鹿群數量大幅減少。然而，日治時期火燒嶼（綠島）和琉球嶼（小琉球）已出現小規模梅花鹿人工養殖，並將鹿隻產品輸往中國，臺灣中部也出現零星水鹿養殖。日治時期臺灣民間受到傳統漢藥影響，鹿茸藥補時有所聞。戰後中華民國政府遷臺，鹿茸藥補文化在臺灣復甦，國內藥廠以進口鹿茸製成鹿茸補品，養鹿人家也販售新鮮鹿茸，鹿茸在戰後臺灣的藥補市場占有重要地位。基於上述背景，本文從三個面向討論戰後臺灣鹿茸的生產與消費。首先，筆者釐清鹿茸在歷代漢藥本草醫書中的藥補功效與製作方式，並論證李時珍（一五一八－一五九三）透過「鹿性淫」傳達鹿茸壯陽固精之意象。其次，在日治時期的基礎上，筆者討論戰後臺灣養鹿業的發展，考察該事業如何從農家副業轉變為專業養殖，並論及養殖環境、飼鹿知識與採茸技術。第三，戰後臺灣社會的鹿茸消費與日俱增，官方菸酒公賣局、民間藥廠與養鹿人家先後推出鹿茸產品攻占市場，強調「補腎補氣」、「壯陽起痿」與「添精益髓」，其中尤以「鹿茸酒」最受歡迎。

透過報紙、雜誌與訪談紀錄，筆者探究戰後臺灣鹿茸消費的型態、宣傳手法以及消費客群。

鹿隻在臺灣歷史上占有重要地位，在人文領域方面，中村孝治（一九一〇－一九九四）、曹永和（一九二〇－二〇一四）與鄭維中探討荷蘭時期臺灣的鹿皮貿易，[5]周鳴鴻從史料分析臺灣鹿的種類、獵鹿方法、鹿的用途與鹿脯運銷；[6]亦有學者從地名和文學角度談論鹿隻。[7]除此之外，鹿隻相關研究多集中於畜牧範疇，分析「鹿隻養殖」與「鹿茸產業」，前者包括鹿場設置、鹿隻品種、飼料營養與鹿茸採割，[8]後者涵括鹿茸品級、鹿茸藥理與經濟效益。[9]然而，在華人飲食傳統中，利用特定食物增強體能或醫治疾病的觀念普遍存於日常生活之中，食物既可單獨入饌，亦可搭配中藥材服用。在食補或食療的脈絡下，「鹿茸」成為值得探索的議題，兼具「動物」、「食物」與「中藥」的特性。本文結合動物研究、環境歷史以及漢藥食補的傳統，分別從本草典籍中的鹿茸療效、戰後臺灣養鹿業的發展，以及鹿茸消費與藥補文化討論。

二、鹿茸食補文化與戰前臺灣養鹿概況

「鹿」作為藥用至早可追溯至西漢，一九七三年出土於湖南長沙的馬王堆漢墓帛書《五十

二病方》記載「燔鹿角」藥方。[10]宋代醫書《證類本草》收錄歷代本草，指出鹿茸味甘、溫、無毒，可除腹中瘀血，有助女子調經與安胎，對於男子小便頻繁、夜夢鬼交與洩精亦具有療效。[11]明代李時珍結合行醫經驗與野外考察，從「鹿隻習性」與「鹿茸特性」解釋歷代本草記載的鹿茸療效。在鹿的生殖習性方面，「屬陽，情淫而游山」，「每一雄遊，牝百數至」、「鹿性淫，一牡常交數牝，謂之聚麀」。[12]《本草綱目》之記載顯示雄鹿精力旺盛，可與多隻母鹿交配。在鹿茸特性方面，鹿茸富含血液，「茸最難得不破及不出卻血者，蓋其力盡在血中故也」。[13]且鹿茸乃「骨之至強者」，蓋「肉差易長，筋次之，骨最難長」，鹿茸從生長至堅硬只需兩個月，生長迅速。依照傳統中國醫藥學「以形補形」的觀念，鹿茸具有「補骨血、堅陽道、益精髓」之效。[14]

關於鹿茸入藥的調製過程與服用方式，歷代多以「炙」處理。炙烤之前塗抹羊脂，慢火炙之，使其內外黃脆，再搗成細末，製成「散」、「丸」與「湯」之劑型。[15]日籍學者峯下鐵雄考證歷代本草醫書，主張唐代以前鹿茸以「散劑」最多，丸劑次之，未見以鹿茸為主藥之湯劑藥方。宋代之後以「丸劑」處方最多，湯方散方極少，明清以降製法大抵承襲宋代。[16]峯下鐵雄的研究聚焦於唐宋時期，甚少論及明代以降的鹿茸製法，明李時珍在「附方」中提出「舊一新八」共九種藥方：「舊一」是元代（一二七一－一三六八）僧人繼洪《澹寮方》的「斑龍丸」，[17]「新八」包含七種丸方與一種酒方，丸方分別治療「陰虛腰痛」、「精血耗涸」、「腰膝疼痛」、「小便頻數」、「虛痢危困」、「飲酒成泄」、「室女白帶」。最特別的是「鹿茸酒」的出現，李時珍引明代《普濟方》曰「鹿茸酒」：「治陽事虛痿，小便頻數，面色無光」，具體製法為：將鹿茸去毛切片，加上山藥末，用絹袋包裹置於酒甕中，一週後開封，每日飲三小杯。[18]

由上可知，在傳統漢藥脈絡下，鹿茸以「陽性」特質補強並治療男女生殖方面之耗損。傳統中國以農立國，需要大量男丁協助農務，再加上儒家宗族觀念，傳宗接代是婚姻首要任務，鹿茸因具有「補腎」、「固精」與「益陽」功效成為珍貴補品。有趣的是，鹿茸的功效不限於肉體，亦可「殺鬼精物」，[19]藉其陽性特質去除精神層面的邪物。另外，值得注意的是，在鹿茸入藥的劑型方面，明代以後出現「鹿茸酒」，對於日後臺灣的藥酒消費影響甚鉅。

臺灣島嶼多鹿，荷治時期鼓勵原住民獵鹿，梅花鹿皮外銷日本作為武士青甲等軍事用品。[20]明末至清代，閩粵移民入臺，臺灣鹿隻貿易持續發展，鹿脯與鹿茸、鹿鞭銷往中國。[21]隨著原住民與漢人的獵捕，臺灣野鹿資源大幅減少，到了十九世紀初期，「麋鹿舊盛產，今取之既盡，為難得，必求之番酋」，[22]野鹿已不復多見，需仰賴原住民才能取得。由於移民開墾需要人力，在添丁壓力與中醫傳統影響下，坊間出現鹿茸藥補需求，但此時野鹿已不易獵得，因此人工養殖鹿隻開始出現，清代晚期火燒嶼和琉球嶼已有初具規模的梅花鹿飼育。[23]

清代漢人移民入臺，閩粵原鄉的中醫傳統也隨之傳入臺灣，[24]鹿茸的使用知識亦隨之傳入。清代臺灣地方志顯示「鹿茸」是臺灣各地皆有之「物產」，同時也是「藥」。康熙年間陳文達編纂《臺灣縣志》，在〈輿地志・土產・藥之屬〉記載鹿茸「秉氣純陽，故能補陽」。[25]乾隆年間王必昌（一七〇四－一七八八）主纂《重修臺灣縣志》，在〈風土志・土產・藥之屬〉記載「鹿茸補陽，麋茸補陰」。[26]乾隆時期擔任鳳山知縣並纂修《重修鳳山縣志》的王瑛曾，在〈雜志・物產・凡藥之屬〉也提到「鹿茸補陽，麋茸補陰」。[27]咸豐年間陳淑均編纂《噶瑪蘭廳志》在〈物產・藥之屬・禽獸部〉記載鹿茸「秉純陽之質」、「大補陽虛者」。[28]光緒年間陳文緯、屠繼善編纂《恆春縣志》，在〈物產・藥之屬〉引用《本草綱目》所載「鹿乃仙獸，純陽多壽，能通督脈」以及西蜀道士「斑龍丸」之歌。[29]上述文獻顯示，鹿茸是清代臺灣南北皆有之物產，且其定位為「藥」，明顯承襲了中國本草傳統，特別是《本草綱目》的影響。

日治時期殖民政府發展現代畜牧業，相對於牛羊豬作為「肉品消費」之用，鹿每年僅產一胎，「鹿肉」在臺灣肉類消費比例極微，共同生產牧場或中央種畜所的養殖紀錄皆未將鹿列入。[30]然而，漢人的鹿茸消費卻一直存在。琉球嶼居民將梅花鹿的鹿茸、鹿鞭銷往中國，作為增強性能力的「強精劑」。一九三〇年代中日關係緊張，中國海關禁止臺灣鹿產品輸入，琉球嶼生產的鹿茸與鹿鞭改銷臺灣本島，客群以臺中、員林和臺南三地為主。[31]火燒嶼飼鹿數目較多，一九三〇年代中期已達三、四百頭。[32]除上述兩離島外，日治時期臺灣本島也開始有居民養鹿，南投國姓鄉的林鼎華（一八六〇－一九一二）家族在一九二〇年代即圈養水鹿。[33]大抵而言，日治時期臺灣養鹿業已具雛形，就昭和元年（一九二六）至昭和十一年（一九三六）資料來看，全臺鹿隻在八百至一千兩百多頭左右，地域分布以臺東廳最多，約占五成，其次為臺中州、高雄州和臺南州。[34]

雖然臺灣總督府並未強勢介入臺灣鹿業發展，然受到漢藥傳統影響，日本對於「鹿」的藥用價值有一定認識。現存日本最早的醫書《醫心方》即記載了鹿茸藥性與療效，[35]包括鹿茸入湯應「三搗三絞，取汁」；[36]鹿茸治腰痛與婦人漏下不止等症。[37]十七世紀江戶時期的食物本草書《本朝食鑑》以李時珍《本草綱目》為據再加以編輯，作者人見必大（一六四二？－一七〇一）記載「鹿性多淫」以及服用鹿之茸角可醫治產後餘血不盡及頭眩眼黑等病症。[38]上述記載顯示，傳統日本對於鹿茸療效的認識來自中國本草醫書。日治時期來臺的教師堀川安市（一八八四－一九八一）對於臺灣山獸頗有研究，[39]據其觀察，雄水鹿於求偶期高聲鳴叫，吸引鄰近雌雄水鹿聚集，雄鹿展開競偶，雌鹿則在近處觀看。經過一番爭鬥，敗北雄鹿夾尾離去，獲勝之雄鹿可囊括所有雌鹿。[40]堀川的觀察與《本草綱目》和《本朝食鑑》的記敘頗為類似，顯示鹿隻繁殖習性與其作為壯陽補藥甚具關聯。

除了鹿茸以外，鹿鞭和鹿角也是補養聖品。鹿鞭「大補人氣血」，價格昂貴。[41]鹿膠由鹿角熬製而成，是臺灣民間相當熟悉的補品。[42]一九〇一年《臺灣日日新報》記載，臺灣富貴人家常以鹿茸、鹿鞭與鹿膠進補，有時「配以滋補之藥」，有時「煉蜜為丸」，也有「以黃酒浸漬」而成，在入冬到冬至時節，鹿茸更是暢銷。[43]鹿港文學家洪棄生（一八六六－一九二八）的〈打鹿行〉一詩曰：「鹿茸可以市珍珠，鹿角熬膠養身軀。」[44]又，臺灣士紳也消費鹿茸，臺中霧峰林獻堂（一八八一－一九五六）家族林資彬（一八九八－一九四七）的園邸飼有鹿隻，[45]「鹿茸長已盈尺，資彬使工人縛而剪之，浸以莫蘭池酒，謂補氣血之物，莫過於生茸浸酒而飲之。」[46]林家採收鹿茸後浸泡「莫蘭池」，即今日白蘭地酒，並且強調「生茸浸酒」乃「補血氣之物」，顯見當時臺灣也深受傳統中國鹿茸療效影響。此外，值得注意的是，由於鹿茸價格昂貴，社會上不乏鹿茸交易詐騙案件，發生地點遍及新竹州、斗六廳、虎尾郡與嘉義郡等地。[47]

三、從梅花鹿到水鹿——戰後臺灣養鹿業變遷

（一）養鹿作為新興副業——一九六〇－一九七〇年代

戰後初期經濟亟待復甦，農民飼養禽畜與養殖水產增加收入，養鹿也是選擇之一。然就其性質而言，養鹿目的並非肉類消費，而是以買賣鹿茸為主。[48]基於日治時期的養殖基礎，加上戰後初期努力發展，一九六〇年代臺灣鹿業逐漸成熟，相較一九五〇年代初期的三百餘頭，一九六五年鹿隻數量已突破千頭，足足成長三倍之多。促成鹿業發展的因素甚多，臺灣經濟起飛是關鍵因素之一。民眾經濟力提高後，不僅要吃得飽，還要吃得好，向來被視為補養珍品的鹿茸吸引民眾購買，農民見有利可圖而投入養鹿行列，連帶活絡整體產業。[49]一九七〇年代土地取得相對容易，鹿舍多建於環境清幽的林野郊區，例如高雄六龜、臺南永康、南投國姓、集集與鹿谷等地。[50]依鹿隻總數來看，臺東縣占臺灣總數的三至四成，高雄縣占兩成，其餘尚有臺南縣、南投縣、宜蘭縣和屏東縣等。[51]在鹿隻種類上，梅花鹿與水鹿數量最多，不過也有鹿農引進其他鹿種，例如臺北舊莊「南港鎮鹿園」飼養美國花鹿（Dama dama）、印度軸鹿（Axis axis）與大型麋鹿（Alces americana）等，販賣現採鹿茸切片和「鹿茸酒」。[52]戰後初期至一九七〇年代，鹿茸價格昂貴是吸引農民養鹿的主要誘因，當時有「一兩鹿茸一錢黃金」

的說法。[53]此外，相對於飼養其他禽畜與水產，養鹿相對簡單。大抵而言，保持鹿舍潔淨通風、按時供應充足糧草即可，且鹿隻不易患病，僅偶爾有腸胃消化問題。[54]基於上述因素，養鹿成為戰後農家副業之一，《豐年》雜誌亦多次強調養鹿頗有前途。[55]另一項促進養鹿業發展的因素是一九七〇年代本省政治菁英崛起。相對於以臺北為主的外省菁英，本省政治人物來自臺灣各地，對地方事務有一定了解。例如謝東閔（一九〇八－二〇〇一）來自彰化二水，在一九七二至一九七八年期間擔任臺灣省主席；李登輝具農業經濟專長，對戰後臺灣農業發展扮演重要角色；林洋港（一九二七－二〇一三）來自南投，曾擔任臺灣省主席。上述政治人物以親民與草根性著稱，貼近農民生活，積極下鄉輔導農林漁牧業，也包括養鹿業。謝東閔擔任臺灣省主席即大力提倡綠島的梅花鹿養殖，喊出「化雜草為牧草，變綠島為鹿島」的響亮口號。[56]日治以來就有養鹿人家的南投在戰後持續發展，謝東閔與林洋港等人積極提倡南投養鹿事業（圖2-1）。[57]

（二）養鹿知識與採茸技術

就鹿農來說，除了上述大環境之外，養鹿是否成功、能否賺取厚利的關鍵因素在於養鹿知識與採茸技術。在養鹿知識上，受限於資料，我們對於日治時期琉球嶼和火燒嶼居民的養鹿知識了解有限，至於臺中州（今南投縣國姓鄉）林鼎華家族在一九二〇年代即投入水鹿飼養，其養鹿知識主要透過「自我摸索、累積經驗」，初期僅搭蓋簡易鹿舍並以當地山麻黃作為食料。[58] 戰後養鹿業發展之際，南投縣國姓鄉得天獨厚的天然環境，再加上林家將日治時期以來累積的豐富經驗傳授當地鹿農，逐漸形成群聚效應，發展至今，使國姓鄉享有「水鹿之鄉」的美譽。[59]

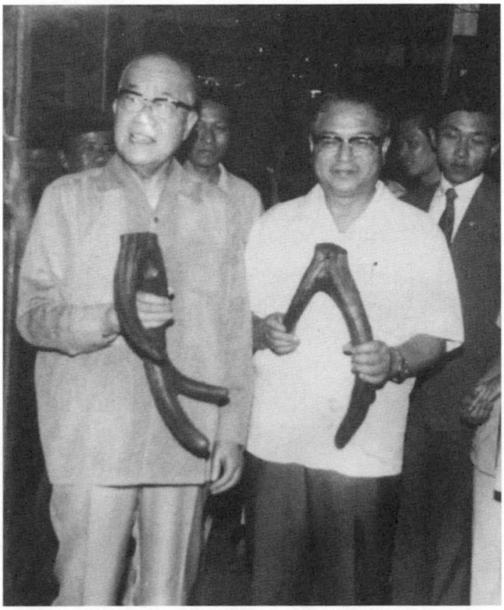

圖 2-1　謝東閔、林洋港參訪南投縣國姓鄉林家養鹿事業。

資料來源：林成璋提供，筆者翻拍，拍攝時間為 2017 年 5 月 5 日。

在臺灣鹿業發展過程中，一九五〇年代初期發行的《豐年》半月刊扮演重要推手，刊載許多關於鹿隻養殖、鹿種培育與採茸技術的報導，並透過「農業信箱」的專欄諮詢與「農友經驗」的心得分享，幫助鹿農解決養鹿過程遭遇的問題。就養鹿知識而言，可細分為鹿舍環境、食料營養和交配繁殖三方面。關於鹿舍環境，由於鹿隻性喜陰涼乾燥，加上敏感潔淨之故，因此鹿農多選擇安靜隱蔽的郊區作為鹿舍地點。鹿舍建造方面，鹿原本活躍於山林之間，即便圈養一段時日，部分鹿性尚未全然馴化，發情期性情更為不穩，極可能衝撞鹿舍甚至撞傷鹿農，因此鹿舍建造務必堅固。此外，圈養後的鹿隻仍需一定活動空間，鹿舍應規劃「運動場」供鹿隻運動以保健康。[60]相較於其他水產或禽畜的飼料準備，鹿的食料相對簡單。一般鹿舍周圍多種植食用牧草，種類包括狼尾草、劍莧菜、鹿仔菜、番薯葉、盤固拉草（Pangola grass）、天竺草、苜蓿草與三葉草等，尤以狼尾草最普遍。母鹿懷孕或者公鹿長茸之際需要補充蛋白質營養，鹿農便以穀類麥麩、豆粉、玉米粉、黃豆粉與豆餅作為「精料」。[61]另外，具有「飼料之王」稱譽的美國苜蓿（Medicago sativa）也是重要飼料，提供豐富營養，有助鹿茸茁壯。[62]

戰後鹿農的收入來源除了鹿茸交易，尚有幼鹿買賣。通常雄鹿出生後第十二至十四個月即發情，出生滿二十個月後即有交配能力。每年秋季是交配旺季，雌雄鹿多於清晨、黃昏或夜晚僻靜時交配，由於鹿隻野性尚在，無法以人工方式輔助交配。母鹿受孕後懷胎約八至九個月，年產一胎。母鹿哺乳期需補充高蛋白精料，幼鹿出生後二至三個月可斷奶，此後餵食嫩草。鹿農多依靠經驗和業者間的交流獲取繁殖知識，《豐年》雜誌的「農業信箱」也提供相關資訊。[63]

在養鹿知識範疇內，鹿茸生長與採茸技術格外重要，攸關鹿農收益。雄鹿出生後第二年開始長茸，初生之茸短小，飼主不採茸，使其自然硬化為鹿角脫落，第三年長茸時才予以採茸。臺灣所飼鹿種主要為梅花鹿與水鹿，兩者長茸時間略有不同。梅花鹿每年四、五月開始長茸，七至九月是採茸期；水鹿於農曆春節前後長茸，三至六月是採茸期。從鹿茸生長至採收約七十至九十天。[64]鹿茸生長速度受到鹿種、年齡、體型和氣候影響，每年最佳採茸日不盡相同。當鹿茸頂端呈圓形，色澤黑裡透紅即接近採茸時間。[65]鹿茸重量與鹿隻體型呈正比，出生後第十四、十五年是產茸量高峰，往後持續下降。[66]

採茸多於清晨五、六點進行，此時鹿隻活動量少，採茸過程出血較少，且絕對避開陽氣最旺的正午時分。[67]鹿農多不施打麻醉劑，避免藥劑進入茸內，間接為消費者吸收。雖然有些鹿農會施打少量鎮靜劑，不過對人體影響有限。[68]隨著時代變遷，採茸技術亦改良。一九五〇、六〇年代採茸過程粗糙，多由幾位壯漢將鹿綑住鋸茸，費時費力且容易傷鹿。一九七〇年代出現新方法，利用鹿舍一角設計「鋸茸室」，將鹿趕入固定後鋸茸。[69]採茸技術雖稍有進步，但過程依舊血腥，一九七九年臺北市建設局長前往內湖區鹿場參觀，認為「仍然太原始了，應該研究用機器改善收成」。[70]爾後出現「採茸專用升降機」（圖2-2），成為目前鹿農普遍使用的設備。割茸後的止血作業相當重要，早期用「止血藥調木炭細末」、「茶子油調草木灰」止

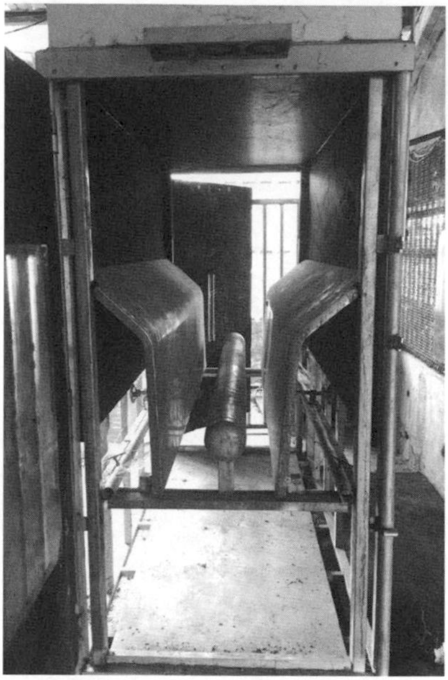

圖 2-2 「採茸專用升降機」。

資料來源：筆者拍攝，拍攝時間為 2017 年 5 月 11 日，高雄種畜繁殖場。

血，亦可用氯化鐵、濃碘酒或熱鐵片止血，再以消毒棉花包紮。晚近業者施打止痛消毒針，數日後傷口可修復。[71]由於採茸多不施打麻醉劑，一九八〇年代以後隨著國內動物保護意識的興起，鮮血淋漓的場面引起許多撻伐。[72]爾後許多鹿農在採茸前不再登報宣傳，改委請中藥商尋找大戶購買。[73]

（三）飼鹿法制化——一九八〇－一九九〇年代

戰後臺灣野鹿已不復見，且野鹿帶有較多細菌，易危害鹿舍衛生，因此鹿農多透過飼鹿社群買賣鹿隻。由於臺灣飼鹿社群小，易產生近親繁殖而影響鹿種品質與繁殖率，因此，一九七〇年代開始有業者引進國外鹿種。一九七四年，臺中「興農農場」自紐西蘭進口鹿性溫馴的英國紅鹿（Red deer），然而，當時紐、澳與臺灣交通不便且檢疫期間長達半月，紅鹿在運送過程中死傷甚多。一九八〇年代初期，隨著養鹿知識與交通運輸進步，臺灣的紅鹿飼育漸入佳境。[74]此外，一九七〇年代亦有業者引進北美麋鹿（Moose）與黇鹿（Fallow deer），體型壯大且產茸量高，然北美型鹿種不適應臺灣溫暖天氣與相對窄小的圈飼方式，且黇鹿與麋鹿的鹿角呈「掌狀」，採茸後的長方形切片不受國人喜愛，銷售成績不甚理想。[75]

一九八〇年代是臺灣鹿業轉折點，隨著養鹿戶數不斷增加，鹿業蓬勃發展，鹿農之間交流頻繁，一九八一年出現第一個全國性鹿業組織，即「臺灣省養鹿協會」。爾後，全臺各地陸續出現地方性鹿業團體。一九八六年進一步成立「臺灣省鹿產品運銷合作社」，初期入會方式採「鹿茸入股」，爾後改為每股百元，需至少認領一百股。[76]鹿業團體以及鹿產品運銷合作社的成立，說明臺灣鹿業已趨成熟。除了民間鹿業組織，政府也建立更完整的中央農政體系，一九八四年農業發展委員會與經濟部農業局合併改組為「行政院農業委員會」（農委會），成為協助與督導臺灣鹿業發展的重要機構。農委會的成立反映中央對於農政事務的重視以及臺灣資源保育的實踐。根據曾華璧的研究，臺灣的資源保育是一種「由上而下」的官導政策模式，透過學習先進國家經驗，將資源保育視為臺灣實行現代化的目標。[77]白安頤（Aniruddh D. Patel）與林曜松主張，臺灣的保育運動雖於一九七〇年代萌芽，但其實踐要等到一九八〇年代墾丁（一九八四）、玉山（一九八五）、陽明山（一九八五）與太魯閣（一九八六）國家公園成立後才較為明確。[78]隨著保育意識的提升，一九八九年六月立法院通過《野生動物保育法》，將野生動物區分為「一般類」和「保育類」，民眾須先申請狩獵許可證才能獵捕「一般類」野生動物；「保育類」野生動物則不得狩獵與販賣。一九八九年八月四日，農委會進一步公告「珍貴稀有」保育類野生動物名單，「臺灣水鹿」亦名列其中，飼主須在該年十一月底前向直轄市建設局或縣市政府農業局辦理登記。[79]爾後民眾不得獵捕水鹿，若已有飼養之情形則須依規定辦理登記。一九八六年是臺灣養鹿業高峰，全臺共有飼鹿四萬八千九百七十頭，鹿農四千戶，梅花鹿和水鹿比例相當，皆為兩萬餘頭，尚包括近千頭紅鹿與百餘頭麋鹿。[80]然而，鹿業盛況在一九八七年發生劇變，該年鹿隻感染結核病的事件經媒體渲染後造成鹿茸價格慘跌，鹿群遭棄養和撲殺，至一九九〇年代僅剩兩萬餘頭。[81]鹿結核病是鹿隻最嚴重的疾病之一，不僅在牛、羊、鹿等動物之間感染，更是人畜共通傳染病，因此引發民眾恐慌，強烈衝擊鹿農生計。[82]結核病爆發當時，飼鹿尚不屬於《家畜傳染病防治條例》（一九六七年公布）之管理範疇，受災戶無法獲得政府的援助和補償，檢討聲浪四起。考量飼鹿數眾多與公共衛生管理，農委會主委余玉賢在一九八九年五月一日公告，指定「鹿」為《家畜傳染病防治條例》第四條所稱之「家畜」，同年七月一日起施行。[83]農委會更在同年八月十九日決議，為便於家畜防疫及行政管理，暫定四種鹿為家畜，分別為：臺灣水鹿、梅花鹿、紅鹿與黇鹿。[84]到了一九九〇年代，為更有效管理輔導畜牧事業，一九九八年六月公布《畜牧法》，第三條定義「家畜」，「鹿」亦認列其中。鹿農需依規範進行畜牧場登記與管理，鹿業逐漸趨向法制化。[85]綜觀戰後至一九八〇年代，官方對於民間飼鹿的管理可用「多頭馬車」形容，缺乏整合性的政策規劃，各部會間缺乏合作協調，導致關於「鹿」的法律規範模糊不清。一九八〇年代晚期逐漸出現相關規範，一九九〇年代更隨著《畜牧法》（一九九八）和《畜牧法施行細則》（一九九九）的制定，養鹿事業邁向法制化，有助於提升飼鹿健康管理與鹿茸品質，對於鹿農和消費者來說皆更有保障。[86]

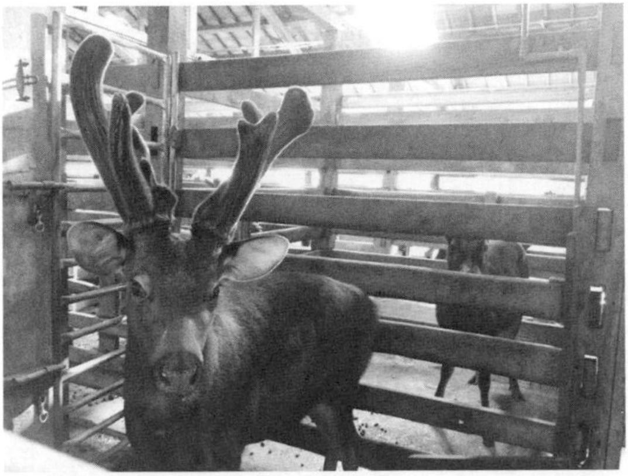

圖 2-3 「養殖場中的臺灣水鹿」。

資料來源：筆者拍攝，拍攝時間為 2017 年 4 月 2 日，南投國姓鄉「盧明毅養鹿場」。

戰後臺灣梅花鹿與水鹿的飼養比例方面，由於日治時期梅花鹿養殖技術與規模已具基礎（綠島和小琉球），因此戰後初期以梅花鹿數目較多；一九八〇年代兩者比例相當，但在肺結核事件後養鹿戶大幅減少，鹿業經歷一段重整過程；一九九〇年代以後的養鹿業者多選擇「水鹿」養殖（圖 2-3），其原因為水鹿體型較大且鹿茸產量多，性情相對溫馴，水鹿茸售價亦較花鹿茸高。[87]基於上述優勢，水鹿獲得鹿農青睞，飼養數量增加，如今已占飼鹿的八成以上。[88]另外，若依飼鹿地區來看，一九九九年《農業統計年報》顯示，臺灣飼鹿共兩萬一千兩百頭，生產鹿茸兩萬三千四百四十一公斤，其中臺南縣位居第一，飼鹿四千六百八十九頭，生產鹿茸四千兩百一十六公斤；其次是南投縣，飼鹿四千兩百零二頭，生產鹿茸四千三百零二公斤；高雄縣位居第三，飼鹿頭數兩千六百五十九頭，生產鹿茸兩千六百四十八公斤。[89]上述資料顯示臺南為養鹿產業重鎮，也是「臺灣省養鹿協會」與「鹿產銷合作社」的所在地。不過，若以單一鄉鎮來看，南投縣國姓鄉南港村的養鹿密度居全國之冠。[90]究其原因：第一，日治時期林家即在此養鹿，延續至今。林家樂於與鄰近鹿農交流，形成競爭又合作的群聚效應。[91]第二，國姓鄉環境清幽靜僻，被視為臺灣水鹿原生地，日治時期當地居民已發展水鹿貿易，將水鹿肉賣到埔里，且將鹿茸、鹿皮和鹿鞭送到北山由日人收購。[92]第三，政府為發展偏遠地區經濟，設置「補助獎勵養鹿條款」，有助於國姓鄉的水鹿養殖事業。如今國姓鄉已成為全臺養鹿密度最高之鄉鎮。[93]

最後一項值得注意的是，在水鹿養殖發展中，「高雄種畜繁殖場」研發的人工生殖技術扮演重要推手。[94]該繁殖場成立於日治時期，一九八〇年代臺灣省主席李登輝考量鹿業前景，指定「高雄種畜繁殖場」培育高產茸量優良公鹿。[95]爾後繁殖場致力於水鹿人工受精研究。[96]在二〇〇七至二〇〇九年期間，陸續將水鹿繁殖技術移轉給民間業者，部分鹿農對鹿種培育頗感興趣，例如來自苗栗中醫世家的林燦陽，在一九八〇年代赴紐西蘭經營鹿場，將鹿茸片進口至臺灣，也曾在中國南疆庫爾勒經營鹿場，二〇〇六年起在苗栗經營鹿場，即積極極投入臺灣鹿種研究。[97]

四、戰後臺灣的鹿茸消費

（一）乾茸與「鹿茸酒」

一九五〇年代臺灣官方禁止鹿茸進口，然而民間對於鹿茸有一定需求。一九五六年中華民國中醫藥學會在理事長賴少魂帶領下，擬請行政院解除部分中藥禁令，包括高麗蔘、鹿茸、燕窩、肉桂、西洋蔘與牛羊草結等。[98]爾後，一九五九年十月開放部分中藥從日本、韓國、南洋、西洋與香港進口，但需附上當地政府之原產地證明，亦有來自東南亞的鹿茸、茸片和鹿角。[99]一九六〇年代以後，由於臺灣養鹿業尚在起步階段，本土鹿茸供應有限，消費市場之鹿茸多來自紐澳地區再經香港加工，亦有部分來自美國阿拉斯加。[100]中藥行是民眾購買乾茸的重要管道，消費者多用茸片燉湯或是自行泡酒。許多進口乾茸來自中國東北，經香港進入臺灣市場。一九六六年一月《聯合報》一則報導提到，民眾若手腳冰冷，血液循環不佳，可至中藥店購買上等茸片，煲煮「鹿茸燉雞汁」進補。[101]除了進口乾茸，中藥房也販賣「鹿茸丸」與「參茸丸」等成品。

戰後初期的鹿茸商品除了進口乾鹿茸和「鹿茸丸」之外，坊間也出現「鹿茸酒」，以「成藥」之名行「賣酒」之實。日治時期酒類即屬政府專賣，戰後由「臺灣省菸酒公賣局」（以下簡稱公賣局）獨占，民間不得私釀販售。[102]然而，藥酒需求在民間相當普遍，遂有店家私釀銷售。一九五三年公賣局協同衛生處和財政廳召開會議，商討如何管制民間藥酒，避免公賣局收益受損。當時市面上至少有二十八種含「酒精成分」之成藥，例如基隆梅樹岩堂的「活血扶強酒」、臺北慶餘堂參藥行的「虎骨木瓜精」、臺南養元製藥廠的「參茸補血膏」，以及臺南德安堂藥行的「參茸養血膏」，上述商品均屬領有衛生處許可證之成藥，然實際上皆屬藥酒。[103]藥酒補身傳統在漢人社會存在已久，戰後臺灣「鹿茸酒」消費亦屬傳統藥酒文化之延伸。古代以酒作藥，例如《黃帝內經》：「上古聖人做湯液醪醴……中古之世，道德稍衰，邪氣時至，服之萬全。」[104]漢代《五十二病方》記載酒方治療野獸咬傷。[105]王莽（西元前四十五－西元二十三年，九－二十三在位）亦在詔書曰：「夫鹽，食肴之將；酒，百藥之長。」[106]元代《飲膳正要》彙整酒之功效，強調「酒味苦甘辣，大熱有毒，主行藥勢，殺百邪，通血脈，厚腸胃，潤皮膚，消憂愁，多飲，損壽傷神，易人本性，酒有數般，唯醞釀以隨其性」。[107]在藥酒範疇內，「動物性藥酒」占重要角色，例如「虎骨酒」、「虎鞭酒」、「海狗腎酒」和「蛇酒」。以「虎骨酒」為例，唐代《備急千金要方》記載「虎骨酒」治「骨髓疼痛，風經五臟」，製法「虎骨一具，炭火炙令黃色，槌刮取淨搗研，得數升清酒六升漬五宿，隨性多少稍飲之」。[108]元代《飲膳正要》記載「膃肭臍酒」（海狗腎酒）「治腎虛弱，壯腰膝，大補益人」。[109]明代《本草綱目》的〈附諸酒方〉詳細羅列蛇、龜、虎、羊、鹿等動物藥酒，功效各異，其中「蚺蛇酒」主治「諸風痛痹、殺蟲辟瘴及惡瘡」，「鹿頭酒」主治「虛勞不足、消渴、夜夢鬼物，補益精氣」，「龜肉酒」對於久咳不癒者有效，「鹿茸酒」治「陽事虛痿，小便頻數，面色無光」。[110]華人養生知識與實踐深受傳統中國藥酒文化影響。

戰後臺灣「酒」雖屬專賣事業，然在報業管制相對鬆散的情況下，仍有業者刊登鹿茸藥酒廣告。[111]一九五七年五月《民聲日報》出現「共田製藥廠」的「參茸強壯酒」廣告，宣稱「強腎、補腦、生血復合荷爾蒙劑」，是「夏天補品之王，不熱！不燥！」[112]一九六〇年十一月同報亦出現「亞洲製藥廠」生產的「參茸益命酒」廣告，附載衛生處成藥許可字號。該廣告以生動圖像強調在不同生命歷程中，包括老年人、中年人、事業家與產婦，皆可透過參茸產品達到滋補功效，達到「體強力壯、活力充沛、夫妻恩愛、事業發達、美滿人生」，[113]似乎透過一瓶

「參茸益命酒」的服用，人生所有美好願景皆可達成。

臺灣藥酒市場龐大，相對於民間藥酒以「成藥」之名行「賣酒」之實，公賣局早在一九四九年就由「臺北酒廠」推出日治時期流行的「五加皮酒」。[114]一九五三年推出以太白酒浸泡當歸的「當歸酒」，由於價格低廉且具禦寒功效，甚受漁民歡迎。[115]一九六二年首度推出三款動物藥酒，分別為「虎骨酒」、「烏雞酒」和「參茸酒」。公賣局將虎骨與中藥材浸泡高粱酒內，製成酒精濃度三十度的「虎骨酒」。有趣的是，由於虎骨真假難辨，公賣局要求廠商提供整隻老虎骨骸，並按虎隻原形以鐵絲串連，保留四隻帶毛的虎爪和尾巴以證明為真虎。另外，公賣局將烏骨雞與中藥材浸泡於高粱酒，在陰陽五行中，黑色食物屬陰、主水與補腎，製成以女性為銷售對象的「烏雞酒」。[116]「虎骨酒」和「烏雞酒」皆在一九八〇年代初期停產，前者停產來自於保護野生動物的呼籲，後者停產乃因應當時坊間「參茸酒」的大量需求。[117]

一九六二年公賣局由「嘉義酒廠」推出「參茸酒」，以進口鹿茸、黨蔘等中藥材浸泡高粱酒，酒精濃度二十五度。[118]最初十年「參茸酒」銷路一般，平均年銷一萬四千打，原因可能來自於坊間「鹿茸酒」的競爭。一九七三年公賣局調整配方，將酒精濃度提高至三十度，銷售量突飛猛進，年銷量達三萬一千八百六十一打。一九八一年達二十四萬五千七百五十打，一九八六年更達高峰，成為當時僅次於「紹興酒」的暢銷酒類。[119]當時報紙反映出「參茸酒」熱銷狀況，一九八七年十月《中央日報》刊載「米酒」和「參茸酒」在冬季特別搶手，貨源若短缺易引發民怨。就此，公賣局特別說明該年「參茸酒」尚有庫存六十五萬打，足夠供應民眾三個月消費量，貨源充足。[120]「參茸酒」不僅在國內熱銷且揚名海外，一九八八年獲得第二十七屆國際商品評選會大會「金牌獎」，[121]一九八九年更創下五百五十三萬三千兩百五十打輝煌紀錄。然而，一九九〇年代以後，因公賣局自產高粱酒不足，遂摻用泰國與新加坡生產之高粱酒，味道改變使消費者卻步，再加上民間藥廠推出的「參茸酒」強攻市場，導致公賣局「參茸酒」銷量不若昔日。[122]

一九九〇年代，在民間藥酒廠商與政府相關單位協調之下，民間藥酒廠可依照衛生署核准的八類「藥酒基準方」製造與販售藥酒。[123]民間藥廠推出許多含有鹿茸成分的藥酒，多在「周公百歲藥酒加味」基準方下調製而成，品牌包括百仙製藥公司的「百仙參茸藥酒」、[124]國本製藥公司的「木村參茸藥酒」與「木村鹿茸藥酒」、[125]東發製藥公司的「尚補參茸藥酒」、[126]澤豐製藥公司的「黃澤豐參茸藥酒」、依必朗化學製藥公司的「天島鹿茸藥酒」、仙雞堂藥廠的「茗紹鹿茸藥酒」、日大製藥工業的「飛龍鹿茸藥酒」、漁人製藥公司的「鹿茸藥酒」與「漁人參茸藥酒」、仁生製藥場的「仁生鹿茸藥酒」、吉立製藥公司的「金紅鹿茸藥酒」與「金紅參茸藥酒」以及正長生化學製藥的「參茸藥酒」等十幾家。[127]

值得注意的是，不論是公賣局生產的「參茸酒」，或是上述民間藥酒廠推出的「鹿茸酒」，其原料皆來自國外進口乾茸，而非臺灣養鹿人家生產的新鮮鹿茸，亦即生茸。長期以來臺灣鹿農皆採自產自銷方式販售「生茸酒」，產銷管道較不穩定，鹿農對於公賣局偏好洋茸捨棄本土生茸的採購政策早有不滿。一九八七年「鹿結核病事件」嚴重打擊養鹿事業，鹿農生計陷入困難，要求公賣局採購本土生茸之聲浪四起，爾後公賣局亦呼應鹿農請求，推出使用本土生茸製作的「鹿茸酒」，詳細情況於下節討論。

（二）「生茸酒」與養鹿人家

戰後臺灣鹿茸消費市場中，進口鹿茸一直占有相當比例，中藥房販賣的鹿茸片和鹿茸丸、公賣局的「參茸酒」以及民間製藥廠的鹿茸藥酒大多使用國外乾茸作為原料。相對於此，臺灣養鹿人家販售的是以新鮮鹿茸浸泡而成的「生茸酒」。生茸取得不易，需歷經養鹿過程，耗費人力與時間並承擔鹿患病和死亡風險，因此，「生茸酒」在所有鹿茸產品中價格最高。

「生茸酒」的貴重價值在於現採鹿茸「新鮮」，養鹿業者與生茸愛好者多認為現採鹿茸有「氣」，療效最佳。[128]此說法與明代《本草綱目》在「發明」範疇下之記載不謀而合，李時珍引東晉《抱朴子》曰：「獵人得之，以索繫住取茸，然後斃鹿，鹿之血未散也。」[129]就常理而言，先㽱鹿再取茸相對容易，然而上文強調先取茸再㽱鹿，顯示從活鹿身上取得的鮮茸「氣血未散」較佳。臺灣鹿茸取自活鹿，異於美加紐澳等國先㽱鹿再取茸。美加等地無鹿茸食補習慣，鹿肉是消費主力，鹿茸則銷往臺灣、韓國、中國、香港等地區。臺灣鹿業屬家庭式小規模圈飼，飼養成本比紐澳等國高出許多，其成本亦反映在生茸價格上。然而，即便國產鹿茸價格較貴，仍吸引眾多愛好者採購，他們認為現採生茸「眼見為憑」，可親眼見到採茸之鹿並充分掌握採茸時機，再加上進口鹿茸「氣血」不如生茸活絡，且冷凍空運與烘乾過程易使鹿茸精成分流失。[130]

養鹿人家多遵循古法製作「生茸酒」，《本草綱目》記載：「用嫩鹿茸一兩，去毛切片，山藥末一兩，絹袋裏置酒壇中，七日開瓶，日飲三盞。」[131]鹿農去除新鮮鹿茸絨毛（以火微烤，使絨毛萎縮之後再以湯匙刮除），後將鹿茸切片泡酒（多使用公賣局米酒），再依照客人喜好，添加山藥、枸杞等中藥配方，靜置於酒罈。值得注意的是，烈酒不適合浸泡生茸，當酒精濃度過高時，鹿茸易萎縮導致「鹿茸精」無法釋出，療效較差。[132]「生茸酒」價格取決於鹿種與鹿茸部位，就鹿種來說，水鹿茸價格較花鹿茸高。[133]就鹿茸部位而言，由上而下分成四級，上品為鹿茸頂端四分之一處，稱為「柹茸」或「蠟片」，堪稱「陽中之陽」；其次為鹿茸中上段，稱為「粉茸」或「粉片」；第三級位於「粉茸」之下，稱為「血茸」或「血片」，屬中等價位；較差等級是「粗茸」，最接近鹿茸底端，鈣化程度高。[134]

鹿農多採自產自銷模式，透過口耳相傳與採茸前登報廣告推銷產品，例如一九七七年五月，臺北外雙溪「狗標鹿谷牧場」刊登採茸廣告，歡迎各界選購。[135]又，鄰里街坊於採茸季節相邀，承包遊覽車至鹿園參觀選購也頗為流行，一九八〇年四月《中央日報》報導：「四月三日是南港村林、盧兩家鋸鹿茸的主要時節，一大早，兩部來自宜蘭縣的遊覽車，滿載著買鹿茸的客人，前往南港村。來自全省其餘縣市的藥商及愛茸者，亦於二日晚間住進南港村。」[136]相對於公賣局的「參茸酒」，強調「親自挑選，現場採割」的「生茸酒」獲得不少注重養生者青睞。[137]

戰後臺灣鹿農自產自銷模式使其商品銷路有限，多年來與公賣局協商未果。一九八七年，因鹿結核病的爆發，代表鹿農權益的「臺灣省鹿產銷合作社」與公賣局協商，[138]希望比照「葡萄契作」方式與鹿農訂立收購契約。[139]當時輿論也認為公賣局應協助鹿農，例如《中央日報》提到「公賣局每年却花二千八百萬自澳洲進口乾鹿茸，實在是捨近求遠。」[140]《經濟日報》曰：「鹿茸豈真國外好？養鹿人家委屈多！盼公賣局採購勿太崇洋。」[141]《聯合晚報》也說公賣局「堵死國產品的銷路」。[142]對此，公賣局表示，國產鮮茸昂貴且保存不易，若鹿農能提升保存技術並降低價錢，公賣局將考慮採購。[143]在鹿業團體積極遊說下，雙方終於達成共識。

一九八八年十月公賣局採購國產生茸製酒試賣，市場反應極佳。一九九二年二月十日「隆田酒廠」以國產「米酒頭」為原料酒再加上「國產生茸」製成「鹿茸酒」，[144]兩萬三千餘打銷售一空，大獲好評。[145]此後公賣局與鹿農持續合作，提供鹿農一個穩定的銷售管道，對日後鹿業發展助益甚多。[146]

（三）鹿茸商品廣告

一九六〇年代鹿茸產品多透過報紙宣傳，以《正氣中華日報》為例，[147]一九六一年刊載曾任中醫藥學會理事長賴少魂推出的「參桂鹿茸丸」廣告，強調「補腎、補氣、添精、益髓」，結合人參、鹿茸與肉桂等藥材，採漢藥「君臣佐使」的傳統配製，適合不同年齡消費階層，從青年到老年、從虛弱男性到更年婦女皆可服用。[148]一九六二年同報刊載老字號「慶餘堂參藥行」生產的「參桂鹿茸丸」廣告，[149]宣稱可治療「腎虧而引起之一切病症」，為「男性滋補強壯劑」，主治「腎脾虧虛、腰痠背痛、操勞過度、精神疲倦、性慾減退、遺精滑精、陽痿早洩、未老先衰」。[150]上述兩則廣告皆出現在以軍人為讀者的報紙，當時政治氣氛嚴肅、軍隊操演嚴厲，軍人可能服用鹿茸丸解決「操勞過度、精神疲倦」的問題。另一方面，軍中以青壯年男子為主體，「性需求」普遍存在，鹿茸丸強調「補腎助陽」甚受軍中弟兄歡迎。除了以軍人為銷售對象外，一般報紙例如《民聲日報》也刊載多則鹿茸商品廣告。除了「賴氏」與「慶餘堂」的「參桂鹿茸丸」，來自屏東的「黃萬壽製藥廠」也在《民聲日報》刊登「人參鹿茸丸」廣告，號稱「清宮祕方最新配製，最佳補品大王之王！」，是男女老幼咸宜的「強精補腦強腎補血劑」。[151]

一九六〇年代坊間也出現含有鹿茸成分的綜合性補丸，例如《民聲日報》刊登臺北「吳海峯中醫診所」的「維雄百補丸」，強調根治早洩，為「男性專用固精強壯劑，及時進補最佳良藥」，其成分包含鹿茸、海狗腎、熟地、黃耆、紫河車、肉蓯蓉、枸杞和白朮等。為增加商品說服力，吳海峯宣稱匯集古方「斑龍丸」、「鹿茸散」與「海狗丹」等精髓，強調鹿茸「補精隨、堅陽道、止漏精、益虛損」。同時，廣告訴諸中藥材的營養成分，稱鹿茸含有「炭酸銨、膠質、輭骨質、蛋白質及鹿茸精多種荷爾蒙，為性腺強壯劑。」[152]這是當時較早出現以現代營養學分析鹿茸成分的廣告手法。此外，一九六五年《聯合報》刊載「妙安堂」中藥行推出的「救腎」藥丸，藥材包括：鹿茸、海狗腎、人參和龍骨等，較特殊的是提及海狗「性淫，一牡常交數牝」，因此「海狗腎」有助性能力。[153]上述說法與李時珍強調「鹿性淫」、「一牡常交數牝」有異曲同工之妙。報導亦說明鹿茸乃「雄鹿之初生嫩角，內含血液而柔軟，未成骨時名鹿茸（血茸），分岐如鞍，紅如瑪瑙，破之如朽木者，含多量骨髓成分，為精力劑之上品。」[154]

不過，上述廣告似有浮誇之嫌，療效虛實難測，甚有販售偽藥案例。臺北涂全福中醫師長期在《民聲日報》和《中央日報》刊登「參茸補腎丸」與「參茸補腎酒」等藥品廣告，遭人檢舉。[155]坊間亦不乏假鹿茸詐騙案，[156]亦有不肖人士僱用原住民在嘉義鬧區販賣鹿陽莖與鹿茸製成的補腎丸欺騙民眾。[157]尤有甚者，一九八二年《聯合報》報導：偽藥中最常出現的就是摻有人參與鹿茸成分的補丸，背後反映了消費市場對人參與鹿茸的大量需求。[158]

一九九〇年代鹿茸藥酒在市場競爭上群雄並起，其廣告行銷多透過電視媒體，除了繼續強調「補腎、固精」功效，消費對象亦從早期「男女皆可、老少咸宜」轉變為以「男性」為主要客群，且勞工階級占有一定比率，廣告多採「性隱喻」方式，暗示服用商品後大增男性雄風，婚姻幸福美滿。鹿茸商品的消費對象從早期的「男女老少」，轉變為後期的「男性」為主，主要原因可能源於「劑型」的變化。早期鹿茸商品多為「丸劑」，一九九〇年代以後鹿茸商品主力變成「鹿茸酒」，婦幼不適合飲酒，廣告訴求與銷售對象因之出現變化。

五、結語

臺灣原本多鹿，荷蘭時代以取鹿皮為主。然而，鹿茸「壯陽補氣」的藥補觀念，使「鹿茸」的取得與販售成為養鹿的主要動機。為了取得鹿茸，清晚期至日治時期火燒嶼和琉球嶼開始飼養梅花鹿，將鹿隻產品，包括：鹿茸、鹿鞭、鹿脯銷往中國與臺灣島內。另一方面，臺灣中部也開始養殖水鹿。從當時資料顯示，日治時期民間已有鹿茸消費。

戰後鹿茸藥補文化依然，養鹿出售鹿茸成為農家副業之一。早期臺灣土地取得相對容易，鹿農多在環境清幽處養殖鹿隻，鹿舍零星存在各地。一九七〇年代臺籍政治菁英提倡鄉村養鹿，此時養殖技術成熟，飼鹿數量成長，至一九八〇年代達到高峰。一九八七年爆發鹿結核病是臺灣鹿業發展的分水嶺，官方與鹿農藉此重新調整腳步。官方改變畜產政策，將鹿隻地位從「野生動物」轉變成「家畜」，納入家畜疾病防治範疇，有助於人畜公共衛生的改善。民間養鹿業也出現兩項重要變化：第一，考量水鹿產茸量與售價優於梅花鹿，水鹿成為臺灣飼鹿主流。第二，經過鹿農與公賣局協商，公賣局同意採購臺灣生茸製成「鹿茸酒」，有助於國產生茸產銷管道流暢與穩定。

總結來說，臺灣歷史上的鹿茸消費顯示「國家力」對於商品的經濟屬性有相當程度的影響。日治時期鹿茸價格昂貴，屬於富貴人家才消費得起的高級補品，日本雖然也有漢藥傳統，但是殖民政府並未積極介入臺灣的養鹿事業與鹿茸消費。戰後一九六〇年代，臺灣省政府以國家力量介入鹿茸商品的製造與消費，菸酒公賣局以壟斷方式進口外國鹿茸，大量生產價格較低廉的「鹿茸酒」，過去無力消費鹿茸的民眾也能購買，鹿茸消費較日治時期普及許多。此外，戰後初期鹿茸商品多以「丸劑」形式出現，商品訴求的對象除了男性以外，也包含產婦補血、青壯年補精與老人補氣，皆符合傳統文獻中的鹿茸療效。然而，一九九〇年代隨著對於民間藥酒廠的逐漸鬆綁，各式「鹿茸酒」大量出現，以「酒劑」為主的商品形式影響廣告策略與銷售對象，廣告多強調商品的「陽剛特質」（masculinity），並以「男性」與「勞工階層」為訴求對象。換言之，臺灣歷史上的鹿茸消費反映了「國家」的介入改變了鹿茸商品的經濟屬性。

〔本章原稿發表於《新史學》二十九卷一期（二〇一八年三月），頁五九—一〇六。〕

註釋

1 方玉潤著，李先耕點校，《詩經原始》上冊（北京：中華書局，一九八六），頁三二八—三二九。

2 佛教寓言《九色鹿經》描述一頭九色鹿拯救了快溺斃的人類，卻遭人類恩將仇報的故事。見陳元龍，〈獸類〉，《格致鏡原》卷八十三（上海：上海古籍出版社，一九九二），頁一九a。

3 「白鹿，王者明惠及下則至。」見沈約，《宋書》卷二十八，〈符瑞中〉（上海：中華書局，一九七四），頁一五a。

4 Hoyt Long, "Grateful Animals or Spiritual Being? Buddhist Gratitude Tales and Changing Conceptions of Deer in Early Japan," *In JAPANimals: History and Culture in Japan's Animal Life*, edited by Gregory M. Pflugfelder, and Brett L. Walker, Ann Arbor: Center for Japanese Studies, The University of Michigan, 2005, 21-60.

5 中村孝志，〈十七世紀臺灣鹿皮之出產及對日貿易〉，收入臺灣銀行經濟研究室編，《臺灣經濟史八集》（臺北：臺灣銀行，一九五九），頁二四－二五；曹永和，《近世臺灣鹿皮貿易考——青年曹永和的學術啟航》（臺北：遠流，二〇一一）；鄭維中，〈荷蘭東印度公司（VOC）經營臺灣鹿皮出口貿易的緣起（一六二四－一六四二）〉，《臺灣史研究》二十四卷第三期（二〇一七年九月），頁一－四八。

6 周鳴鴻，〈鹿在臺灣〉，收入臺灣銀行經濟研究室編，《臺灣經濟史九集》（臺北：臺灣銀行經濟研究室，一九六三），頁一〇四－一一六。

7 楊致遠，〈環境與歷史——清代臺灣野生鹿消失的原因分析〉，《高雄師大學報》二十八期（二〇一〇），頁七九－九二；陳盈豪、施宗雄，〈鹿與臺灣地名緣由之探討〉，《東海學報》三十三期（二〇一〇），頁一〇四七－一〇五六；楊永智，〈臺灣傳統漢詩中有關「鹿」的意象析論〉，《東海大學文學院學報》四十六期（二〇〇五），頁一二一－一五二。

8 程發和編著，《鹿與養鹿》（初版）（嘉義：國立嘉義農專農經科，一九七五）；韓坤、梁鳳錫、王樹志編著，《中國養鹿學》（長春：吉林科學技術出版社，一九九三）；馬春祥、楊錫坤編著，《養鹿學》（臺北：國立編譯館，一九九六）。

9 王本祥主編，《鹿茸的研究》（長春：吉林科學技術出版社，一九九四）；李春義、趙世臻、王文英編著，《鹿茸》（北京：中國農業科技出版社，一九八八）；吳雨新、林仁壽，〈鹿茸之藥理作用〉，《中華傳統獸醫學會會刊》三卷二期（一九九九），頁三二－四五；楊錫坤，〈鹿茸——極有價值的中藥材〉，《鄉間小路》二十八卷六期（二〇〇二），頁四四－四八；許喬木、那琦、游春淑，〈臺灣省鹿類藥材之藥用動物學調查研究〉，《中國醫學研究叢刊》九（一九八〇），頁一二八－一四九；許喬木、那琦、游春淑，〈臺灣省鹿類藥材之藥用動物學調查研究（續）〉，《中國醫學研究叢刊》十期（一九八〇），頁六二－一〇一。

10 馬王堆漢墓帛書整理小組編，《馬王堆帛書．五十二病方》（北京：文物出版社，一九七九），頁五一－五二。

11 有關「鹿茸」療效之記載散見於《神農本草經》、《名醫別錄》、《藥性論》等本草經籍，然而宋代以前的本草經籍今皆輯佚，《證類本草》為其底本，因此引其文即可。唐慎微撰，尚志鈞等校點，《證類本草——重修政和經史證類備用本草》（北京：華夏出版社，一九九三），頁四四七。

12 李時珍，《本草綱目》卷二十五（臺北：國立中國醫藥研究所，一九七六），頁一五五七－一五五八。

13 李時珍，《本草綱目》卷二十五，頁一五五八。

14 李時珍，《本草綱目》卷二十五，頁一五五八。

15 唐慎微撰，尚志鈞等校點，《證類本草》，頁四四八。

16 峯下鐵雄活躍於一九三〇、一九四〇年代，一九六〇年代曾擔任京都大學病理學兼任講師。他選擇唐代三本代表醫書《備急千金要方》、《千金翼方》與《外臺秘要方》，宋代三本代表醫書《三因極一病症方論》、《本事方》和《太平惠民和劑局方》進行鹿茸研究之考證。參見峯下鐵雄，〈漢藥鹿茸ノ研究〉，《日本藥物学雜誌》二十三期（一九三七），頁二二二－二三二；峯下鐵雄，《鹿茸之研究》，收入陳存仁編校，

《皇漢醫學叢書》十四（上海：上海中醫學出版社，一九九三），頁六－一一；京都大學結核研究所編，《京都大學結核研究所年報》第十六號（一九六五），頁二。

17 《澹寮方》記載：古時西蜀有位道人販賣斑龍丸，又稱為茸珠丹，道人酒醉高唱：「尾閭不禁滄海竭，九轉靈丹都慢說，惟有斑龍頂上珠，能補玉堂陽關穴。」李時珍評註：「蓋用鹿茸鹿角膠鹿角霜也。」李時珍，《本草綱目》卷二十五，頁一五五八。

18 李時珍，《本草綱目》卷二十五，頁一五五九。

19 李時珍，《本草綱目》卷二十五，頁一五五八。

20 中村孝志，〈十七世紀臺灣鹿皮之出產及對日貿易〉，頁二四－二五。

21 黃叔璥，《臺海使槎錄》卷二（南投：臺灣省文獻委員會，一九九六），頁三五b。

22 謝金鑾，《續修臺灣縣志》上冊，卷一（南投：臺灣省文獻委員會，一九九三），頁五六；楊致遠，〈環境與歷史——清代臺灣野生鹿消失的原因分析〉，頁七九－九二。

23 就目前資料顯示，清代火燒嶼本無梅花鹿，清末開始有梅花鹿飼育。至於梅花鹿來源，其一說法是火燒嶼居民從臺東直隸州將捕獲的野生梅花鹿帶回飼養；另一說法是琉球嶼居民移居火燒嶼時，將梅花鹿帶過去。黃玉峰，〈一年之計在於春 致富在於勤 如何選擇適當的副業〉，《聯合報》，一九六六年一月二十九日，第六版；斐家騏、梁又仁，〈臺灣梅花鹿的前世今生〉，《臺灣博物季刊》三十四卷一期（二〇一五），頁四六。

24 陳志忠，《清代臺灣中醫的發展》（臺中：東海大學歷史學系碩士論文，一九九八），頁一〇八－一〇九；張加昇、蘇奕彰，〈日治時期前臺灣醫療發展之探討〉，《中醫藥雜誌》二十五卷特刊第一期（二〇一四年十二月），頁三〇九－三二〇。張加昇等著，〈日治時期前臺灣醫療發展之探討〉，頁三〇九－三二〇。

25 陳文達，《臺灣縣志》卷一（臺北：臺灣銀行經濟研究室，一九六一（一七二〇）），頁一八。

26 王必昌，《重修臺灣縣志》卷十二（臺北：臺灣銀行經濟研究室，一九六二），頁四二〇。

27 王瑛曾，《重修鳳山縣志》卷十二（臺北：臺灣銀行經濟研究室，一九六二），頁三一二。

28 陳淑均，《噶瑪蘭廳志》卷六（臺北：臺灣銀行經濟研究室，一九六三），頁二九二。

29 陳文緯主修，屠繼善纂修，林熊祥、廖漢臣標點校對，《恆春縣志》卷九（臺北：臺灣省文獻委員會，一九五一），頁一三。

30 〈臺灣の畜產統計表——VI鹿〉，頁二〇－二一。

31 〈琉球庄で梅花鹿を移出：今後其生產を圖る〉，《臺灣日日新報》，一九三三年六月十七日，第三版；〈黑潮をどる琉球嶼を巡りて〉，《臺灣日日新報》，一九三四年六月十五日，第三版。

32 日本總督府注意到臺灣梅花鹿產品銷往中國時，受到當地仲介人操弄導致價格相對低廉，一九三五年命令臺東廳火燒島區書記李再喜前往上海勘查，與居於上海的「本島人」（臺灣人）鍾壬壽（一九〇二－一九七九）商議，決議將臺灣梅花鹿之交易全數委由鍾氏進行。石射豬太郎（一八八七－一九五四），〈臺灣火燒島特產花鹿輸出二関スル件〉，一九三五年八月十六日，《外務省檔案》，檔號E-4-3-2-8-003。不著撰人，〈火燒島產花鹿の支那輸出〉，《臺灣之畜產》三卷九期（一九三五），頁三〇。

33 〈總督府より水鹿雌雄二頭獻上〉，《臺灣日日新報》，一九二三年三月二十六日，第五版；曾齡儀，〈林成璋訪問紀錄〉，訪談時間：二〇一七年五月五日，於南投縣國姓鄉長隆畜牧場。

34 以一九三六年的統計數字為例，鹿隻總數九百零七頭中，臺東廳五百一十八頭，臺中州一百八十六頭，高雄州一百零一頭，臺南州五十九頭，新竹州三十頭，花蓮港、澎湖與臺北州皆只有個位數字。不著撰人，〈臺灣の畜産統計表——VI鹿〉，《臺灣之畜產》五卷十二期（一九三七），頁一二。

35 《醫心方》是日本平安時代的醫書，九八四年刊行，是日本最古的醫書，由丹波康賴編纂，引用中國醫書中記載的疾病成因與治療方法，全三十卷。丹波康賴著，趙明山等注，《醫心方》上冊（瀋陽：遼寧科學技術出版社，一九九六），頁一二二八。

36 丹波康賴著，趙明山等注，《醫心方》，上冊，頁一九。

37 丹波康賴著，趙明山等注，《醫心方》，上冊，頁二九七、八五九。

38 丹岳野必大千里，《本朝食鑑》卷十一（平野氏傳左衛門、平野屋勝左衛門，一六九七），頁一四a－一五a。

39 堀川安市來自長崎縣，曾任臺北第二師範學校教育、臺北師範學校生徒監等。除了本職教育工作之外，亦有多部與臺灣動物相關之著作，例如《臺灣鳥類總目錄》、《臺灣哺乳動物圖說》等。詳見新高新報社編，《臺灣紳士名鑑》（臺北：新高新報社，一九三七），頁三八。

40 堀川安市，〈臺灣の山の獸〉，《臺灣山岳》第七號（一九三三），頁二八。

41 〈便茸高貴〉，《臺灣日日新報》，一九〇〇年一月十七日，第四版。

42 〈鹿角稍廉〉，《臺灣日日新報》，一九〇〇年一月二十六日，第三版。

43 〈雜事補品當時〉，《臺灣日日新報》，一九〇一年一月一日，第十三版；〈雜事——本茸稀少〉，《臺灣日日新報》，一九〇一年一月一日，第十三版。

44 洪棄生，《瀛海偕亡記》（臺北：臺灣銀行經濟研究室，一九五九），頁六八－六九。

45 林資彬（一八九八－一九四七），霧峰林輯堂之子，曾任霧峰宏業株式會社董事與社長，大東信託監事，《臺灣民報》、《興南新聞》董事，家境富裕，喜好騎馬狩獵。曾在國姓鄉購得一百多甲土地，招募苗栗客家人前往開墾成良田。張子文、郭啟傳、林偉洲，《臺灣歷史人物小傳——明清暨日據時期》（臺北：國家圖書館，二〇〇三），頁二六六－二六七。

46 〈灌園先生日記〉，一九三二年四月七日，中央研究院臺灣史研究所臺灣日記知識庫，http://taco.ith.sinica.edu.tw/tdk/灌園先生日記/1932-04-27，擷取日期：二〇一七年七月二十七日。

47 〈斗六廳下番社〉，《臺灣日日新報》，一九〇四年九月二十二日，第三版；〈公田蓄產品 歸郡直營〉，《漢文臺灣日日新報》，一九二七年五月十九日，第四版；〈用老鹿角詐稱鹿茸 向無智婦人間接行騙 詐漢曾賣假鹿鞭執行猶豫〉，《漢文臺灣日日新報》，一九三〇年二月二十三日，夕刊第四版；〈三人共謀 販假鹿茸 留置在虎尾郡〉，《漢文臺灣日日新報》，一九三〇年十一月十四日，夕刊第四版；〈三人套謀賣假鹿茸　村人誠實被騙巨金　經獲二人留置在虎尾郡〉，《漢文臺灣日日新報》，一九三一年一月三十日，第四版。

48 程發和編著，《鹿與養鹿》，頁二六。

49 青玉，〈養鹿事業　利益優厚　合作發展多目標牧場〉，《豐年》二十五卷二十期（一九七五），頁一五。

50 不著撰人，〈六龜鄉養鹿〉，《豐年》二十二卷二十四期（一九七二），頁五〇；楊木林，〈養鹿問答 你想養鹿嗎？〉，《豐年》二十四卷五期（一九七四），頁三八；臺南市永康區公所，《永康市志》上卷（臺南：永康市公所，二〇一〇），頁四四八；不著撰人，〈養鹿好處多多！〉，《豐年》三十八卷二十一期（一九八六），頁三〇。

51 陳清春，〈養鹿的經濟分析〉，《豐年》二十四卷二期（一九七四），頁四〇。

52 本報訊，〈南港鎮鹿園 現場採鹿茸〉，《經濟日報》，一九八三年七月二十四日，第九版。

53 青玉，〈養鹿事業 利益優厚 合作發展多目標牧場〉，頁一五。

54 黃玉峰，〈一年之計在於春 致富在於勤 如何選擇適當的副業〉，《聯合報》，一九六六年一月二十九日，第六版。

55 豐年社成立於一九五一年，發行《豐年》半月刊，直到現在仍持續發行，是臺灣歷史最悠久的農業雜誌。陳清春，〈養鹿的經濟分析〉，頁四〇－四一；青玉，〈養鹿事業 利益優厚 合作發展多目標牧場〉，頁一五－一六；阿郎，〈養鹿前途看好！〉，阿郎，〈養鹿前途看好！〉，《豐年》二十八卷十八期（一九七八），頁二二－二三。

56 程發和編著，《鹿與養鹿》，〈自序〉，無頁碼。不著撰人〈推廣活動 綠島鄉養鹿 吸引觀光客〉，《豐年》二十三卷十九期（一九七三），頁二十九。

57 本報中興新村廿五日電，〈鹿谷養鹿有成 陳時英昨往參觀採鹿茸〉，《中央日報》，一九七六年四月二十六日，第七版；紫痕，〈鹿茸採收時〉，《中央日報》，一九八〇年五月四日，第十一版。

58 梁素金，〈從南投林姓家族看臺灣養鹿產業〉，《畜產報導》一二二期（二〇一〇），頁二四。

59 曾齡儀，〈盧明賢、明毅訪問紀錄〉，訪談時間：二〇一七年四月二日，於南投縣國姓鄉盧明毅養鹿園。

60 廖貴燈，〈鹿的飼養管理〉，《豐年》二十五卷二十期（一九七五），頁三八－三九。

61 曾齡儀，〈楊義一訪談紀錄〉，訪談時間：二〇一七年四月一日，於高雄市田寮區鹿家莊鹿場；馬春祥等著，《養鹿學》，頁一二五；廖貴燈，〈水鹿價格高〉，頁五九；楊木林，〈你想養鹿嗎？〉，頁八八；廖

62 貴燈，〈鹿的飼養管理〉，頁三九。苜蓿為豆科植物，根莖發達，可吸收土壤各種營養成分。阿拉伯文稱之為 Al-Fal-Fa，亦即「所有食物之父」。苜蓿含豐富的蛋白質、礦物質、纖維質、維他命、葉綠素、脂肪、醣，並含有氨基酸、苦杏仁分解酵素和果膠酸等多種酵素。美國生產的苜蓿草蛋白質含量高達百分之二十八，成為臺灣養鹿業者不可或缺的飼料來源。資料來源：羅太名，〈飼料之王苜蓿〉，http://www.angrin.tlri.gov.tw/goat/gfa31/gfa31p43-45.htm，擷取日期：二〇一七年五月二十五日。

63 廖貴燈，〈鹿的飼養管理（續上期）〉，《豐年》二十五卷二十一期（一九七五），頁三二；李永基，〈母鹿不育〉，《豐年》二十六卷二十一期（一九七六），頁五八；李永基，〈鹿的交配〉，《豐年》三十二卷五期（一九八二），頁六七。

64 馬春祥等著，《養鹿學》，頁七、九、十一。

65 曾齡儀，〈盧明賢、盧明毅訪問紀錄〉，訪談時間：二〇一七年四月二日，於南投縣國姓鄉盧明毅養鹿園。

66 當公鹿年邁、鹿茸品質不佳時，有些飼主會將鹿隻賣給專門收購的業者製成「鹿脯」（鹿肉乾）。曾齡儀，〈楊義一訪問紀錄〉，訪談時間：二〇一七年四月一日，於高雄市田寮區鹿家莊鹿場。

67 青玉，〈養鹿事業　利益優厚　合作發展多目標鹿場〉，頁一五；廖貴燈，〈鹿茸：漢藥中的聖品〉，《豐年》二十五卷二十期（一九七五），頁一六。

68 廖貴燈，〈鹿的鎮靜劑〉，《豐年》二十七卷十一期（一九七七），頁六二。

69 青玉，〈養鹿事業　利益優厚　合作發展多目標鹿場〉，頁一五；廖貴燈，〈鋸鹿茸的技術〉，《豐年》二十五卷十四期（一九七五），頁五五。

70 曾怡憲，〈養紅鹿　採鹿茸賣小鹿　經濟價值頗高〉，《聯合報》，一九七九年五月十四日，第六版。

71 李永基，〈水鹿〉，《豐年》十八卷十二期（一九六八），頁二三；廖貴燈，〈鹿茸〉，頁一六；曾齡儀，〈康獻仁訪問紀錄〉，訪談時間：二〇一七年五月十一日，於屏東縣內埔鄉高雄種畜繁殖場。

72 黃安勝，〈參觀「鋸」鹿茸　血淋淋　愛物動物人士不以為然〉，《聯合報》，一九八四年二月二十六日，第三版。

73 黃志亮，〈「鋸」鹿茸〉，《中國時報》，一九九四年六月二十九日，第十四版；行政院農業委員會，〈飼養水鹿與野生水鹿有別　請消費者明辨並支持鹿農〉，《新聞與公報．農業新聞》，二〇〇一年四月十三日，https://www.coa.gov.tw/theme_data.php?theme=news&sub_theme=agri&id=1451，擷取日期：二〇一七年十一月十一日。

74 紅鹿原產於歐亞北部、高加索、克里米亞等地，紐西蘭的紅鹿由蘇格蘭輸入。一九七〇年代晚期，臺北市內湖區許信義飼養紐西蘭進口紅鹿兩百多頭，算是紅鹿界的翹楚。曾怡憲，〈養紅鹿　採鹿茸賣小鹿　經濟價值頗高〉，《聯合報》，一九七九年五月十四日，第六版；阿郎，〈養鹿前途看好！〉，頁二二－二三；姚守成，〈外國鹿的品種〉，《豐年》三十一卷二十三期（一九八一），頁二二－二三；黃德泰，〈如何投資紅鹿的飼養〉，《豐年》三十五卷一期（一九八五），頁五三。

75 本報訊，〈麋鹿產茸量多　研究由加引進〉，《經濟日報》，一九七五年九月二十一日，第三版；姚守成，〈外國鹿的品種〉，頁二二。

76 施啟賢等著，〈發展「買鹿茸到臺灣」的產業！〉，頁六三；中華民國鹿產品運銷合作社，http://www.deer.org.tw/b5/，擷取日期：二〇一七年五月十日；曾齡儀，〈梁素金女士訪問紀錄〉，訪談時間：二〇一七年五月十一日，於屏東縣內埔鄉高雄種畜繁殖場。

77 曾華璧，〈一九七〇年代臺灣資源保育主義之發展——以政府角色為主之研究〉，《思與言》三十六卷三期（一九九八），頁六一－一〇四。

78 白安頤（AniruddhD. Patel）、林曜松著，吳海因譯，《臺灣野生動物保育史》（臺北：行政院農業委員會出版，一九八九），頁二三－三一；內政部營建署國家公園管理處，〈臺灣國家公園〉，http://np.cpami.gov.tw/youth/index.php?option=com_content&view=article&id=1&Itemid=6，擷取日期：二〇一八年一月三日。又，動物學專家王穎對於梅花鹿和水鹿的棲息狀況有深入的研究，參見胡正恆、陳佳容、王穎，〈臺灣梅花鹿的採食行為及其與季節之關係〉，《師大生物學報》二十九卷一期（一九九四），頁二一－二六；陳順其、王穎，〈墾丁國家公園臺灣梅花鹿磨樹及其對當地林木之影響〉，《師大生物學報》三十四卷二期（一九九九），頁一五一－一六二；顏士清、王穎、歐恒佑，〈太魯閣國家公園臺灣水鹿分布之預測〉，《生物學報》四十四卷二期（二〇〇九），頁八九－九六。

79 依據《野生動物保育法》第四條，保育類野生動物區分為「瀕臨絕種」、「珍貴稀有」及「其他應予保育」野生動物三類。〈案由：野生動物保育法〉，《行政院農業委員會公報》，五卷五期，華總（一）義字第三二六六號，一九八九年六月二十三日，頁一－六。〈案由：公告保育類野生動物名錄及相關事項〉，《行政院農業委員會公報》，五卷七期，七十八農林字第8030307A號，一九八九年八月十四日，頁三一－五八。

80 臺灣省政府主計處，《臺灣省統計年報》，第四十七期（臺北：臺灣省政府主計處編印，一九八八），頁一五九；陳秋麟，〈飼鹿就要飼養健康的鹿〉，《豐年》三十八卷十四期（一九八八），頁二四－二六；施啟賢等著，〈發展「買鹿茸到臺灣」的產業！〉，頁六二。

81 屏東農專在高雄進行探討鹿結核病的問題，抽樣一千頭鹿中發現有二十一隻罹患肺結核陽性反應，此消息遭媒體報導後，影響消費信心，導致鮮茸價格一蹶不振，鹿業大受打擊。施啟賢等著，〈發展「買鹿茸到臺灣」的產業！〉，頁六二。

82 馬春祥等編著，《養鹿學》，頁一七一－一七二。

83 〈案由：臺灣水鹿等四品種鹿種為家畜〉，《經濟部公報》，二十一卷十期，七十八農牧字第 8050161A 號，一九八九年五月一日，頁一九。

84 〈案由：指定「鹿」為「家畜傳染病防治條例」所稱家畜，自七十八年七月一日起施行〉，《行政院農業委員會公報》，五卷九期，七十八農牧字第 8050437A 號，一九八九年九月二十二日，頁二三－二四。正本發函臺灣省政府農林廳、臺北市及高雄市政府建設局，副本發函經濟部國際貿易局與商品檢驗局、臺灣省畜產試驗所、臺灣省林業試驗所、臺灣省養鹿協會。

85 〈案由：制定「畜牧法」〉，《總統府公報》，第六二二四號，華總（一）義字第 8700123980 號，一九九八年六月二十四日，頁二六－三三；本報訊，〈鹿不再是「野生動物」　七一起變成「家畜」〉，《聯合報》，一九八九年五月二十六日，第五版；施啟賢等著，〈發展「買鹿茸到臺灣」的產業！〉，頁六三。

86 農業委員會畜牧處副處長王忠恕長期關心養鹿產業，堪稱中央主管機關中最了解鹿隻議題的官員。曾齡儀，〈王忠恕訪問紀錄〉，訪問時間：二〇一八年三月二十三日，於臺北市南海路行政院農業委員會。

87 廖欽淮、廖貴燈，〈新興有利副業——農家養鹿〉，《豐年》二十四卷四期（一九七四），頁二二；廖貴燈，〈水鹿價格高〉，《豐年》二十三卷三期（一九七三）頁五九；李登元，〈水鹿價值高〉，頁五五；林清財，〈養鹿有前途！〉，《豐年》二十六卷三十四期（一九七六），頁三六。

88 農委會網站載有二〇〇七至二〇一六年期間農民飼養之水鹿與梅花鹿數量，水鹿約占百分之八十一至八十六之間。以二〇〇七年為例，該年飼鹿總數兩萬三千五百四十二頭，水鹿一萬九千一百零六頭（百分之八十一），梅花鹿僅四千四百三十六頭（百分之十八・八）。二〇〇八年鹿總數兩萬三千零三十一頭，水鹿一萬九千九百一十五頭（百分之八十六・四），梅花鹿僅四千零四十四頭（百分之十七・五）。農委會動態網站查詢，http://agrstat.coa.gov.tw/sdweb/public/inquiry/InquireAdvance.aspx，擷取日期：二〇一八年一月二十三日。

89 臺灣省政府農林廳農業經濟科主編，《臺灣農業年報（八十八年版）》（臺中：臺灣省政府印刷廠，一九九九），頁一六六－一六七。

90 潘樵，《客家與水鹿》（南投：南投縣國姓鄉文史采風協會，二〇〇九），頁二。

91 二十世紀初期，新竹和苗栗客家人南遷至國姓鄉，逐漸形成客家村落。以南港村林家為例，原籍廣東省鎮平縣金沙鄉，清乾隆時期渡臺後曾居住於苗栗和新竹北埔，傳到林鼎華一代，其子林昆清因從事收購鹿皮獸肉的買賣來到南港村，眼見當地野生資源豐富，加上新竹閩客競爭激烈，因此建議家族南遷。一九一一年，林鼎華和妻子林劉番婆妹（一八五八－一九五九）帶著二十多名族人遷居南港村。潘樵，《客家與水鹿》，頁五七－五九；曾應鐘，〈曾是「天下第一家」的林厝〉，《國姓報導》七十一期，二〇〇六年八月二十五日，第四版；曾齡儀，〈林成璋訪問紀錄〉，訪談時間：二〇一七年五月五日，於南投縣國姓鄉長隆畜牧場。

92 國姓鄉志編纂委員會，《國姓鄉志》（南投：南投縣國姓鄉公所，二〇〇二），頁二五、三四二。

93 國姓鄉志編纂委員會，《國姓鄉志》，頁三一九。

94 日治時期在「農業臺灣、工業日本」的政策下，臺灣總督府在阿緱廳（屏東）設立許多試驗場，一九一〇年在內埔庄老埤建立種畜牧場。一九二〇年改名為「高雄州農會畜牧場」，一九二八年遷至鳳山郡和德里，一九三五年改名為「高雄州種畜場」。二次戰後，一九四六年改名為「高雄縣種畜場」，一九四七年與高雄縣農事試驗場林業分場合併，改名「高雄縣農林總場鳳山畜牧分場」。一九五〇年改名為「高雄區農林改良場」，直屬臺灣省政府農林廳。一九七六年改名為「臺灣省畜產試驗所高雄種畜繁殖場」，但因高雄縣鳳山市進行都市計畫，因此向臺糖公司購置八公頃土地，遷至屏東縣內埔鄉老埤村現址。一九九九年精省之後改名為「行政院農業委員會畜產試驗所高雄種畜繁殖場」。官方網站：https://www.tlri.gov.tw/page.aspx?path=22，擷取日期：二〇一七年五月十五日。

95 康獻仁、梁筱梅，〈鹿產業科技發展〉，行政院農業委員會畜產試驗所編，《百年畜牧風華》下冊，（臺南：行政院農業委員會畜產試驗所，二〇一一），頁三九一；曾齡儀，〈康獻仁訪問紀錄〉，訪談時間：二〇一七年五月十一日，於屏東縣內埔鄉高雄種畜繁殖場。

96 康獻仁、梁筱梅，〈鹿產業科技發展〉，頁三九二。

97 林燦陽家族是苗栗著名的中藥世家，創立百年中藥店「金寶安」，先祖林和春是中醫，原居於廣西桂林，一八六六年遷居福建漳縣；第二代林泰承繼父業，創立「金寶安藥房」，一八七九年遷居新竹縣竹南堡中港南門城邊；第三代林允居繼續先人事業並兼營金飾珠寶；第四代林進盛兼營南北雜貨；第五代林天樹繼續經營「金寶安藥房」，又創立「金保安貿易公司」進口中藥材並擔任臺灣省中藥公會聯合會、臺灣省進出口聯合會、中華民國中藥公會聯合會理事長。林燦陽是第六代，在臺灣經營「楊森中藥商行」，也在中國江西省進行中藥材栽種事業。中醫世家的背景讓林燦陽從小對於鹿茸相當熟悉，遂興起至紐西蘭經營鹿場的念頭。早期華人至紐西蘭各別鹿場購買鹿茸，議價空間大且利潤高，後來紐西蘭決定統一由「紐西蘭養鹿協會」公開招標，華人優勢不再，導致許多華人退出紐西蘭市場。二〇〇六年起，林燦陽在苗栗經營「旺旺畜牧場」，二〇一二年改名為「苗鹿園畜牧場」，目前場內飼養六十頭鹿。曾齡儀，〈林燦陽訪問紀錄〉，訪談時間：二〇一七年四月五日，於苗栗縣造橋鄉苗鹿園畜牧場。金保安貿易有限公司網站：http://www.jinbaoan.com.tw/modules/tinyd0/，擷取日期：二〇一七年五月三十一日。

98 本報訊，〈修改醫師法　設立義診站　中醫學會昨日通過〉，《聯合報》，一九五六年十二月三十一日，第二版。

99 本報訊，〈准許進口類〉，《聯合報》，一九五九年十月十四日，第五版；本報訊，〈中藥進口事項　當局核示三點　藥品生產地區分別詳列〉，《聯合報》，一九五九年十一月十二日，第五版。一九六一年外貿會更將原列為進口貨品分類中「第四十七類其他」的「老嫩鹿茸」和「鹿角」改列為「第二十七類中藥」。本報訊，〈十八項進口貨　申請　分類　修正　公布　滑石粉仍管制進口　唐菖蒲球根准進口〉，《聯合報》，一九六一年一月二十八日，第五版。

100 高屏地區特派員許可專訪，〈養鹿是目前畜牧事業中最可靠的賺錢行業〉，《經濟日報》，一九七一年六月二十一日，第六版；本報訊，〈麋鹿產茸量多　研究由加引進〉，《經濟日報》，一九七五年九月二十一日，第三版；本報訊，〈中藥材露本色　熟地黃、北黃、川豬苓、益智仁、川知母等五檔掛高〉，《經濟日報》，一九七六年五月二十日，第十一版。

101 小鳳，〈漫談——冬令進補〉，《聯合報》，一九六六年一月八日，第十五版；鄭士珪，〈再試為臺灣農業發展探新路〉，《經濟日報》，一九六九年八月六日，第二版。

102 臺灣專賣事業起源於日治時期，自一九〇一年成立「臺灣總督府專賣局」至一九四五年二次大戰結束，共有菸、酒、鴉片、食鹽、樟腦、火柴、石油及度量衡等八項物品實行專賣。一九四五年臺灣行政長官公署將「臺灣總督府專賣局」易名為「臺灣省專賣局」，一九四七年改組為「臺灣省菸酒公賣局」。臺灣菸、酒公賣維持了半世紀，二〇〇二年順應國際化和自由化趨勢，廢除專賣制度並將公賣局改制為「臺灣菸酒股份有限公司」。資料來源：臺灣菸酒股份有限公司官方網站，http://www.ttl.com.tw，擷取日期：二〇一七年七月七日。

103 一九五三年會議紀錄顯示：衛生處函告核准製造的成藥有數千件，其中許多含酒精成分，估計當年市產量約為十二萬公石，嚴重影響公賣局收益。訪查結果，酒精濃度最高的是基隆「梅樹岩堂」的「活血扶強酒」，酒精濃度高達五十度，其次是臺北「慶餘堂參藥行」的「虎骨木瓜精」，酒精濃度也達四十六度。臺灣省政府財政廳，「函送藥酒管制辦法會議紀錄」，〈藥酒管制辦法〉，一九五三年六月十三日，國史館臺灣文獻館藏，《臺灣省級機關檔案》，典藏號 0040768122255001，掃描號 00422255001010、00422255001011。

104 五穀製成的湯液與醪醴可治病，「醪」和「醴」皆酒之屬。詳見王冰注，《黃帝內經素問》上冊（上海：商務印書館，一九三一），頁七四－七五。

105 單純以酒治病，例如：「犬所嚙，令毋痛及易瘳方，令嚙者臥，而令人以酒財沃其傷」（治療犬傷）。以酒搭配藥方，例如：「蚖：（齏）蘭，以酒沃，飲其汁，以宰（滓）封其痏，數更之。」（療蛇傷）。胡龍才編著，《實用藥酒療法》（臺北：正中，一九九七），頁三；馬王堆漢墓帛書整理小組編，《馬王堆帛書．五十二病方》。

106 王先謙補注，《漢書補注》上冊（北京：書目文獻，一九九五），頁五一〇。

107 忽思慧，《飲膳正要》卷三（臺北：臺灣商務印書館，一九九五），頁一二一。

108 孫思邈，《備急千金要方》卷二十四（北京：人民衛生，一九九五），頁一四八－一四九。

109 忽思慧，《飲膳正要》，卷三，頁一二一－一二二。

110 李時珍，《本草綱目》，卷二十五，頁一五五九。

111 有關戰後臺灣報紙的醫藥廣告可參閱劉彥甫，《廣告與國家——戰後臺海兩岸主要報紙醫藥廣告之研究，一九四九－一九六六》（中壢：國立中央大學歷史研究所碩士論文，二〇一二），頁二二－三三。

112 廣告，《民聲日報》，一九五七年五月八日，第二版。

113 廣告，《民聲日報》，一九六〇年十一月十八日，第四版。

114 藥酒屬於「再製酒類」，一九四九年臺灣省菸酒公賣局推出以五加皮、當歸、川芎等中藥材浸泡於高粱酒製成的「五加皮酒」，但此款藥酒在一九七一年停產，因為當時臺灣經濟逐漸起飛，公賣局欲引導國人消費高級酒類而停產價位較低的五加皮藥酒。臺灣省菸酒公賣局志編輯委員會，《臺灣省菸酒公賣局局志》（臺北：臺灣省菸酒公賣局，一九九七），頁一五二。

115 一九五三年公賣局推出的「當歸酒」在一九六〇年代初期停產，因為中國當歸輸入困難。爾後公賣局雖採用臺灣產當歸為原料，但品質欠佳難以維續。臺灣省菸酒公賣局志編輯委員會，《臺灣省菸酒公賣局局志》，頁一五五－一五六。

116 一九六二年推出〇．三公升瓶裝的「虎骨酒」上市，因受到民間藥酒競銷影響，公賣局的「虎骨酒」銷售量不佳，年銷量約兩千六百一十一打。一九七三年以後公賣局提高用料品質，銷售迅速增加。臺灣省菸酒公賣局志編輯委員會，《臺灣省菸酒公賣局局志》，頁一五三－一五四。

117 臺灣省菸酒公賣局志編輯委員會，《臺灣省菸酒公賣局局志》，頁一五三－一五四。

118 臺灣省菸酒公賣局志編輯委員會，《臺灣省菸酒公賣局局志》，頁一五三。

119 臺灣省菸酒公賣局志編輯委員會，《臺灣省菸酒公賣局局志》，頁一五三。

120 本報訊，〈米酒及參茸酒 今冬不會缺貨〉，《中央日報》，一九八七年十月月十三日，第三版。

121 大會於比利時布魯賽爾舉行，公賣局的商品表現亮眼，除了「參茸酒」之外，其他商品諸如「雙鹿五加皮酒」、「臺灣啤酒」、「陳年紹興酒」、「米酒頭」等皆獲得金牌獎。臺灣省菸酒公賣局志編輯委員會，《臺灣省菸酒公賣局局志》，頁二二九。

122 臺灣省菸酒公賣局志編輯委員會，《臺灣省菸酒公賣局局志》，頁一五三。

123 此八種藥酒基準方為：十全大補藥酒、周公百歲藥酒、周公百歲藥酒加味、五加皮藥酒、史國公藥酒（去虎脛骨）、虎骨木瓜藥酒（去虎骨）、龜鹿二仙藥酒與其他類藥酒。溫國慶、黃成禹、鄭淑晶、張麗雲，〈市售中藥藥酒品質調查〉，《衛生報導》七卷四期（一九九七），頁三四－四三；檢驗委員會，〈藥酒的甲醇與重金屬測試〉，《消費者報導》二〇〇期（一九九七），頁三一。

124 百仙製藥公司由臺南新化人李百山成立，一九八九年推出「百仙參茸藥酒」之後成為業界傳奇，二〇〇三年又推出「百仙參鹿藥酒」（以鹿角、龜板為原料）。不著撰人，〈臺灣ㄟ活力　百仙參鹿藥酒〉，《酒客雜誌》一三二期（二〇〇三），頁一七。

125 國本製酒公司創立於一九七三年，成立之初以西藥為主。一九九五年臺灣實施全民健保之後，因藥品業競爭激烈，加上國人經濟力提升，飲酒風氣日盛，國本因而轉型為中藥酒廠，專門製造鹿茸酒、參茸酒等產品。二〇〇二年臺灣加入WTO，廢除菸酒專賣制度，開放民間設立酒廠，國本獲得財政部認可的民間製酒許可證，成為全國第一家民營酒廠。郭詩韻，〈人物專訪國本生技製酒股份有限公司——林金順〉，《經貿透視雙週刊》三三五期（二〇一二），頁一三四－一三六。

126 東發製藥公司創立於一九六二年，一九八八年推出中藥噴劑「肌樂」，一九九三年推出中藥酒劑大鵬系列，成為臺灣人熟悉的廠牌。資料來源：東發大紀事，http://www.zeropain.com.tw/?p=ar011096-ct1379，擷取日期：二〇一七年七月十二日。

127 溫國慶等著，〈市售中藥藥酒品質調查〉，頁三四－四三；檢驗委員會，〈藥酒的甲醇與重金屬測試〉，頁三〇－三九。

128 曾齡儀訪談高雄、南投、苗栗與基隆等養鹿人家，業者均持此看法。曾齡儀，〈楊義一訪問紀錄〉，訪談時間：二〇一七年四月一日，於高雄市田寮區鹿家莊鹿場；曾齡儀，〈盧明賢、盧明毅訪問紀錄〉，訪談時間：二〇一七年四月二日，於南投縣國姓鄉盧明毅養鹿園；曾齡儀，〈林燦陽訪問紀錄〉，訪談時間：二〇一七年四月五日，於苗栗縣造橋鄉苗鹿園畜牧場；曾齡儀，〈林成璋訪問紀錄〉，訪談時間：二〇一七年五月五日，於南投縣國姓鄉長隆畜牧場；曾齡儀，〈張清波訪問紀錄〉，訪談時間：二〇一七年四月八日，於基隆市七堵區金明昌養鹿養蜂場。

129 李時珍，《本草綱目》卷二十五，頁一五五八。

130 本報訊，〈鹿茸開始採割　每臺兩零售　曰九百至千二百元　現割現售者價格較高〉，《經濟日報》，一九七八年五月二日，第七版；曾齡儀，〈盧明賢、盧明毅訪問紀錄〉，訪談時間：二〇一七年四月二日，於南投縣國姓鄉盧明毅養鹿園。

131 李時珍，《本草綱目》卷二十五，頁一五五九。

132 曾齡儀，〈楊王美麗訪談紀錄〉，訪談時間：二〇一七年四月一日，於高雄市田寮區鹿家莊鹿場；曾齡儀，〈盧明賢、明毅訪問紀錄〉，訪談時間：二〇一七年四月二日，於南投縣國姓鄉盧明毅養鹿園。

133 李登元，〈水鹿價值高〉，《豐年》二十一卷二十二期（一九七一），頁五五；本報訊，〈鹿茸開始採割　每臺兩零售　約九百至千二百元　現割現售者價格較高〉，《經濟日報》，一九七八年五月二日，第七版。

134 陳祖熹，〈採購要訣　鹿茸品質由上而下各有不同　價格亦因切割部位而定高低〉，《經濟日報》，一九七九年六月十二日，第十版。

135 本報訊，〈狗標鹿谷牧場　採收首批鹿茸〉，《經濟日報》，一九七七年五月四日，第九版。

136 〈養鹿成熟時節　養鹿人家歡欣　南投縣國姓鄉南港村民　昨日鋸茸度過忙碌一天〉，《中央日報》，一九八〇年四月四日，第六版。

137 本報訊，〈南港鎮鹿園　現場採鹿茸〉，《經濟日報》，一九八三年七月二十四日，第九版。

138 「臺灣省養鹿協會」成立於一九八一年，是臺灣第一個全國性的鹿業團體，接受全臺養鹿戶以「個人」名義加入會員，由臺南鹿農施啟賢擔任第一、兩屆理事長，此後臺灣各地陸續成立地區性的鹿業組織。為了促進本土鹿茸之銷售，「臺灣省養鹿協會」於一九八六年成立「臺灣省鹿產品運銷合作社」，提供產銷的平臺。合作社成立初期採取「以茸入股」的方式，鹿農將自家生產的鹿茸當作股金，交由合作社進行販賣。後期入會方式採取「每股百元」，入會者至少需持有一百股（即新臺幣一萬元）以上。中華民國鹿產品運銷合作社官方網站：http://www.deer.org.tw/b5/，擷取日期：二〇一七年五月十日；曾齡儀，〈梁素金訪問紀錄〉，訪談時間：二〇一七年五月十一日，於屏東縣內埔鄉高雄種畜繁殖場。

139 臺灣釀酒葡萄之推廣栽培始於一九五三年，由於臺灣菸酒屬於專賣事業，釀酒葡萄由公賣局獨買。一九七四年起公賣局辦理契作保價收購，按照稻穀保證價格訂定葡萄收購價格，產品經由農會共同運銷繳交公賣局，收購品質依葡萄含糖度大小進行等級區分，按等級給價。林月金、李宗儒、林嘉興、高德錚、陳榮五，〈臺灣釀酒葡萄之產銷結構規劃〉，收入林月金、陳世芳、戴登燦主編，《農業經營管理專輯》（臺北：行政院農業委員會出版，二〇〇五），頁一九－五二。

140 本報訊，〈調酒鹿茸　自澳進口　養鹿人家　盼用國貨　公賣局願考慮今年內改用〉，《中央日報》，一九八七年七月二十八日，第八版。

141 特稿，〈鹿茸豈真國外好？養鹿人家委屈多！盼公賣局採購勿太崇洋〉，《經濟日報》，一九八八年三月七日，第十六版。

142 蔡振源，〈鹿茸跌價　公賣局請多「關照」　進口貨打殺　鹿農要求「優」先採購〉，《聯合晚報》，一九八九年七月二十三日，第八版。

143 本報訊，〈調酒鹿茸　自澳進口　養鹿人家　盼用國貨　公賣局願考慮今年內改用〉，《中央日報》，一九八七年七月二十八日，第八版。

144 隆田酒廠位於臺南市官田區隆田，前身是日治時期專門製造飛機燃料的「番子田工廠」，二次大戰期間付之一炬。一九五三年臺灣省菸酒公賣局將廠地交由第十（臺南）酒場代管，設置製麴工廠製造高粱麴，供臺南酒場與嘉義酒廠製作高粱酒之用。一九七五年改名「隆田酒精精製工廠」，一九八二年又改名「隆田酒廠」，生產高粱酒。一九八〇年代中期開始陸續承辦生產「參茸酒」、「龍鳳酒」、「鹿茸酒」等藥酒業務。臺灣省菸酒公賣局志編輯委員會，《臺灣省菸酒公賣局局志》，頁一〇一。隆田酒廠官方網站：http://event.ttl-eshop.com.tw/lt/，擷取日期：二〇一七年九月一日。

145 臺灣省菸酒公賣局志編輯委員會，《臺灣省菸酒公賣局局志》，頁一五七；臺北訊，〈「鹿茸酒」十日上市風味甘醇含天然香味〉，《中央日報》，一九九二年二月一日，第九版；劉福融，〈省產鹿茸推出「鹿茸酒」〉，《豐年》四十二卷十期（一九九二），頁六二。

146 曾齡儀，〈梁素金訪問紀錄〉，訪談時間：二〇一七年五月十一日，於屏東縣內埔鄉高雄種畜繁殖場。

147 《正氣中華日報》由胡璉等人於一九四九年五月創立於江西南昌，主要是激勵國民黨軍人的剿共士氣，供教育訓練文宣之用。隨著國民黨軍隊敗退，該報先遷至廣東潮汕後，一九四九年十一月在金門復刊，一九五一年納入金門防衛司令部編制。資料來源：http://www.kmdn.gov.tw/1117/1271/1274/259884，擷取日期：二〇一七年九月九日。

148 廣告，《正氣中華日報》，一九六一年九月八日，第三版。

149 慶餘堂於一九一三年由郭家在上海創立，後來轉至杭州設廠，一九四九年郭家搬遷來臺，在中正紀念堂附近經營慶餘堂參藥號，調製的枇杷膏十分出名。張宏業，〈名人愛用　慶餘堂枇杷膏又吃官司〉，《聯合報》，二〇一六年十一月二十二日，A16版。

150 廣告，《正氣中華日報》，一九六二年八月十三日，第三版。

151 廣告，《民聲日報》，一九六一年四月八日，第一版。

152 廣告，《民聲日報》，一九六二年一月二十七日，第一版。

153 本報訊，〈性機能之療治　妙安堂集歷代驗方　「救腎」乃靈藥精華〉，《聯合報》，一九六五年九月十一日，第九版。

154 本報訊，〈性機能之療治　妙安堂集歷代驗方　「救腎」乃靈藥精華〉，《聯合報》，一九六五年九月十一日，第九版。

155 廣告，《中央日報》，一九五六年七月三十一日，第四版；廣告，《民聲日報》一九五七年五月十五日，第四版；《民聲日報》，一九六六年一月十五日，第四版。本報訊，〈本市中醫師涂全福　濫登廣告　跡似招搖〉，《中央日報》，一九六〇年九月二十五日，第四版。

156 一九五二年臺中縣大甲鎮民劉夏茂以偽鹿角和鹿茸向澎湖鎮鎮長詐財，遭移送法辦。本報訊，〈售賣假貨騙取鉅款　劉夏茂起訴〉，《民聲日報》，一九五二年二月十二日，第四版。

157 一九六一年《民聲日報》報導不肖人士僱用原住民在嘉義鬧區販賣「鹿陽莖」、「鹿茸鹿膠」等名貴補腎丸，以一服見效等口號欺騙民眾。嘉義訊，〈掛羊頭賣狗肉　買補品者可要小心〉，《民聲日報》，一九六一年二月二十五日，第四版。

158 曾增，〈小市民的心聲　免費奉送大補藥〉，《聯合報》，一九八二年二月二十五日，第十二版。

參

當糖精變為燕窩

——孫鏡湖與近代上海的醫藥廣告造假文化

張仲民

一、前言：孫鏡湖其人

對於近代上海藥商的研究，除了黃楚九等少數著名藥商之外，[1]學界的關注並不多，晚清著名上海藥商孫鏡湖（名瑞，字鏡湖）就幾乎不被研究者注意。就筆者所見，只有夏曉虹教授根據《申報》、《新聞報》上的個別廣告及吳趼人在《二十年目睹之怪現狀》中的敘述，對孫鏡湖及其開辦的藥房「京都同德堂」有所涉及。[2]但夏曉虹的文章別有關注點，側重的是孫及其夫人彭寄雲追求新潮的一面，對於孫鏡湖的藥房生意則語焉不詳。實際上，以藥商身分出現的孫鏡湖在上海商界與醫藥界有極高的知名度，他發明製造的「補藥」——燕窩糖精，依靠花樣百出的廣告，在晚清上海曾經風行一時，不但吸引了很多消費者，也招致很多的仿冒者和追隨者。可以說，孫鏡湖的廣告手法影響深遠，對近代上海醫藥廣告文化的塑造影響巨大。

關於孫鏡湖本人的情況，我們現在可以依靠的主要是晚清報刊上的報導與廣告資料，以及一些時人筆記、日記和小說中的描述。如吳趼人在《二十年目睹之怪現狀》中說他是四川人。[3]《醫林外史》中則說孫鏡湖有時自命為蜀人，有時又自謂為皖人，但其原籍應為安徽桐城。[4]還有時論稱孫鏡湖為「吳人」。[5]大概由於孫吃過多次官司，不得不經常改名和變換籍貫，不過顯然其更願意別人稱其為徽州新安人。如姚永概在日記中即說孫是休甯人，「休甯孫鏡湖大令來訪。」[6]孫鏡湖在廣告中的自我署名也可證實此點——他經常自謂為安徽新安（徽州）人——「新安江幹獨釣客」、「蜜陀華閣主人」，又自詡為春秋名將孫武後裔。[7]上海知縣袁樹勳在一八九一年發給孫鏡湖的保護憑證中也說孫自稱「原籍新安」。[8]至於孫鏡湖個人的婚姻情況，其妻係拐騙四川一大戶人家的丫頭彭寄雲，夏曉虹教授對此有較好討論，這裡就不贅述。以下我們主要根據有關的報刊資料、小說資料及其他有關材料，重點對孫鏡湖及其發明的燕窩糖精進行一番索引鉤沉。

二、發跡伊始

根據愛如生《申報》資料庫檢索可知，孫鏡湖到上海後先開設茶葉店立足，後因為生意不好才改開藥店「京都同仁堂」，[9]意在仿冒北京同仁堂。[10]正像吳趼人在小說中描述的那樣，「沈經武」（上海話「孫鏡湖」與「沈經武」發音相同）拐了四川大戶人家的丫頭到上海後，「掛上一個京都同仁堂的招牌，又在報上登了京都同仁堂的告白。」[11]「廢物」也在小說《商界鬼蜮記》影射孫鏡湖（小說中的「沈金吾」上海話發音與孫鏡湖相同）道：

再說沈金吾本是《儒林外史》中萬雪齋一流人，先奴後商，只因拐了一個女人，帶得有些銀錢，便到上海開了一間藥房，本來叫做京都公仁堂，後來被京都公仁堂知道了，說他冒牌，要告要罰，他就趕忙拿公仁堂改做異仁堂，方然無事。[12]

依照孫鏡湖在《申報》上刊登的廣告，我們很容易發現吳趼人在小說中的描述大致屬實，只是人物真名用上海話發音代替。

在京都同仁堂開辦之初，孫鏡湖就在《申報》上登起了連續兩天的廣告，並抬出已經去世的左宗棠（一八一二—一八八五）的名號，以所謂「京都同仁堂鑑，左宗棠贈」的匾「仙術佛心」作為廣告抬頭，內容如下：「發兌吉林人參槍上戒煙膏，起碼二角。戒煙糖起碼卅，狗皮膏二角。新到花露酒、種子酒、花露茶、明目茶，色味極佳，每瓶二角。石路口大路路西。」[13]然而仔細查考，孫鏡湖的左宗棠贈匾明顯存在問題，一八八五年已經去世的左宗棠怎麼可能給一八九〇年才開藥房的孫鏡湖贈匾？再根據愛如生資料庫檢索和《字林滬報》資料，我們可以推斷——孫鏡湖此廣告應系抄襲自屈臣氏藥房之前在《字林滬報》、《申報》等報紙上所作廣告。相較起來，孫鏡湖的廣告非常簡單（圖3-1），而《申報》上的屈臣氏廣告則有較為詳細的左宗棠贈匾說明（圖3-2）：「『仙術佛心』，光緒五年冬，西海高人屈臣氏屬，恪靖侯左

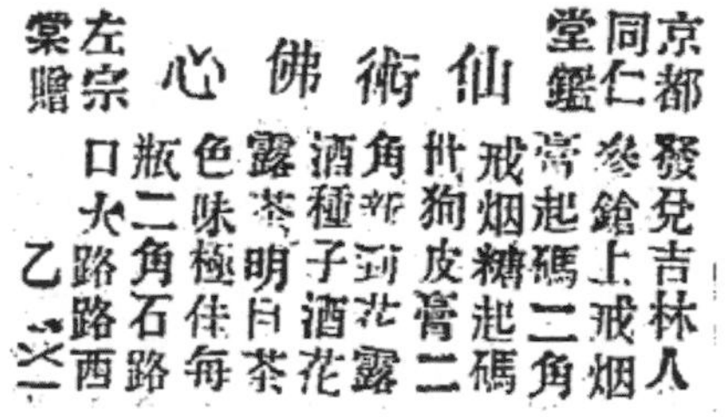

圖 3-1　孫鏡湖於《申報》刊登的廣告。《申報》，1890 年 1 月 30 日。

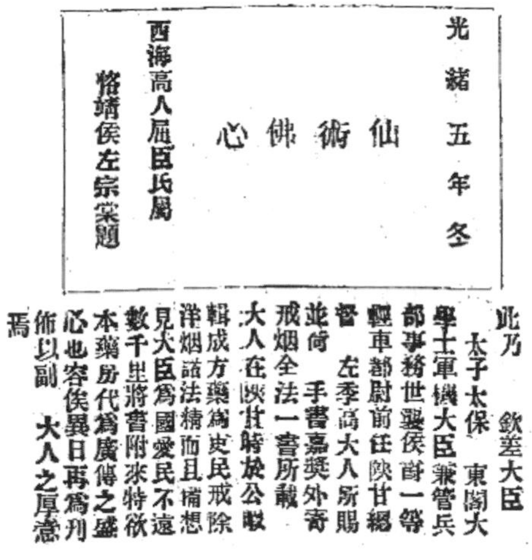

圖 3-2　屈臣氏於《申報》刊登的廣告。《申報》，1883 年 8 月 12 日。

宗棠題。」[14]

後來孫鏡湖還曾打出曾國藩贈匾的廣告，但正如孫鏡湖的競爭對手詹誠德堂的揭發，京都同德堂懸掛的曾國藩、左宗棠所贈匾額其實皆是偽造：

> 曾左二公之匾，雖極愚之輩，見之無不識該堂所偽造。且二公已薨於位多年，該堂開設不滿二載，堂堂侯相，斷不輕易賞賜一匾於人，況如此卑汙之輩乎？且二匾長不滿二尺，粗俗不堪，豈侯相所賞耶？[15]

再根據《新聞報》上刊登的京都同德堂廣告，除了曾國藩、左宗棠所贈匾額為偽造外，署名「阮元贈題」的「扁盧再世」牌匾明顯也屬偽造。因為阮元早在一八四九年即已去世，一八九〇年前後才成立的該藥房斷無可能可到其「孫瑞孫老夫子雅鑑」的贈匾。[16]

除了假冒同仁堂及達官貴人之名發布廣告外，孫鏡湖還假借消費者名義不斷發布謝函，試圖通過讓顧客現身說法的方式說服潛在的消費者，並藉此強調某些藥品的功效。如他曾經買通時任《申報》主筆何桂笙（即「高昌寒食生」）發表過兩則消費者的謝函，其中一則為〈贈藥鳴謝〉：

京師同仁堂各藥，素稱靈妙。孫子鏡湖今設同仁堂分鋪于英大馬路，兼售參枝，昨以參茸茶及藥酒見貽，的真由京師販來，拜登之下，敬志數語以申謝。高昌寒食生識。[17]

另外一則為〈戒煙糖引言〉，目的在於變相推銷孫鏡湖銷售的一個戒煙藥：

餘之除煙癮也，得效於恒濟局之拌煙藥，故推己及人，而有戒煙局之設。自有此藥，而他家戒煙之藥一掃而空。近來則又有翻新出奇如百花祠之靈寶戒煙丹。餘深知其藥品珍貴，取效妥速，故為之命名。近有孫子鏡湖，設同仁堂于英大馬路，創制為戒煙之糖。夫糖能和中，以此為引，而雜以戒煙靈藥，則人之服之者自然甘之如飴，是亦苦心妙制，藉以佐諸家戒煙藥之所不足，與餘勸人戒煙之志有深相契合者焉。制既成，請餘為引言，遂書此以復之。古越高昌寒食生識。[18]

當孫鏡湖在冒用北京同仁堂之名做藥房生意登廣告之時，引起了真正的北京同仁堂的注意，遂派人來上海調查此事。孫鏡湖的競爭對手廣東詹誠德堂曾在《申報》廣告中公開揭發此事，藉以挖苦打擊孫鏡湖，並警告購藥者：

嗚呼！人心之險惡，莫如同德堂孫某者也。此人向在楊柳樓臺對面開一小茶葉店，招牌叫味餘齋，因生意清淡閉歇，無可謀生，假冒京都同仁堂招牌開在新署對門，被同仁堂托官提究。孫某大懼，乃改同德堂。今其招牌中有挖補痕也，開未半年，忽稱百餘年老店，種種說真方賣假藥，實堪痛恨，非但於市面攸關，且偽藥售出，害人不淺。[19]

揭發和追究的結果對孫鏡湖傷害似乎不大，他只是不予還擊和反駁（或是默認批評屬實），後來乾脆棄用「京都同仁堂」的名義，[20]轉而專以「京都同德堂」之名，繼續做騙人造假生意。同仁堂或許正是鑑於被孫鏡湖假冒的經驗，遂開始在上海開設分店，[21]並在《申報》上大登廣告聲明自己的正宗性。可以說，吳趼人《二十年目睹之怪現狀》中對此事的敘述可能有些誇大和戲劇化，但絕非憑空編造，其所本或即在此。一如旁觀者丁福保的揭發和挖苦：

最可惡者為上海英租界大馬路之某藥肆，彼以開設大馬路登報章，人必以為絕大藥肆，殊不知伊店僅一間門面。惟所異者，其門面將偽造各大員匾額填滿，又櫃外用白紙書官給告示，而以玻璃罩其上。又初冒稱京都某大藥肆分店，後被理論，乃改今名。其藥材即販諸小藥肆，甚至有南貨店之物，經彼轉售，即弋取重價。其每月最多之費用，惟有一種，即各報館告白費是也。尤可異者，該店本在大馬路之北，而忽然於拋球場口牆上釘有洋鐵片招牌。又南京奇望街人家壁上大書京都某某堂，發售某藥……伊店奸詭百出，實為可惡。[22]

然而，並不像丁福保、競爭對手廣東詹誠德堂、吳趼人或「廢物」等在小說中認為的那樣，孫鏡湖採用「京都同德堂」的店名是因為「京都同仁堂」的店名不能再用而被迫修改。最遲於一八九〇年四月九日，孫鏡湖的京都同德堂就已在《申報》上刊登過〈秘方燕窩粉〉的廣告，較之「京都同仁堂」名義的廣告發布沒有晚太多。這時，該店設於英租界大馬路西，地址與「京都同仁堂」完全一樣，同樣掛有所謂「左文襄公匾額」，標榜自己「向在京都，馳名久遠」，「得太醫院傳授」，主要發售包括春藥、戒煙藥等在內的一些「秘制」成藥。[23]因此可以推斷，在冒用京都同仁堂名義還沒被追究時，孫鏡湖就已想好了退路，業已開始使用「京都同德堂」的名義做生意了。而且通過《申報》資料庫檢索可以發現，在一八九〇到一八九二年初孫鏡湖援用「京都同仁堂」名義這段時間，《申報》上以京都同仁堂名義發布的廣告比以京都同德堂名義的廣告少很多，幾乎每月《申報》上都有大量的京都同德堂廣告，有時甚至連續多日的報紙上都有。相較起來，京都同仁堂的廣告則寥寥無幾。

之後，孫鏡湖的京都同德堂多年都在《申報》乃至後起的《新聞報》上發布廣告，廣告中除了出售各種藥品外，還發布門診、贈藥、贈送各種治病靈符的廣告，刊載號稱來自各處的病人謝函、提醒顧客防備假冒等內容的廣告。孫鏡湖還經常會將所謂來自外埠郵購者的姓名、所處地方和購藥金額在報刊上刊登廣告，[24]本埠交易者則不登（因為本地人名字容易被求證真假），藉此暗示其藥品在上海之外的知名度和受歡迎程度。[25]同時，在《申報》的報導中，亦不斷會出現某些善會向孫鏡湖的贈藥行為表示謝意的消息。[26]自然，這也是孫鏡湖所玩的一種廣告策略，藉慈善來為自家藥品增加「出風頭」的機會。

當然，孫鏡湖最吸引人眼球的廣告還是其大量刊登達官顯

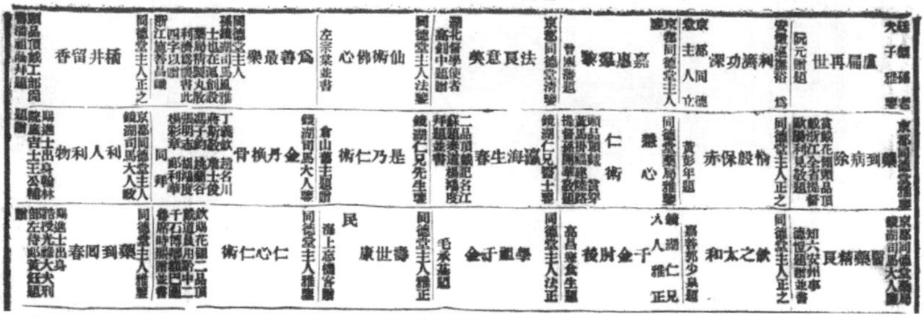

圖 3-3　孫鏡湖冒名刊登之名人匾額。《新聞報》，1894 年 11 月 21 日。

貴、名流文人所贈匾額，這些匾額的署名人除去已故的阮元、左宗棠、曾紀澤、潘祖蔭、黃彭年等達官，還有一些仍然健在的知名文人或學者如俞樾、王韜，亦有去世的莫友芝之類（參看圖3-3）。[27]根據前文所講的孫鏡湖懸掛假冒阮元、曾國藩、左宗棠的匾額情況，我們或可估計其餘這些名人匾額大抵也屬冒名，但其中俞樾與王韜的匾額應該並非假託（詳後）。

三、發明燕窩糖精

以上這些情況均足以表明，孫鏡湖絕非一個只圖當下賺錢的江湖騙子，而是一個有著長遠計畫與充分準備的精明藥商，他偽造自家藥房的歷史，[28]利用名人代言廣告大張聲勢，又善於在媒體上包裝炒作自己，且敢於冒險，不斷嘗試著用新奇的廣告手法來吸引顧客，如收買文人或官員等撰文為之鼓吹，刊布圖像廣告顯示京都同德堂藥房的雄偉和洋氣（圖3-4）

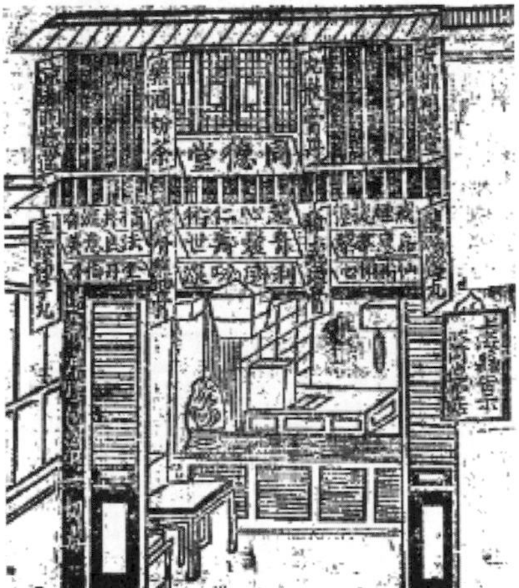

圖 3-4　報刊上刊登的同德堂外觀。《申報》，1892 年 3 月 15 日。

（實際的同德堂只是一間小店），生意就越做越大，孫鏡湖在上海的名聲逐漸大了起來。正如《商界鬼蜮記》中的諷刺：

卻說異仁堂本是一間小小藥店，賣些假藥，造些假方，聊為糊口計，只因沈金吾天生成是個滑騙鉅子，自然要施展他那一副滑騙手段，始而是造些假藥，貼些招紙，後來是遍登廣告，遍立招牌，果然鬧得生意興隆，門庭如市。這店面便一天一天的推廣起來，資本便一天一天的充足起來，假藥也一天多似一天，聲名也一天大似一天。他更連絡官場，牢籠商界，吮癰舔痔，拍馬吹牛，無一不做，無一不鬧。不上幾年，沈金吾三字，幾乎無人不知，無人不曉。[29]

然而最終成就孫鏡湖大名的，是他在一八九六年開發出的一個西式「補藥」——燕窩糖精。[30]燕窩如人參一樣，在明清中國社會一直是很昂貴的補品，廣受富貴人家青睞。像李鴻章在一八七八年時就曾專門托「香港商戶」奔赴「暹羅」購買「上白燕窩」，用來孝敬母親。[31]又如之後的清末時論所言，在當時江浙人眼裡：

燕窩一物為補益品之最珍貴者，來自暹羅、呂宋、實叻等處，盛銷於長江各埠。江浙兩省全年進口頗達十八萬金。燕窩分兩種：曰毛燕，曰白燕。其價值如後，毛燕現在時價頂上八兩、中四兩、次二兩四錢；白燕現在時價揀盞四十兩，上三十兩，中三十一兩二錢，次十四兩。[32]

而將燕窩與冰糖「同煮連服」，也是當時很普通的服食方法。[33]孫鏡湖販賣這個所謂的燕窩糖精是在一八九六年九月下旬，他藉招股成立的上海南洋華興燕窩有限公司之名發布一個新補藥，其招股章程煞有介事地言：

本公司設在味蓴園左近，專運暹羅、呂宋、新加坡、南洋各埠各種燕窩，並用機器精製燕窩糖精，事半功倍，洵稱佳品。按燕窩一物，中西人士咸知補益身體，為日用必需之品，將來生意自然興旺。本公司大公無私，與人同利，誠能保其利權。惟工務轉運，需本浩繁，誠非一人之力所能獨辦。茲擬集股本一千份，每股五十元，共合本五萬元，歸孫鏡湖經理，按年八厘行息，憑折支取，年終匯結，餘開銷外，所得餘利作十五股份派，各股份共得拾股，經理人得五股。凡附廿股者，可以薦一人來本公司辦事，以便量才器使，或充外埠買辦。本公司除經理人自認五十股，目下業已招定二百股，尚有七百五十股，專招中國各省士商及旅居外國華人，所有股本存上海銀行。凡仕商欲買股份者，請至本埠京都同德堂孫鏡湖、或楊泰記楊子京、或金利源林慕放、或衡泰茶棧董杏仙等處，便知詳細章程，遠埠願附，函寄英大馬路中市一百四十九號門牌本公司帳房。當由原班寄覆，自八月初十日收起，至九月三十日為止。[34]

其實這個招股章程不過是一種高度自我標榜和愚弄幼稚讀者的手段，也是孫鏡湖聯絡上海有權勢者的策略，係孫鏡湖為推出燕窩糖精所做的「熱身」活動，藉招股之名炒作燕窩糖精的價值與吸引潛在的有錢讀者的注意，因為只有向消費者灌輸燕窩糖精由西方製造、花費甚巨的印象，才能增加燕窩糖精的身價，同時也便於銷售暢旺。

大概到一八九七年七月底，這個燕窩糖精正式上市，孫鏡湖開始僱人為之大肆鼓吹。他首先借一個所謂葡萄牙人「錫克思」名義發布廣告，從燕窩及其分類談起，宣傳燕窩糖精的效用與價值，建構時人關於燕窩糖精的知識，其立足之基礎即在於時人「補」的需求與強調燕窩作為貴重補品的優勢與價值，由此引出自家產品燕窩糖精的重要特色——用西方現代的「機器」和「化學」方法製造的新式補藥：[35]

原夫補之為輔也，所以輔其不足而成之也。故凡一事一物，須有補益。語雲不無小補，甚矣，補之於人大矣哉！然未易言也，補之不得其道，非徒無益，而又害之矣！惟藥亦然，參術棉芪，皆補劑也，遇不能投之時，而又屬不得不補之證，輕試之，必橫中，如人家之敗子，妄與多金，實足以濟其惡而速其禍，故官場津貼不稱補劑，而稱調劑。蓋投劑必調，此燕窩一物所可貴也。其品精妙，其氣清貴，其味平和，此藥物中之飲食，即飲食中之醫藥，無病者即可用為飲食，常服能助人清靈之氣，開胃健脾，添精補髓，生津液，美容顏。蓋人參補氣，羊肉補形，燕窩則補神也，有病者服之，能撫正氣而受攻，藥寓調於攻之中，較病後且事半而功倍，因燕窩與各種藥品均無妨礙，雖外感未清，內鬱未暢，不致閉門戶而阻關隔。雖病至垂危，萬不能輔之時，服之可望延治，縱不見功，必獲小益，亦可盡孝子仁人不得已之心。然尤未易言也，其取用雖藥中之飲食，究不似布帛菽粟之易購而易識，貨有真偽，產有優劣，潮有輕重，毛有多寡，閩廣間均有偽造之戶。成紮者謂之扇燕，風動而發毛皆飛，整盞滿網雪白可愛者，謂之禮燕，官場送禮裝以錦匣，皆偽物也，明者輕之而不食。真偽優劣，非博物君子，莫能辨之。至於窮鄉僻壤獨善之士，購買匪易，摘洗維艱。此本公司清補燕窩糖精之所由創也。本公司煞費苦心，悟其新法，股集鉅款，不惜工本，

> 直入南洋暹羅等處，督辦上品，以機器去其毛疵，以化學取其精華，調以真味，造成糖精，從廉定價，以廣招徠。大匣四元，小匣二元。上海由京都同德堂經售，俾賜顧者辨色認味，自知功效。本公司貨真價實，意圖久遠，決不欺人而自欺也。本公司分設上洋英大馬路泰和里對門一百十七號門牌。此布。華興南洋燕窩公司督辦錫克思謹啟。[36]

這樣對一些科學名詞似是而非的使用，頗能迷惑一部分趨新的消費者。後來，在一個休寧人署名的歌頌燕窩糖精的諛文廣告中，特意將「化學」通俗化，說「化學之理本具于人生食飲之間」，讚揚孫鏡湖為避世亂，才「以醫隱於滬，邇得太西燕窩糖精之法」。[37]這裡的諛辭將「西裝化」的燕窩糖精同傳統的滋補觀念進一步結合，希望能吸引更多似懂非懂的趨新消費者購買燕窩糖精。此種敘述手法，後來也屢屢為其他藥商採用。

孫鏡湖在這時的廣告中又說燕窩糖精用途廣泛，攜帶方便，效能突出：「外則以之敬上憲，內則以之奉老親」，「其補益身軀實覺不可思議」，「即士人攜帶入場，客商攜帶就道，亦復可以隨時服用，添精補神，潤肺生津，開胃健脾，固腎和肝」。[38]由此，孫鏡湖將燕窩糖精的主要銷售對象預設為官員、學者和商人，他們皆是有經濟能力可以購買得起燕窩糖精的潛在消費者。

為提高知名度和便於一般消費者購買，孫鏡湖還特意委託當時滬上著名遊覽勝地張園（味蓴園）代為銷售燕窩糖精，因為「滬上味蓴園為中西人士樂遊之地，禮拜日不約而至者，不下數萬人」，「近來購者日多，承園主人俯允，懸牌寄售，俾世之養生家可以隨時求之也」。[39]孫鏡湖亦將燕窩糖精在上海暨外埠的分銷處不斷在廣告中發布，提醒讀者認準其商標和包裝。[40]

可惜的是，有關燕窩糖精這個產品的構成成分和發明由來，我們現在並沒有確切的資料可以探知其幕後情形，然而從孫鏡湖以往的廣告宣傳表現及實際作為來講，我們可以很容易推定，該補品的成本與效能肯定不會像孫鏡湖宣傳的那樣昂貴、那樣神奇。當時的旁觀者及後來者對燕窩糖精的成分和發明經過曾有過一些簡單的記載或推測，《醫界鏡》、《商界鬼蜮記》和《醫林外史》等小說中則對之有較為詳細的描述。只是上述文獻中關於孫鏡湖同燕窩糖精的記載與描述，皆是負面，正如時人丁福保所言：

又燕窩不過食品，今市間忽有燕窩糖精一物，不知果屬何用，遂以數百文之物，索價至四元之多，於是白木耳糖精又接踵而起矣！嗚呼！我中國不申偽藥之禁，遂使此等人得售其奸慝，可歎也！[41]

晚清幾個小說中的說法與前引丁福保見解類似，皆認為燕窩糖精完全是假貨，內中根本不含燕窩成分，也沒有滋補作用。這些小說對孫鏡湖具體的造假細節描述得非常詳細和生動。

先看小說《商界鬼蜮記》中對「沈金吾」發明燕窩糖精情況的敘述：

（沈金吾）向夫人拿了十塊錢，叫個夥計，到間壁趙萬成南貨店內，買了一百斤的次白糖，又到間壁廣東茶館內，請了一位熬花生糖的司務，在自己店內，揀了一對蟲蛀假鹿茸，一一齊備，叫娘姨揀那一副熬鴉片的器具，什麼紫銅鍋、小風爐、竹片、黑炭等類，擺滿了一天井，這才叫熬糖司務，升火熬糖。沈金吾自己站在旁邊，督工指揮，生怕那熬糖司務偷他的白糖，兩隻眼睛的溜溜朝著他望。這時已是十月天氣，穿了一件寶藍緞子馬蹄袖的銀鼠袍子、天青緞子、珠皮出風、四方馬褂，腳踏京靴、頭戴小帽，籠著兩手，在天井內踱來踱去，顧盼自雄。他夫人穿了一件元色外國花緞珠皮襖，元色湖州縐紗百折裙，頭上戴了珠花，手上戴了鑽戒，卷起袖口，拿著刀子，在那裡將一對鹿茸，細細的切成小粒，旁邊立著一個小丫頭裝水煙，足足鬧了一天。到傍晚時候，一百斤糖，方才熬乾，收膏成塊，沈金吾親自指點，命熬糖司務切成一塊一塊，同梨膏糖一般，每一塊糖上面，灑一粒鹿茸，及至鬧得清楚，已是三更時分。次日自己跑到紙紮店內，照糖的大小，做了一千個紙盒，又照盒子的大小，印了一千張仿單簽條，這才到各處報館去登廣告。[42]

再接著看《醫界鏡》中對「胡鏡蓀」（即孫鏡湖）發明燕窩糖精情況的敘述：

> 今年四月內，因有事到吳松江邊，看見網魚船，網起許多小白魚，即俗名人魚，鏡蓀取了兩三條，到鼻內一嗅，覺得有些腥味，而肉色潔白可愛，曬乾起來，可以混充官燕，當時想道：將這物充當官燕，研了粉，和入糖霜，做了圓子，必定適口。現在上海的人，那一個辨得出真假？我倒可以借這樣東西，發一注大財呢，即向魚船說道：「你們網的小白魚，通統賣與我，要多少錢一斤？」漁船家答道：「四十錢一斤。」當即買了數十斤回來，在太陽下曬乾，研成細末，和入糖霜，配製妥當，裝好玻璃匣子，美其名曰燕窩糖精，價銀大匣兩元，小匣一元，初起無人知道……想來想去，只得暗地裡請了許多讀書人，日逐做糖精的贊詞，登在報紙，或託名那一省有病的人吃了糖精，宿病皆除，或說某某虛弱的人，吃了糖精，精神強健的話，又將贊詞編成一本，每買藥一元，送他一本。人都信以為真，不到數月，燕窩糖精的名，幾遍數省

了……[43]

《醫林外史》這篇小說中也有較為詳細的描述，其中說到「沈徵五」突然想起一發財妙計，就是利用燕窩賺錢：

> 燕窩一物，是富貴人家常服之品，我們何不將計就計，把燕窩兩字頂在頭上，買了幾斤白糖，熬成糖塊，就此鋪張揚厲登起報來，不怕他們不來上當。[44]

按照此創意，「沈徵五」不顧妻子的勸誡，開始付諸實施：

> 沈徵五自從那日起就買了幾簍白糖，如法炮製，又恐沒有燕窩味兒，就拿魚腥榨了汁水，摻在糖內。當時題了招牌，叫南洋中興燕窩糖槾公司，又買了許多玻璃盒，印刷許多仿單，裝潢得美麗無匹、精緻絕倫。另外又請人做些詩詞小品，訂為一冊，題曰《燕窩糖槾小譜》，逐日把譜內的大作去登報表揚。一面又把滑頭糖槾去送幾家報館。這報館得人禮物，自然要替他消災兩句。當時就有《看花日報》（或暗指李寶嘉

創辦的《遊戲報》）主筆替他揄揚起來……[45]

或許是受到上述說法的影響，後來也有人指出，這個所謂燕窩糖精，其實全無燕窩，「實則糖精而附以雜品，借燕窩之名以欺人耳。」[46]之後，亦有人認為：

燕窩糖精為二十年前上海風行之一種食品，號稱用暹羅燕窩煉製，為滋補聖劑，實則係湊糖摻以香料，混合而成耳！賣價奇昂，制售者獲利倍蓰。然其內幕，當時知者甚鮮，一般文士尤樂為之揄揚。[47]

有自謂知道內情的人還說，孫鏡湖的燕窩糖精就是蘿蔔與冰糖的混合，成本極低，獲利豐厚，但其實質本無療效和滋補作用。[48]

以上這些材料中的描述雖有一些出入，然而也有諸多共性，皆指出燕窩糖精其實並無燕窩成分，主要由糖精構成，燕窩糖精之所以大賣，是因為孫鏡湖拿捏準消費者心理，善做廣告的緣故。

在此後大量的報刊廣告轟炸下，燕窩糖精在上海迅速走紅，用孫鏡湖在廣告中的描述是：

「數月以來業已風行海內，爭購者不絕於途，賞鑑家互相傳頌，序記銘詞書不勝書，並蒙潮海、湘帆兩官輪回楚購呈大府，其功效簡便迅速，想邀四方所深信也。」[49]當然，前引表達只是孫鏡湖的誇張之言，意在嘩眾取寵，然而無可否認的是，燕窩糖精獲得了很大的成功，吸引了眾多不明就裡的消費者上當受騙，讓孫鏡湖「獲利厚而易」。[50]如《醫界鏡》所言：「人都信以為真，不到數月，燕窩糖精的名，幾遍數省了。數年來，被他賺去洋錢，不下數萬元。」[51]孫鏡湖由此也成為時人眼中的上海三大滑頭之一。[52]

四、文人吹捧

在孫鏡湖的諸多廣告花招中，大量的文人吹捧燕窩糖精的諛辭頗讓人印象深刻。那麼孫鏡湖到底收買了哪些文人呢？這些文人又是如何為孫鏡湖及其燕窩糖精吹法螺的呢？以下我們就根據現有資料簡要列舉幾個著名文人的諛辭。

作為晚清上海的資深報人，沈毓桂翻譯了大量西學著述，也撰寫了大量報刊時論，影響時人匪淺，在上海文人圈富有聲望。當然，此人最輝煌的經歷是輔助林樂知編輯《萬國公報》，並一度擔任該報的華文主筆長達十餘年，為該報撰寫大量鼓吹維新改革的論說。所以當燕窩糖精推出不久，精明的孫鏡湖馬上找到沈毓桂，請其為文揄揚。年近九十高齡的沈毓桂也不負所托，赤膊上陣，充分發揮文人的豐富想像力，從個人的歷史談起，巧舌如簧，生造其西方來源及「化學」製法，再將平生功業同燕窩糖精建立密切聯繫，由此凸顯燕窩糖精對於個人健康之價值，進而暗示讀者都應該購買燕窩糖精滋補身體：

僕年垂九旬，頹然尚在，屢辭筆政，獨養天和，每值午榻留雲、丁簾對月，與二三知己，酌酒譚詩，興復不淺。雖素藉讀書養氣之功，亦未始非服餌滋生之力。疇昔西友每饋燕窩糖精，服之精神為之一振，惜重洋數萬里，欲購維艱。客歲南洋華興公司精製燕窩糖精，分局海上，得以就近購服。考其制法，取地道燕窩，以機器去其毛疵，以化學擷其精華，調以真味，製成糖精，功效非常，能開胃健脾，填精補髓，生津液，美容顏，隨時酌服，立見應驗。嘗之有味，服之有益，實非尋常藥餌所可及其萬一也！豈不欲人人躋於仁壽之域哉？憶昔美國進士林君樂知，創著《萬國公報》，僕實掌華文迨二十載。又立中西書院於滬上，亦已十有四年，聘僕入院，尊為掌教，必孜孜焉栽培後進，夙夜匪懈，不憚勞瘁，然一生心血，日漸耗散，故飲食起居，慎之又慎。幸承華興公司惠我糖精，助我精力，尚不致疲乏，皆得力於此。拙著《匏陰盧詩文合稿》、《雲薲吟館尺牘》，以及《養正編》，已梓行於世矣，尚有數種因乏刊資，未能即付手民。噫！僕壯不如人，自慚燭武；老猶作客，敢比馮唐，每以鬻文賣字為活，寒暑無間，著作日富，精神日憊，然猶耳目聰明，手足便捷，實由日服糖精之效。總之，藥補不如食補，此正藥餌中可作飲食，飲食中可作藥餌者。況得其精華，制法美備，無懈可擊，人人共曉，不待鄙人贊詞而已可流行於海內矣！惟是屢承嘉惠，實感盛情，爰書數語以志之。光緒二十三年，歲在丁酉秋九月，南溪贅叟沈毓桂壽康甫識於滬城寓齋，時年九十。53

有意思的是，華興公司的燕窩糖精才剛剛問世，沈毓桂卻在贊詞中特意暗示燕窩糖精早被推出，且華興公司早已贈送過他。如此罔顧事實，不惜編制大量謊言為燕窩糖精背書，沈毓桂目的何在？雖然我們對沈毓桂被孫鏡湖收買的背後情形並不清楚，然而透過沈毓桂「尚有數種因乏刊資，未能即付手民」、「每以鬻文賣字為活」的自白，我們或可大膽猜測，之所以沈毓桂願意具名為燕窩糖精公然唱讚歌，正是由於孫鏡湖答應出錢幫其刊刻「未能即付手民」的著作吧？

而在《采風報》上的沈毓桂該文還被孫鏡湖附加有按語，先錄有盛宣懷之父盛康讀沈毓桂該則廣告的感受：「養生之物備矣！多矣！莫知所從焉！今讀史編，洞若觀火。試之，誠非虛譽！八四老人盛康拜。」[54]接下來按語又敘述孫鏡湖與諸多上海商界、學界人物如鄭觀應、王韜等的結交情況，乃至孫鏡湖夫婦也藉參與梁啟超等人在上海創辦的中國女學堂活動，及通過一些詩文交流，認識了更多趨新人士的事情。按語最後又敘述了薈萃各個名人品題燕窩糖精作品的《燕窩糖精譜》的出版情況。真真假假、虛虛實實，不由得讀者不信。

當時的學界領袖俞樾亦曾被孫鏡湖利用收買。他之前就曾為孫鏡湖的京都同德堂贈送過牌匾「存心救世」，到之後燕窩糖精發賣時，俞樾又現身說法，不但題詩相贈，而且還撰寫訣文，替孫鏡湖的燕窩糖精背書，其敘述手法同沈毓桂的訣文頗有相似之處，都講自身服藥體會，但俞樾這裡對燕窩糖精本身的歷史並沒有敘述，也沒有自我表揚自己的光榮歷史，這同沈毓桂的巧舌如簧存心欺瞞讀者並不完全相同：[55]

> 鏡湖仁兄先生足下：久仰清譽，馳思良深，恒以山水阻長，末由快聆麈教，悵何如之！憶戊戌歲，徐君蔚卿見贈燕窩糖精一匣，裝潢精緻，知係藥物珍品，服之果獲奇效。自此屢承諸友惠賜，每當茶餘酒後，調服一盞，勝飲百劑參苓。自幸年逾八旬，猶能燈下作細字，殊可感也，語見拙作小序中。去臘戲題小詩兩絕，詎意初稿流傳，

渥蒙青睞，刊之棗梨，且感且愧。竊思滬上為人文淵藪，必有燕許之手筆、徐庾之文章，私衷惓惓，竊欲一窺全豹，倘蒙不棄，賜閱一過，感謝多多矣！並有敝友徐蔚卿回文體詞兩闋，係補取第十，門下綠琴女史七律六章，係特等第十四，務希推愛，各賜一編為幸。祇頌升祺，伏維荃照，曲園老人俞樾頓首。[56]

無論如何，有俞樾這樣的名流學者為之揄揚，燕窩糖精的身價自然水漲船高。

作為上海十里洋場的明星文人，《同文滬報．消閒錄》主筆周病鴛也曾為燕窩糖精寫過諛文《華興燕窩糖精辨》，內容同樣出格異常：

客有遊歷四方，周行天下，足跡所到，必講求物產美惡，價值貴賤，經數十寒暑矣！月前來滬，與予述及華興燕窩糖精，遂有意難予。曰：海上寓公有年，勤求物理，見聞較確。夫燕窩，滬上所售者

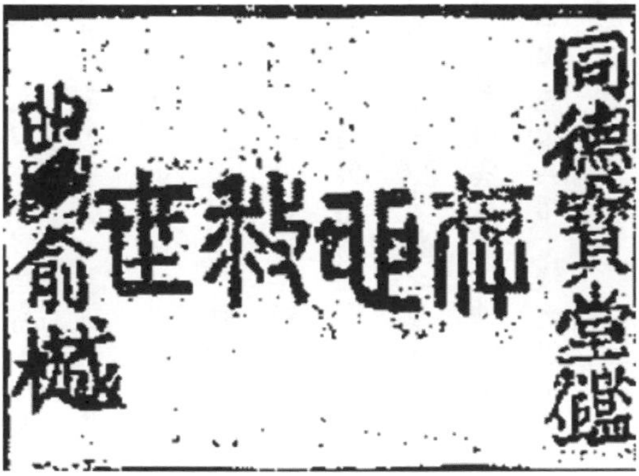

圖 3-5　俞樾贈之「存心救世」牌匾。《申報》，1895 年 5 月 22 日。

不一家，而中西人士購用，往往推尊於華興，在何故？予答之曰：華興燕窩，鄙人躬受其惠，目睹其妙，非閩粵所造之偽物可比。凡他家所有禮燕、扇燕、箚燕、絲燕、囊燕、熏燕，名目一概不備，獨入南洋暹羅等處，選其上等，剔其精品，此推尊之所由來也。客曰：君既知其來歷矣，然燕窩而必製成糖精又何故？予曰：凡補物之味適口者稀，而燕窩味甚平淡，毛疵滿布，購者每以未便而止。華興公司悟其新法，始以機器去毛疵，繼以化學擷精華，調以真味，製成糖精，無論有病與無病，盡人可服，且隨時可用。客乃喟然歎曰：異矣哉！天下竟有若之奇貨哉！夫以貨物之真，如是制法之妙，又如是而定價，不圖厚利，真所謂價廉物美者，有裨益養生家，造福不淺。今而後，此中工用，吾盡知之矣！幸謝……吾客既去，予遂詮次其語，錄之以告博物者，名之曰糖精辨。丁酉仲秋蘊寶樓主周忠鑒聘珊甫識於海上。[57]

周病鴛上述文字，用對答形式展開，虛構事實，生造功效，不僅大肆讚揚滑頭藥品燕窩糖精，而且還刻意貶低孫鏡湖的競爭對手，在在顯示出上海文人為無良藥商鼓吹的賣力程度和肉麻指數之高。

小說家吳趼人亦曾為孫鏡湖的燕窩糖精撰寫過諛文——《食品小識》，該文同樣是借吳本人的所謂服藥體會來表彰燕窩糖精的功效，採取欲揚先抑的書寫策略，通過藥品比較和親身感受來揄揚燕窩糖精，敘述策略類似沈毓桂等人：

> 餘生平於服食之品，素不講求；于藥餌則尤不加意，蓋體氣素強，無需此品也。即從前征逐時，日禦珍饈，而不知其腴；後來閉門株守，日食青韭黃齏，亦不覺其淡。惟於甜品，則不甚喜之。據醫者雲：此亦脾胃無恙，方克臻此也。入今年來，時覺困倦，飲食銳減。自念壯已如是，老更可知，乃思所以調補之。質諸醫者，或勸禦六味丸，或言服兩儀膏。試從之，三日無效，輒棄去。蓋餘性急躁，每服膏、丸等，必須以鹽湯為引，或須沸湯調沖，沸湯不可遽得，必坐俟良久，始克進服，殊不耐也，家人輩乃勸服湯藥，餘益不耐。今秋薄遊吳門，中秋之夕，適在旅舍，對月悶坐。夜將半，覺餒甚，檢點行篋，得華興公司燕窩糖精一匣，姑試嘗之，覺甜沁心脾，食片許，藉以點茶而已。食後覺雖未飽，而殊不饑，猶未為異也。晨起食驟進，午後姑再進之，習以為常。數日後，隨友人游虎丘，往返步行，幾三十里，殊不覺倦，於是始知此糖之益，決意常服。友人有知之者，鹹來索取，惜攜帶無多，不能遍贈耳。蓋其以藥品而能代餅餌，且取攜甚便，無藥引調沖之煩瑣，故人皆樂用之也。所尤奇者，

餘性不喜甜，服此糖則脾胃皆納，試食他甜品仍不受也。是豈燕窩之功歟，抑別有法以制之歟？還請質之公司主人。丁酉仲冬，南海吳趼人識。[58]

燕窩糖精的真假虛實，當時的吳趼人不會不知，但依然願意具名為孫鏡湖大吹法螺，明顯可以推測出其間存在利益交換。

孫鏡湖還收買文人從養生與衛生角度歌頌燕窩糖精，藉此重點強調燕窩糖精的西方背景和技術特色，點出燕窩糖精是來自於西洋的「衛生之至寶」，很符合求「補」之人的滋補需要：

美味珍饈，古今同好，大聖人食不厭精，膾不厭細，是精細為衛生之本。《鄉黨》載之詳矣！然人生賦質，既有強弱之分，必有修短之別，此補身之物不可不講求也。參術苓蓍，謂之佳品，識者猶患其偏補，每不敢輕於嘗試。惟燕窩則不然，善能清補養生種子，功用無窮。惜其毛疵未清，摘洗匪易，食之者雖不乏人，無非假手奴僕，日奉供養，而於用客天涯行旅舟車，尤屬未便，即使出以多金，尚苦咄嗟立辦，殊可慨焉！西士錫克思君有鑑於此，客歲股集鉅款，在葡萄牙國京城創設燕窩公司，分設上洋，督辦上等燕窩，以機器去其毛疵，以化學取其精華，製成糖精，較西洋所制，其色愈白，味甘質美，品式新奇，士商樂用，得此而有病即痊，及弱體轉強者，指不勝屈，效驗風行，名傳遐邇，固不待鄙人贅述矣。夫人情大抵畏難尚簡，世之素食燕窩者，果能改弦易轍，知糖精厥工，可省神效雲，速而爭購之，從此中西人士養身有資，所謂衛生之至寶者，非耶？賞鑑家謂飲食中藥物，藥物中飲食，豈虛譽哉？是為序。光緒丁酉季秋華陽劉紫貞識於滬瀆。[59]

進一步，孫鏡湖後來還讓人以患者「徐元炳」名義發布謝文，稱讚燕窩糖精對於治療各種疾病也有奇效。[60]

不僅有以上中國人等出面，甚至連林樂知這樣曾擔任過《萬國公報》主筆的外國傳教士，亦曾具名稱頌孫鏡湖及其燕窩糖精：

孫鏡湖司馬以皖南之名士，作滬北之寓公，出其先人秘笈，虔製藥餌，在上海英大馬路分設京都同德堂藥局，二十年來活人甚眾。茲蒙惠合創南洋華興燕窩公司，燕窩糖精以西法泡制，如精金之百煉，而始成此品也。爰書數語，以志謝忱。林樂知識。[61]

通過廣告詞中的說明，我們很容易找到答案：原來林樂知也是南洋華興燕窩公司的一個股東，他自然樂意為孫鏡湖的燕窩糖精唱讚歌了！後來，林樂知的這個讚詞還特意被孫鏡湖放進燕窩糖精的包裝盒中，作為防止別家假冒的措施之一。[62]

除了收買十里洋場上的這些大小文人與報刊主筆，孫鏡湖也網羅了一些醫生為燕窩糖精背書。像一個在上海開業經常於《申報》上做廣告的所謂孟河良醫巢崇山，他就為孫鏡湖具名發表過〈題華興公司燕窩糖精記〉的歌頌文章，從醫學方面闡發燕窩糖精子虛烏有的滋補功能，為之大唱肉麻讚歌：

歲丁酉臘月八日，同德堂主人以華興公司燕窩糖精見饋，受而嘗之，甘香適口，味美於回。擷南洋珍貴之精，得西國和調之法，幾經錘煉，並斯二難，誠哉！良工之苦心，神州之創制也！夫人生飲食，入胃賴脾，氣輸精上歸於肺，復由肺宣布五臟，以營養百脈，不及則弱。糖精正補脾胃，合燕窩以益肺金，苟食之以時，毫無間斷，則脾胃既受其養，而五臟百脈永無積弱之虞矣！豈曰小補之哉？他如品式之新，取攜之便，功效之繁，諸君子言之綦詳，可無贅述，抑僕更有說焉。中土嗜洋煙者日益眾，而因是致疾者日益繁，求其穩妥周詳，不煩克制，而自然弭害者，尤莫如燕窩糖精。

> 蓋煙味辛苦，最傷中氣，煙性峻削，大耗真陰，而燕窩能養陰，糖精能補中，無福氣稟厚薄，總使辛苦峻削之品，無所肆猖獗於其間，一舉而數善，備勝於參茸之不能漫餌多矣。習聞主人樂善為懷，箕裘克紹，手制良藥數百種，廉價濟人，數十年如一日。今復別出心裁，禮延西士，制此妙物，餉遺士夫，行見頌聲，遍於寰區，齒芬流於閭里也。詎不偉歟？僕言之不文，不足為主人重。迭承嘉惠，輒書而揚之。武進巢峻記。[63]

「投之以桃，報之以李」。稍後，孫鏡湖也在《采風報》刊出的該記之後增加附言，吹噓巢崇山為孟河良醫，醫術高明，在上海開業「數十年如一日，活人無算」，「名公巨卿不遠千萬里」前來就診者「指不勝屈，報德之詞頌遍海內」。[64]晚清乃至近現代中國的藥商與醫生相互勾結騙人牟利的情形，由此案例可見一斑。

類似多個上海名流署名的燕窩糖精記或者序言被孫鏡湖刊布在當時的《申報》、《新聞報》、《中外日報》、《采風報》、《寓言報》、《遊戲報》、《同文滬報》、《華字日報》、《蘇報》、《廣報》等報刊上。僅以留存非常不完整的《采風報》為例，保留下來的該報上即刊有沈毓桂、劉紫貞、周病鴛、巢崇山、王仁俊、何材植、白雲詞人等署名的諛文。再以一八九九年九月十六日到一八九九年十月二十三日一個多月的《中外日報》的廣告為例，其中至少出現過以下多種諛文（包括諛信、題跋等）：「白雲詞人」的《華興公司燕窩糖精論》、林樂知的《錄〈萬國公報〉主人謝惠燕窩糖精》、徐庚吉的《燕窩糖精文下》、鄭鴻鈞的《孫鏡湖司馬贈燕窩糖精，作此謝之》、《新聞報》館主人的《飲食不忘》、悅庵主人沈敬學的品題《孫鏡湖司馬以新法制燕窩糖精》、息園居士李根源的《華興燕窩糖精三首之一》、味雪主人林賀峒回應息園居士的品題《息園詩老》、衢州幸樓主人詹塏紫的《題燕窩糖精譜》、海昌李渶制的《續南洋華興公司燕窩糖精》、黃岡林道生的《謝孫鏡湖司馬惠制燕窩糖精並序》、臥廬生程麟的《記華興公司燕窩糖精有益於世》（上、下）、浦江野吏黃宗鱗的《詠燕窩糖精詩句七絕二章並序》（上、下）、香山劉學詮的《回生妙劑》、湯丙臣的戲作《燕窩糖精時文》、癖花禪的《華興公司燕窩糖精贊》、新安程霑的《詠燕窩糖精七古》、新安汪信儒的《燕窩糖精銘，仿劉禹錫〈陋室銘〉》、□□居士（一八九九年十月十四日）的銘感《華興公司燕窩糖精》、蔣一桂的《華興公司燕窩糖精說》（上、下）、休甯程家□的《燕窩糖精小引》、江夏陳夢湖的《燕窩糖精小引》、補園主人的《詠燕窩糖精七古一什五律二章》、漢上適盦老人的《詠燕窩糖精七古》、吳趼人的《食品小識》、吳昌言的《華興公司燕窩糖精跋》等。這類比比皆是的文人諛辭，憑空想像與書寫燕窩糖精的功效，正杜撰出所謂

「五大洲之稱頌者，書不勝書」的虛假盛況。[65]之後，燕窩糖精「行銷海上，多閱春秋，先後署榜見惠，相與表章者」，名流和達官眾多，至少包括李翰章、嚴筱舫等幾十人。[66]孫鏡湖將這些真真假假的大小文人、醫生、患者和官員乃至所謂消費者稱頌燕窩糖精的文章在當時各報上廣為發表，大做廣告。

同時，為了加強廣告效應，堆積出燕窩糖精受到的讚美與歡迎程度，孫鏡湖還曾借助李寶嘉主持的《遊戲報》發起徵文，利用文人的應試熱情與競勝心理，邀請各地文人參與，圍繞燕窩糖精撰文抒情，並仿照科舉文的撰寫程式與點評方式，孫鏡湖讓這些徵文由沈毓桂評判

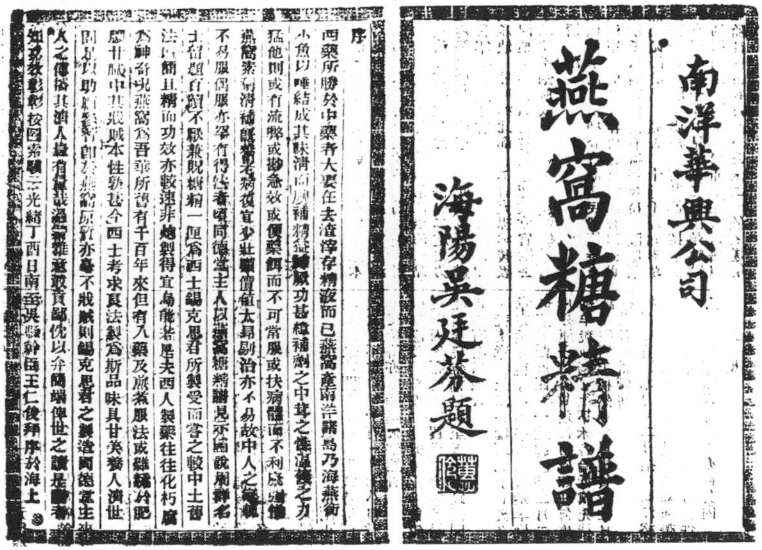

南洋華興公司

燕窩糖精譜

海陽吳廷棻題

序

西藥所勝於中藥者大要在去渣滓存精液而已燕窩產南洋諸島乃海燕銜小魚以唾結成其味清[illegible]補精[illegible][illegible]功甚[illegible]補劑之中茸之[illegible][illegible][illegible]之力猛他則或有流弊或[illegible]急效或[illegible]餌而不可常服或扶病[illegible]而不利[illegible][illegible]燕窩素稱[illegible]補[illegible][illegible]老病[illegible]宜少壯[illegible]價值太昂[illegible]治亦不易故中人之[illegible][illegible]不易服偶服亦罕有得[illegible]者[illegible]同德堂主人以燕窩糖精譜見示[illegible]閱[illegible]名士[illegible]題[illegible]不[illegible]兼[illegible][illegible]痾一[illegible]爲西士錫克思君所製受而嘗之較中土舊法[illegible]簡且精而功效亦較速非炮製得宜烏能若是夫西人製藥往往化朽腐爲神奇況燕窩爲吾華所謂有千百年來但有入藥及燕煮服法或[illegible][illegible]於肥腴甘膩中其[illegible]賊本性孰甚今西士考求良法製爲斯品味具甘美務人濟世因[illegible]以助[illegible]即[illegible]燕窩原質亦毫不戕賊則錫克思君之製造同德[illegible]主之人之[illegible][illegible]其濟人[illegible]有[illegible]哉[illegible]雅意敢貢鄙忱以弁簡端俾世之讀是譜者知[illegible][illegible]彰彰[illegible]光緒丁酉日南吾[illegible][illegible]王仁[illegible]拜序於海上

圖 3-6 《燕窩糖精譜》。《中外日報》，1899 年 4 月 19 日。

優劣高下之後，[67]組合裝訂成一冊《燕窩糖精譜》（後該書又增加內容變為《增廣燕窩糖精譜》），再讓名流文人或官員題簽與作序擴大聲勢，免費分送給購買者，或者遠方的函索者。前引俞樾諛文即顯示俞樾一女弟子和一友人曾參加孫鏡湖的徵文活動。而俞樾（曲園老叟）亦曾親自參與過這個徵文活動，並被評入「超等十五名」中，獲贈「印色一提、《四雲亭》一部」；其餘「特等三十五名」、「一等五十名」亦各有禮物贈送，喜歡在媒體上拋頭露面的女文人吳芝瑛手抄的《瘞鶴銘法帖》，則被作為三十五位特等獎獲得者的禮物。[68]徵文活動中獲獎的這些贊辭又會被孫鏡湖發布在接下來的報刊廣告中，作為燕窩糖精不斷受到消費者青睞的新證據。可以說，近代上海文人大規模諛藥、諛醫的風氣即由孫鏡湖開創，之後又為各個藥商爭先仿效，流毒無窮。

在這樣的廣告轟炸下，讓燕窩糖精銷路暢旺，成為很多有錢、有地位消費者的滋補品。像當時一個著名書畫家、被革職的官員吳大澂（一八三五－一九〇二）即曾向其身體「違和」的「大兄」推薦服用燕窩糖精，認為「常服能化痰、補肺、生津液，似於貴體甚屬」，並托人「帶上一匣」，建議「或用開水沖服，或隨意當小吃，其味甘香可愛」，假若服用後有效，「如可生津補肺，隨後陸續寄上可也」。[69]

五、同類相殘

所謂「偽假之事，以上海為最甚。每出一流行貨物，必有假貨以對峙之。」[70]目睹孫鏡湖燕窩糖精的成功，其他一些上海奸商馬上效尤，一時之間，至少有三家類似的燕窩糖精公司成立，即廣英燕窩糖精公司、大隆燕窩糖精公司和暹羅同興公燕窩莊等。它們開發出諸多以燕窩命名的補品或藥品，像燕窩糖精粉、麥精燕窩清補糖汁、麥精燕窩糖精汁、燕窩糖精條、人參燕窩汁珍珠粉、燕窩珍珠牛髓粉、燕窩肥兒餅杏仁露之類。暹羅同興公燕窩莊除發賣「燕窩糖精條」外，還開發出「燕窩糖精花」、「燕窩糖精珠」、「冰燕湯」等產品，標價一樣是大盒四元，小盒兩元。[71]

風行草偃，連一些所謂的在華西人藥商也不甘落後，紛紛效法，聲稱開發出類似的燕窩製品，如「泰西括打藥房」聲稱自己開發出燕窩製品——燕窩玉液，[72]坎拿脫生髓廠聲稱發明出燕屑參末牛髓粉，[73]濟生公司宣布「細參化學新法」發明出綜合補藥麥精燕窩牛髓糕，[74]一個名為「新加坡衛生公司」則聲言自己開發出「人乳燕窩珍珠牛髓粉」，[75]諸如此。這些藥品在廣告中皆同樣宣稱自己大補，能養生壯陽，益壽延年，適合作為送給官員的禮品。這正像時人在小說中所言：

> 說也奇怪，不上半年，竟把燕窩糖精四字鬧得沸天揚地、四海聞名了。就有一般貪利之徒，窺穿伎倆，襲了糖精名詞，什麼華夏公司（引者注：或暗指廣英公司）嚇、道隆公司（引者注：暗指大隆公司）嚇，漸次出現。更有不甘蹈人窠臼的，又想出許多法兒，又是什麼燕窩糖珠牛髓粉，立了許多名目。所謂利之所在，人爭趨之。[76]

這些後起的藥商直接以孫鏡湖為模仿與超越物件，從廣告宣傳到廣告手法的採用，都仿造得如同華興公司的一樣：如燕窩的品質介紹基本相似，製造方法一樣，產品所標價格一樣，甚至連廣告的標題亦大同小異，而且都標榜自家產品才是來自暹羅的正品。

最重要的是，孫鏡湖的這些競爭對手同樣在報刊上連篇累牘做廣告，大登消費者的感謝信函。如最早效尤的廣英公司即曾多次發布不同的消費者推薦函，借機宣傳自家燕窩糖精的滋補效用，其中一則即言：

> 僕身弱多病，一切大補之藥俱不宜進，幸友人指知上海英大馬路五福弄對門泰和里內廣英大公司創制燕窩糖精，乃清補之妙品，即函托申號裕源公代購四大盒，計洋十六元，如法沖飲，遺精亦愈，吐血亦止，飲食加增，步履身輕，痰消氣順。足見海外珍

品，遐邇馳名，真壽世之靈丹，衛生之妙藥也。友人言近有冒名射利之萃輿，招牌價名相同，切勿誤購等語。僕恐有害於人，不得不表而出之，此布。漢口鎮河街裕源公字型大小施仲英拜手。[77]

由此可以看出，廣英公司的廣告敘述方式，以及發賣的燕窩糖精價格等，皆雷同於孫鏡湖的燕窩糖精。

稍後追隨的大隆公司則有過之而無不及。該公司雖屬後起，但在廣告投入上並不弱於孫鏡湖，故與華興公司的燕窩糖精廣告相比，完全不落下風。如該公司亦會找一些諸如書院山長之類的文人、醫生、地方官員為其唱讚美詩與贈送匾額，這些頌詞多是將之前歌頌華興公司刊發的燕窩糖精訣文進行一番改編加工。[78]大隆公司甚至買通《新聞報》館，請其在最重要的第一版專門發表兩篇「論說」——《壽世藥言》和《醫國藥言》，[79]替大隆公司發賣的燕窩糖精大力吹噓。而當華興公司的燕窩糖精宣布漲價時，大隆公司馬上跟進上漲至同樣的價格，並暗批孫鏡湖的燕窩糖精偷工減料，表示自己的產品決不會效尤，「並不敢效他家暗減貨料欺人也。」[80]之後，繼續利用《新聞報》（即《新聞日報》）中的這兩篇論說來自我表揚，將其中一篇論說當作廣告迅速連續刊登於《遊戲報》等上海報刊中，並趁機自吹自擂：「本公司創制燕窩糖精，近有假冒，乃蒙中國大憲試驗稱奇，給匾嘉獎，仍恐遠處未知，又蒙《新聞日報》著論傳誦，以分玉石而彰珍品。」[81]

不僅亦步亦趨孫鏡湖，這些燕窩糖精公司還在孫的基礎上有所推進。如廣英公司在銷售燕窩糖精的同時，又推出一個所謂燕窩糖精粉的補藥，在廣告中宣傳該粉由「精於格致」的外國醫師以「化學創制」，「名馳中外，開水沖飲，卻病延年，驅風寒，除濕氣，治諸虛百損勞傷吐血，功能消痰順氣，止咳喘。不論男婦老幼有病無病，一飲糖精，立刻精神百倍。童子讀書善忘，及老年陽痿精衰耳聾目暗等症，效驗不可思議！近有仿冒，認明廣英招牌……」[82]大隆公司則率先開發出另外一種「燕窩珍珠牛髓粉」的補藥銷售，亦在廣告中將其功能吹噓得精妙絕倫，而究其實質，不過是個變相的春藥：「無論虛不受補之人，試服數日，立見髓充精滿，面目光昌，威重如山，連服三旬，一夕可禦十妾。西人統年常服，故體質倍形強壯，每歲幾銷數百萬盒之多，則功效之神，尚何待言？」[83]

競爭對手咄咄緊逼讓燕窩糖精的真正發明人孫鏡湖遇到了難題，他不得不在廣告中聲稱華興公司燕窩糖精的獨家正統性，明示要報官追究追隨者的模仿，並呈請租界工部局保護其商標權，「立案別人不得仿冒燕窩糖精牌號」，希望顧客只認準華興公司一家的燕窩糖精購買。他還列出華興公司認可的銷售處，並標示一些看似重要實則無多大意義的舉措安慰消費者，如監督信局防止其在郵寄中魚目混珠、激勵讀者揭發冒牌有賞等。[84]可是這樣的做法效果並不明顯。廣英公司和大隆公司亦聲稱自家燕窩糖精遭到假冒，還同樣會尋求官方保護，並含沙射影攻擊華興公司為假冒主使。[85]像這則大隆公司的廣告所言，其敘述手法同孫鏡湖的手法如出一轍，且一樣借用新科技名詞「顯微鏡」唬人：

> 督制燕窩糖精，糖汁功效妥速，海內皆知。本公司一家獨創，近有無恥匪徒，依樣仿冒，希圖魚目混珠，乃蒙中國各大憲親試考驗，確有實效，賞給匾額為憑，並荷中西各報著論褒美，及名人善士序記贊詠，書不勝書，足見制煉精良，比眾不同……貨料雖貴，不減分毫，故能名馳華夏。試將本公司燕窩糖精開水沖下，以顯微鏡照之，燕窩絨歷歷可見。略服少許，立刻精神百倍，遍體舒暢。至於氣味之芳香撲鼻，顏色之晶瑩奪目，猶其餘事耳！近年推銷愈廣，遠近信從。大盒四元四角，小盒二元二角……大隆燕窩公司董事謹啟。[86]

一如孫鏡湖，大隆公司亦將所謂外埠消費者購藥情況公布，亦跟孫鏡湖一樣宣稱：「如報上無名，即係假冒，請函示追查，俾得真藥為幸。」[87]假與假戰，孫鏡湖雖是先行的導師，但似乎並未占到上風。

有意思的是，同一報刊的廣告版面（經常是在同一版）（參看圖 3-7），居然有多家燕窩糖精公司的廣告共存，各個高自標榜，又互相攻訐，但採取的敘述策略卻完全相似，對燕窩糖精的來源和功效的解說亦基本一致，甚至連一些廣告的標題都大致相似，同時它們在廣告中皆會聲言產品遭到假冒（實際是沒有假冒亦會宣稱假冒）。這樣的情況無疑顯示著所謂燕窩糖精這個補品開發的成功，另一方面，其實也暗示了其間存在的危機——燕窩糖精的真相在這樣的互相詆毀與競爭中無疑慢慢會顯示出來。而隨著燕窩糖精造假的祕密被不斷地揭露，有關燕窩的新知識複製與廣告模仿就越加缺乏新意，加之雜亂無序的市場競爭和特意針對孫鏡湖挖牆腳式的揭發，到一九〇一年八月後，孫鏡湖在《申報》上發布的燕窩糖精廣告就開始減少，這也預示著這個藥品的銷路已經大不如前。

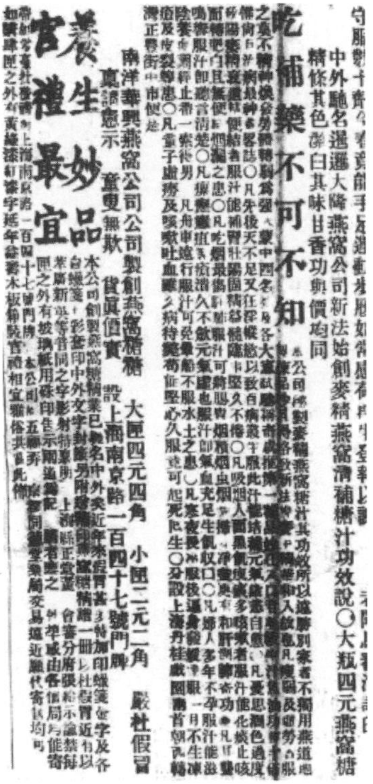
吃補藥不可不知
中外馳名暹邏大隆燕窩公司新法始創麥精燕窩清補糖汁功效說〇大瓶四元燕窩糖精條其色潔白其味甘香功與價均同
南洋華興燕窩公司製創燕窩糖
大匣四元四角　小匣二元二角
設上海南京路一百四十七號門牌
貨真價實　童叟無欺
養生妙品
宮禮最宜

圖 3-7　報紙同版上多家的燕窩糖精廣告。《遊戲報》，1899 年 6 月 17 日。

不過，這時孫鏡湖的注意力也已經轉移，正在致力於另外一個新藥品的開發和銷售，這個藥品即孫鏡湖創辦的富強戒煙善會發行的富強戒煙丸。鑑於戒煙藥市場龐大及利潤豐厚，一九〇一年六月，精明的孫鏡湖就組織了一個所謂慈善機構——富強戒煙善會，以慈善名義發行富強戒煙丸。初期贈送，之後則採取批發兼零售形式，且使用與發賣燕窩糖精時一樣的廣告方式。首先刊出一些名流贈匾，並網羅部分文人、醫生在廣告中鼓吹富強戒煙社開辦目的之正當與重要，「貧者戒煙，可以變富；弱者戒煙，可以變強。」[88]每日且將所謂的戒煙成功者名字在《申報》、《中外日報》等報刊上大登廣告。

然而，由於之前孫鏡湖仿冒別家藥房的藥品及製造燕窩糖精的做法，招致各方的嫉恨非議已經甚多。所以一旦富強戒煙丸被人告發，且被化驗出確實含有嗎啡，「只顧圖利，害人頗眾」，敵對的力量馬上出手，租界外的富強戒煙善會分會遂遭上海地方當局查辦關停。[89]雖然租界內孫鏡湖的同德堂總店安然無恙，並未受到懲處，但孫鏡湖的事業卻就此一落千丈、一蹶不振。之後清末上海報刊上雖偶爾還能見到京都同德堂廣告及華興公司的燕窩糖精廣告，只是不少消費者已經不再上當。如描寫清末民初社會黑幕的小說《歇浦潮》中即有相關細節涉及到此，小說中寫及有人將孫鏡湖的燕窩糖精當作貴重禮品送京官拍馬屁：

這些罐頭食物，是我等二人孝敬四少爺路上用的。還有這四匣燕窩糖精，乃是當年兩江總督劉坤一大帥送給樞世先祖之物，先祖因這是名貴之品，珍藏至今，未敢輕用，今煩四少爺帶呈老太爺，說是上海電局委員詹樞世的一點小小敬意，不能算禮，只可當作葵藿傾陽，野人獻曝罷了。

代父親北京方總長收禮的四少爺「方振武」卻了解燕窩糖精的底細，但又不便直接說破拒收：

素聞這燕窩糖精，乃是昔年上海一個開藥局的滑頭，弄到山窮水盡之時，偶見魚攤上揀出來餵貓的小魚，忽然異想天開，每日向魚攤上將小魚收來曬乾了，研為細末，用水糖屑拌和，裝上錦匣，取名燕窩糖精，假造一張仿單，說此物滋陰補陽，大有功效。那時一班官場中人貪他裝潢華麗，名目新奇，都把他當作一樁官禮，頓時大為暢銷，很被這滑頭賺了些錢。不過後來被他一個夥計因少分紅利，懷恨在心，將內容向外人說破，才沒人再敢請教。今聽樞世說得如此珍貴，不覺暗暗好笑，免不得道聲謝收下。[90]

燕窩糖精和富強戒煙丸的把戲既然皆經揭穿，臭名昭著的孫鏡湖大勢已去，儘管一九〇六年時他還不甘寂寞發起創辦上海衛生學會，[91]之後還從事過其他一些活動，如他曾獲得一個「勸捐委員」的職位，但那已是強弩之末，屬於淡出上海醫藥界舞臺之後的「垂死掙扎」。不過，這並不意味著孫鏡湖對上海醫藥界的影響就到此為止，與其大勢已去的名聲相反，影響卻與時俱增，尤其是孫鏡湖為包裝燕窩糖精使用的廣告敘述方式，以及為銷售燕窩糖精所採取的廣告策略，依然對之後上海的醫藥廣告文化建構產生了巨大影響。

六、結語：流毒無窮

可以說，孫鏡湖最成功的地方在於他無中生有創造出一個全無燕窩在內卻以燕窩命名的滑頭補藥燕窩糖精，以及為發賣燕窩糖精所採用的廣告伎倆。有意思的是，這樣的廣告方式很可能正是孫鏡湖參考之前歐美在華藥商如屈臣氏大藥房及歐美藥商的廣告手法進行綜合融會的結果，但顯然不是全盤照搬。像前引孫鏡湖採取詩賦徵文評比且裝訂成書的方式，吸引大量文人積極參與，即不同於外國藥商採用的一味刊登消費者保證書的方式，也有異於之前藥商或醫生通常採用的簡單刊登病人謝函的形式，它或許更多來自當時上海小報評選妓女花魁做法的啟示，以傳統文人詩歌雅集比賽的形式來展開，故而非常吸引時人眼球。

之後，一眾上海藥商競相效法孫鏡湖的做法。如時論之詳細揭露和概括：

> 滬上以偽藥欺世，坐博多金，如某某汁（引者注：暗指艾羅補腦汁）、某某丸（引者注：暗指亞支奶戒煙丸）、某某血（引者注：暗指人造自來血）者。人或謂其居心之險，然亦服其操術之奇。然彼固非無藍本也。溯此等偽物所自來，實濫觴於燕窩糖精，創之者為吳人某，即上海三個半滑頭之一，納資得同知職銜，人又稱之曰某司馬。其制燕窩糖精也風行一時，又倩失業文人為之撰文鼓吹，謂是糖精真有參天地、奪造化之功。糖精一盒售洋至五元，不三年，而家以驟富。嘗謂人曰：使吾若無報紙告白費、委託撰文費，吾家之富，且倍之。後有泄其事者曰：「所制糖精，何嘗有燕窩？以白糖熬煉，微加薄荷，實則裝潢之盒費，且倍於盒內之物也。」自燕窩糖精得大利後，於是效尤者紛紛，炫奇立異，巧立名色，以至於今。凡此藥物一方發行，一方必登報辯明「外間偽造頗多，購者注意」等語。其實原物毫無功用，何必偽物始能害人？若輩深想有人（引者注：原文如此）。但析其原質，持以詢之。彼且曰：「吾不嘗大書宜辯偽物，此固偽物，非吾原物也。」問者且無以難之矣！[92]

對於孫鏡湖及其燕窩糖精的影響情況，著名報人汪康年也有類似看法，已見前引文。英雄所見略同，稍後，有人在筆記中又表達了相仿見解：

> 溯其濫觴，蓋在光緒戊戌前一年，時有孫鏡湖者，曾任微秩，於官場稍有所接觸，乃異想天開，設京都同德堂藥肆於滬上。其唯一之出品為燕窩糖精，採用廣告政策，大登特登，稱糖精之如何用燕窩提制，滋養力之如何有效，並假官場有名人物之稱頌申謝，不數月利市三倍。且定價極昂，每盒四元，購者亦深信其為燕窩精而稱值焉，實則糖精而附以雜品，借燕窩之名以欺人耳。不數年擁資巨萬……其後，賈人鑑於獲利之厚而易，踵起者日眾……如戒煙梅花參片、亞支奶、補腦、補血等。馴至今日，車載鬥量，不可勝數。舶來藥品年見增多，昔之燕窩糖精不過其發軔耳。[93]

上述幾處言論都在講述孫鏡湖及其發明的假補藥燕窩糖精對近代上海醫藥界及醫藥廣告文化建構的巨大影響。他們認為正是孫鏡湖的所作所為，為後來者提供了範本與惡劣的先例，讓接下來的藥商有尤可效，且不必擔心陰謀暴露、遭受懲處。

在孫鏡湖的追隨者與模仿者中，黃楚九最能得其真傳，且後來居上。前引《醫界鏡》、

《醫林外史》等小說中即曾說及孫鏡湖對黃楚九的影響，以及黃楚九的創新。如《醫界鏡》中所言，受到「胡鏡蓀」（即孫鏡湖）影響的藥商「王湘皐」（暗指黃楚九），在補天汁（暗指艾羅補腦汁）的銷售過程中，也模仿「胡鏡蓀」的廣告策略，且有所改進，故能後來居上：

究竟湘皋槍花本大，又託名西醫蒲服先生真傳，報紙上先引出使西洋大臣曾頡剛的歷史，又將補天汁廣送官宦，如江南提督楊子辰（引者注：或係暗指伊始之際就開始為艾羅補腦汁大作保證書的「江南提標右營水師參將周明清」）等，博其讚美的信箚，登報揚名。他們登報的法則，真有異想天開的本領，如明明無人冒牌，他們偏要說那一省某某店冒牌，稟請官府出示禁止，自己紛紛擾擾，鬧之不休，無非要將名聲鬧大了，可以逞其欲壑哟。94

之後，「王湘皐」又向「胡鏡蓀」請教如何開發戒煙藥丸，「胡鏡蓀」就提出：

今要造這戒煙丸，須於一月前先登報紙，不要說明，只說以身看病，只能救目前之人，製藥濟世，可以救天下之人。今因要虔心製藥，救濟天下同胞，所以于門診出診一概停止，專意一志，潛心研究，庶可以發明新理新法，凡各項丸散膏丹，皆親自監製，因此沒有工夫再去診病，此即將來發行之先聲。[95]

「王湘皋」依計而行，發明出一種「特別戒煙丸」（作者注：暗指黃楚九發明的天然戒煙丸）作為新的利源賺錢。同《醫界鏡》一樣，《醫學新報》上的連載小說《醫林外史》也刻畫了孫鏡湖對黃楚九及其他藥商的影響，文中在描寫創辦「華佛大藥房」（即中法大藥房）的「黃九皋」（即黃楚九）之時，即直接說黃受了燕窩糖精影響創造出假補品牛肉汁。[96]可惜筆者沒能看到刊載該小說剩餘內容的《醫學新報》，不知下文如何描寫，但無疑可以看出，小說作者認為是孫鏡湖啟發了黃楚九和其他一些滑頭商家，是上海這種滑頭藥品與滑頭廣告的始作俑者：「這登報表揚，以及一切匪夷所思的事業，恐怕要算的開天闢地的老祖宗了。」[97]

上述兩篇小說中所言黃楚九受到孫鏡湖影響的情況，可能有些誇大化與簡單化。或許更早讓黃楚九重視廣告作用的，應該是其父黃知異。從前文可以得知，黃知異在上海業醫時即善於在《申報》上刊登廣告。從小耳濡目染、聰慧異常的黃楚九在一八九〇年其父去世（一八八八）後不久便在上海開辦了中法藥房。而由《申報》、《新聞報》上偶爾刊載的一些中法藥房的廣告得知，黃楚九主要銷售包括眼藥、春藥和戒煙藥在內的自製藥品，同時代售一些中西成藥、香水與香粉等化妝品，以及一些滑頭補藥如燕窩珍珠牛髓粉、牛肉汁之類。[98]另外，黃楚九還繼承了父親黃知異的異授堂，繼續坐診與出診，並不時會在《新聞報》的廣告中刊出一些病者與購藥者的謝函和門診打折廣告。[99]但由於異授堂一直以來都售賣春藥，一度受到法租界巡捕房查究，《申報》對此曾發表過比較詳細的報導，而這應該就是黃楚九賣春藥受到責罰留人口實的來歷：

> 紹興人黃某（引者注：余姚當時屬紹興，一九五四年才劃歸寧波）向以行醫為業，專事旁門左道，獵取人財，不顧他人之受害，在老北門大街賃屋一椽，開設異授堂丸藥館，以眼科為名，而實則出售春藥。黃於二年前物故，其子彝德能世其業，依然售藥害人……[100]

巡捕房決定給予黃楚九（即彝德）重罰：「此事不能寬宥，著將木板、仿單及一應丸散，當堂銷毀，惟將不是春藥之藥方，仍行給還，黃掌責一百板、荷枷一月示眾。」[101]最後在其岳母、妻子及弟弟等人的求情之下，當局對黃楚九「暫免笞責，先行枷號示眾。」[102]之後，黃楚九的藥房生意與醫生職業可能並不太成功，他曾因向洋行買辦借錢耍賴不還而吃了官司[103]，仍不得不靠違禁賣春藥賺錢，直到大約一九〇四年十月，他的「成名作」——自創品牌「西藥」艾羅補腦汁橫空出世，黃楚九才時來運轉，成為後人所言的「三個半滑頭」之一。

還可以補充的是，在現實的生活中，同在上海經營藥房生意的黃楚九和孫鏡湖或許會存在一些交集，有過一些來往，饒是如此，孫鏡湖也不可能如此對黃楚九進行言傳身教，把自己做生意的祕密毫無保留地告訴自己競爭對手之一的黃楚九，儘管兩人在上海醫藥市場上起步的時間大約都在一八九〇年前後。然而無可否認的是，在後來長期賣藥與業醫的過程中，年輕的黃楚九借鑑了很多孫鏡湖的廣告手法且有較大創新，特別是他在一九〇四年同樣無中生有創造出艾羅補腦汁，廣告手法幾乎全部沿襲孫鏡湖炒作燕窩糖精的手法，又能有大的創新，如在艾羅補腦汁廣告中採用白話小說、白話家常故事、更加充分利用西方科學術語、將藥品廣告的敘述政治化、讓女性在廣告中現身說法等策略，又超越孫鏡湖主要靠文人作文稱頌、購藥者錄名、藥品廣告主要針對男性等廣告方式。

〔本章授權自張仲民，《弄假成真——近代上海醫藥廣告造假現象透視》（臺北：秀威資訊科技股份有限公司，二〇二三年三月）。〕

註釋

1 參看上海市醫藥公司、上海市工商行政管理局、上海社會科學院經濟研究所編著，《上海近代西藥行業史》（上海：上海社科院出版社，一九八八）；Sherman Cochran, *Chinese Medicine Men*: Consumer Culture in China and Southeast Asia, Cambridge, Mass.: Harvard University Press, 2006；張寧，〈阿司匹靈在中國——民國時期中國新藥業與德國拜耳藥廠間的商標訴訟〉，《中央研究院近代史研究所集刊》五十九期（臺北，二〇〇八年三月），頁九七－一五五；張仲民，〈晚清上海藥商的廣告造假現象探析〉，《中央研究院近代史研究所集刊》八十五期（臺北，二〇一四年九月），頁一八九－二四七等。

2 參看夏曉虹，〈彭寄雲女史小考〉，收入《晚清上海片影》（上海：上海古籍出版社，二〇〇九），頁一三〇－一三四。

3 吳趼人著，張友鶴校注，《二十年目睹之怪現狀》（北京：人民文學出版社，一九八一），頁二一一。

4 四明遯廬，《醫林外史》（係連載小說，但筆者只看到前兩期），《醫學新報》第一期（宣統三年五月二十日），頁七二。

5 〈滬乘片片〉，《神州日報》，一九一〇年九月十日。

6 姚永概，沈寂等校點，《慎宜軒日記》下冊（合肥：黃山書社，二〇一〇），頁八四一。

7 參看〈燕窩糖精贊〉，《采風報》，一八九八年七月二十七日；〈華興燕窩公司糖精記〉，《采風報》一八九八年八月八日。

8 〈欽加四品銜升用直隸州正任南匯縣調署上海縣正堂袁為〉，《申報》，一八九七年五月二十五日。

9 〈廣東詹誠德堂始創槍上戒煙三香膏，每兩足錢二千五百六十文，分鋪上洋中和里內〉，《申報》，一八九三年八月二十二日。

10 夏曉虹教授認為吳趼人說孫鏡湖假冒同仁堂名號：「應是小說家言，當不得真。」此處判斷應有誤。參看夏曉虹，〈彭寄雲女史小考〉，頁一三三。

11 吳趼人，《二十年目睹之怪現狀》，頁二一二－二一三。

12 廢物，〈商界鬼蜮記〉，《中外日報》，一九〇七年十一月三日，續第五回。

13 《申報》，一八九〇年一月三十、三十一日。

14 《字林滬報》，一八八二年八月十一日；《申報》，一八八三年八月十二日。

15 參看〈詹誠德堂聲明〉，《申報》，一八九二年二月十二日等。

16 參看〈天下聞名京都同德堂大藥局〉，《新聞報》，一八九四年十一月二十一日等。

17 《申報》，一八九〇年二月四日。

18 《申報》，一八九〇年二月二十三日。

19 〈廣東詹誠德堂始創槍上戒煙三香膏，每兩足錢二千五百六十文，分鋪上洋中和里內〉，《申報》，一八九三年八月二十二日。詹誠德堂點名道姓對孫鏡湖進行的廣告抨擊還有：〈詹誠德堂聲明〉，《申報》，一八九二年二月八日；〈再聲明假冒〉，《申報》，一八九四年五月二十八日；〈詹誠德堂聲明假冒絕弊之法〉，《申報》，一八九四年七月六日等。

20 孫鏡湖後來還曾偶爾使用京都同仁堂的名義騙錢，正如〈靈藥得子〉的廣告中所顯示的，其致謝對象依舊是京都同仁堂。參看《申報》，一八九二年三月六日。

21 〈上海新開同仁堂藥鋪〉，《申報》，一八九二年五月十二日。

22 〈告白生業〉，《中外日報》，一八九九年七月十三日。

23 〈京都同德堂新設上洋〉，《申報》，一八九〇年四月十二日；〈京都同德堂敬送〉，《申報》，一八九〇年五月五日等。

24 〈京都同德堂丁酉八月十一至十五日遠埠購藥清單．五日一登〉，《申報》，一八九七年九月十二日；〈京都同德堂戊戌三月初六日至初十日遠埠購藥清單．五日一登〉，《申報》，一八九七年九月十二日；〈京都同德堂戊戌七月二十五至三十日遠埠購藥清單．嚴杜假冒．五日一登〉，《采風報》，一八九九年十二月二十八日；〈京都同德堂己亥十二月二十一日至二十五日遠埠購藥清單．五日一登〉，《采風報》，一八九九年十二月二十八日等。

25 丁福保在清末時曾指出這種做法其實也是一種誑騙：「凡世界文明愈甚，則奸詐亦愈甚，辨別情偽之法亦愈嚴，此皆迫不得已，相因而起也。即如藥肆告白，近又愈出而愈奇：有登報言其銷數者，有聲明信局假冒者。使他方人見之，必驚為銷路之廣，其實烏有是者。」丁福保，〈告白生業〉，收入丁著《醫話叢存》（一九一〇），沈洪瑞、梁秀清主編，《中國歷代名醫醫話大觀》下冊（山西：山西科學技術，一九九六），頁一五三五。《中外日報》上的〈告白生業〉原文沒有這段話。

26 〈銀藥紛助〉，《申報》，一八九〇年八月二十五日；〈靈丹救疫〉，《申報》，一八九〇年八月二十七日；〈書藥並助〉，《申報》，一八九〇年九月一日等。

27 〈上海五福街口京都同德堂藥房〉，《申報》，一八九五年五月二十二日。稍早時，老德記藥房也曾刊出過曾紀澤贈匾：「匡救情殷」。〈匡救情殷〉，《申報》，一八九〇年一月十日。

28《申報》上曾刊出過一則京都同德堂發布的廣告，該廣告係宣傳同德堂創辦歷史的悠久、聞名遐邇，聲稱京都同德堂由所謂乾隆年間新安一個叫孫連元的醫生創辦。〈藥目原序〉，《申報》，一八九一年五月十五日。

29 廢物，《商界鬼蜮記》（續第五回），《中外日報》，一九〇七年十一月三日。

30 曾有學者認為目前的西方醫療史界越來越關注對具體藥物的研究，已經出現一個「藥物轉向」。但就中國近代醫療史研究領域來言，目前關注藥品的研究還寥寥無幾，說業已出現一個「藥物轉向」，似乎尚為時過早。參看邊和，〈西方醫療史研究的藥物轉向〉，《歷史研究》二〇一五年第二期（北京，二〇一五年三月），頁二七－三三。

31 參看李鴻章，〈致李瀚章〉，收入顧廷龍、戴逸主編，《李鴻章全集》（合肥：安徽出版集團，二〇〇八），第三十二卷，頁三三二。此材料為張曉川教授提供。

32 參看《華商聯合會報》一九〇九年第四期，〈海內外商情‧記燕窩〉，第一－二頁。有關民國時期上海燕窩業的經營情況，可參看張一凡主編，《國藥業須知》（上海：中華書局，一九四九），頁七二－七七。

33 趙學敏，《本草綱目拾遺》（北京：中國中醫藥出版社，一九九八），頁三七八－三七九。

34〈上海華興南洋燕窩有限公司股份章程〉，《申報》，一八九六年九月二十一日。

35 所謂「化學為西學之大端」，像當時相信西醫的人都認為中醫的「大病在不知化學以求其原質，而惟以意斷定之。」參看〈答問四〉，《格致益聞彙報》《申報》，一八九八年八月二十日，收入《近代報刊匯覽‧彙報》第一冊，頁二四；袁允橚，《積矩齋日記》，未刊稿，不分卷，第二冊，第八頁，上海圖書館藏。

36〈上海五福弄口京都同德堂經售南洋華興燕窩公司創制清補燕窩糖精功用說〉，《申報》，一八九七年九月十二日；〈燕窩糖精功用說〉，《采風報》，一八九八年九月十八日。後來孫鏡湖一度將燕窩糖精價格漲至大盒四元四角、小盒二元二角，但此更改並未真正執行，孫鏡湖只是將其作為促銷手段，後來的燕窩糖精廣告中其價格依然如舊。但到一九〇〇年下半年後，一度漲至大盒五元、小盒二元半；但有的代售處卻售大盒四元四角、小盒二元二角。參看〈南洋華興燕窩公司燕窩糖精漲價〉，《遊戲報》，一八九九年三月八日；〈創制延年百補真正燕窩糖精功效說〉，《遊戲報》（上海），一八九九年三月三十日；〈養生妙品，官禮最宜〉，《遊戲報》（上海），一八九九年五月二十三日；〈華興公司燕窩糖精真偽辨〉，《同文消閒報》，一九〇〇年九月三十日；〈新到各樣唱戲機器〉，《同文滬報》，一九〇一年一月三日。

37 〈華興公司燕窩糖精〉，《遊戲報》，一八九八年七月十一日。

38 〈華興公司燕窩糖精場屋妙品，官禮相宜〉，《申報》，一八九八年二月二十六日；〈華興公司燕窩糖精舟車良便，官禮相宜〉，《遊戲報》，一八九八年九月四日。

39 〈華興公司告白〉，《采風報》，一八九八年八月五日。

40 〈南洋華興公司創制燕窩糖精〉，《遊戲報》，一八九八年九月四日。

41 〈告白生業〉，《中外日報》，一八九九年七月十三日。

42 廢物，《商界鬼蜮記》（續第五回），《中外日報》，一九〇七年十一月四日。

43 儒林醫隱，《醫界鏡》（初版為嘉興同源祥書莊鉛印本，一九〇八），收入金成浦、啟明主編，《私家秘藏小說百部》（呼和浩特：遠方出版社，二〇〇一），頁七五。

44 四明遯盧，《醫林外史》，《醫學新報》第一期，頁七四。

45 張織孫，《醫林外史》，《醫學新報》第二期，頁七。

46 陳伯熙編著，《上海軼事大觀》，頁二〇二。

47 陳無我，《老上海卅年見聞錄》（上海：上海大東書局，一九二八），下冊，頁二一五。

48 參看〈三個半滑頭之半個〉，《民聲》第三卷第一期（一九四七），頁八－九。

49 〈創制燕窩糖精〉，《申報》，一八九七年十二月二十三日。

50 陳伯熙編著，《上海軼事大觀》，頁二〇二。

51 儒林醫隱，《醫界鏡》，收入金成浦，啟明主編，《私家秘藏小說百部》七十六卷，頁七五。

52 如《醫界鏡》即言：「卻說胡鏡蓀乃上海三大滑頭之一，槍花甚大。」再如《醫林外史》中起始也言：「上海滑頭甲於天下，其術之工，其計之巧，令人不可思議。最著名者凡三人，醫界竟居其一。此人姓沈名鑑表，字徵五。」參看儒林醫隱，《醫界鏡》，《私家秘藏小說百部》七十六卷，頁七五；四明遯廬，《醫林外史》，《醫學新報》第一期，頁七二。當然，關於上海「三個滑頭」或「三個半滑頭」究竟是誰，有多種說法，這裡暫且不去細究。

53 〈燕窩糖精贊〉，《申報》，一八九七年十月二十一日；《中外日報》，一八九九年九月八日。此則廣告無按語。

54 〈燕窩糖精贊〉，《采風報》，一八九八年七月二十七日。

55 汪康年主持的《芻言報》上曾經發表過一則尖刻的評論，批評俞樾人品極差，喜歡攀附權貴，既勢利又善於作偽。劉聲木也基本認可這樣的觀點。參看《論俞樾》、《俞樾自述詩注》等筆記，收入劉聲木，《萇楚齋隨筆續筆三筆四筆五筆》上冊（北京：中華書局，一九九八），頁三八〇－三八一、六三三－六三四等。

56 〈惠函照登〉，《申報》，一九〇一年二月二十七日。

57 〈華興燕窩糖精辨〉，《申報》，一八九七年十一月五日；《采風報》，一八九八年八月二十日；《中外日報》，一八九九年九月十一日等。

58 該廣告文原見《消閒報》（即《同文消閒報》），轉見一八九九年十月二十二日《中外日報》；又見陳無我，《老上海卅年見聞錄》下冊，頁二二四－二二六；魏紹昌，《吳趼人的兩篇佚文》，收入海風主編，《吳趼人全集》第十冊（哈爾濱：北方文藝出版社，一九九八），頁三一九－三二〇。

59 〈南洋華興燕窩公司創制燕窩精糖靈效記〉，《遊戲報》，一八九九年三月二十九日。

60 〈南洋華興燕窩公司創制燕窩精糖序〉，《申報》，一八九七年十一月十二日；《遊戲報》，一八九八年九月十八日。

61 〈錄〈萬國公報〉主人謝惠燕窩糖精〉，《中外日報》，一八九九年八月二十五日；《申報》，一八九九年十一月八日。

62 〈上海華興公司再聲明假冒〉，《遊戲報》，一九〇〇年十一月二十三日；〈華興公司燕窩糖精真偽辨〉，《同文消閒報》，一九〇〇年九月三十日。

63 〈孟河巢崇山醫士題華興公司燕窩糖精記〉，《申報》，一八九八年一月三日。

64 〈孟河巢崇山醫士題華興公司燕窩糖精記〉，《采風報》，一八九八年七月三十一日。

65 王修桂，〈恭志華興公司創制燕窩糖精記〉，《遊戲報》，一八九八年九月二十日。

66 〈燕窩糖精價值貴賤亟宜辨別說〉，《寓言報》，一九〇一年三月九日。

67 小說《醫林外史》中對此即有所影射：「更在那報（暗指李寶嘉辨的《遊戲報》）所設的貪利詩社廣征詩詞，一時騷人墨客投作甚多。征五就把來作評定甲乙，編為一輯，題了名簽，叫《燕窩糖繞贊辭》，又想出許多法兒去登報鋪排。」張織孫，《醫林外史》，《醫學新報》第二期，頁七一。

68〈前中西書院山長南溪贅叟審閱詠華興公司燕窩糖精硃卷厘定甲乙，登諸報章，以供眾覽。凡投課卷，逐加評語，陸續再錄〉，《采風報》，一九〇〇年一月二十五日。

69〈吳大澂家書（一五一）〉，《歷史文獻》第二十一輯，頁一四五－一四六。

70奇花，《上海》（上海：上海華洋書局代印，無出版時間），第十一頁。據書前何孟廣序言所言，作者索序時間為「壬寅冬季」，可知該書約出版於一九〇三年左右。

71〈暹羅同興公燕窩莊〉，《遊戲報》，一八九九年四月四日。

72〈泰西妙制上上補品燕窩玉液〉，《遊戲報》，一八九九年四月二十七日。

73〈燕屑參末牛髓粉〉，《笑林報》，一九〇二年十一月十七日。

74〈麥精燕窩牛髓糕功用詳述〉，《同文滬報》，一九〇一年一月十七日。

75〈南洋衛生公司人乳燕窩珍珠牛髓粉〉，《同文滬報》，一九〇三年一月一日。

76張織孫，《醫林外史》，《醫學新報》第二期，頁七一。

77〈廣英燕窩糖精衛生須知〉，《申報》，一八九八年五月五日。

78〈主講江陰南菁書院兼上海敬業書院山長陳昌紳書大隆公司麥精燕窩糖汁、燕窩糖精條奇效事〉，《申報》，一八九八年十二月十九日；〈化痰止咳品超庸流〉，《申報》，一八九九年一月十一日；〈論大隆公司燕窩糖精條、燕窩糖汁大有益於人身〉，《申報》，一八九九年一月十四日；〈暹羅大隆燕窩公司燕窩糖精序〉，《遊戲報》，一八九九年五月七日；〈贈額鳴謝〉，《申報》，一八九九年六月二十一日；〈大隆公司燕窩糖精不可不服說〉，《同文消閒報》，一九〇一年二月二十五日等。

79《新聞報》，一八九九年三月二十八日；《新聞報》，一八九九年四月二十日。

80〈暹羅大隆燕窩公司燕窩糖精條〉，《遊戲報》，一八九九年四月二十日；〈暹羅大隆燕窩公司燕窩糖精、糖汁漲價〉，《新聞報》，一八九九年四月二十八日等。

81〈大隆公司燕窩糖精比眾不同，此糖精功力絕倫，香潔無匹，請認明包皮朱印玻璃紙，各大憲題匾，中西文金字仿單，雙燕牌記，五色蠟紙各色內封條〉，《申報》，一八九九年五月三日；〈壽世藥言〉，《遊戲報》，一八九九年四月二十三日；《同文滬報》，一九〇〇年十二月二十三日。

82〈補益人身燕窩糖精粉〉，《申報》，一八九八年十二月十八日。

83〈泰西靈藥化學補腎生精燕窩珍珠牛髓粉有奪天地造化之功〉，《申報》，一九〇〇年五月九日；〈功力絕倫〉，《申報》，一九〇一年四月二十日等。此則廣告內容後來又為黃楚九在發賣號稱來自「叻坡濟生公司泰西異大醫生化學法制燕窩珍珠牛髓粉」時幾乎照抄：「……故無論虛不受補之人，試服數日，立見髓充精滿，威重如山。西人統年常服，故體質倍行強壯。每歲總銷數百萬聽之多，則功效神速，尚何待言？南洋各埠華人餌服嚴，信乎此以其血肉之品無克代之弊，又與華人體氣極宜，是以信從者眾……」參看〈補！補！補！〉，《新聞報》，一九〇四年十月十一日。

84〈嚴杜假冒〉，《申報》，一八九八年四月三日；〈燕窩糖精〉，《申報》，一八九八年四月十五日；〈華興公司燕窩糖精慎防假冒〉，《申報》，一八九八年六月二十四日；〈軍機處存記花翎候補直隸州正堂辦理上海英美租界會審分府兼洋務局提調張為〉，《遊戲報》，一八九九年一月七日；〈接錄縣示照登〉，《遊戲報》，一八九九年四月十二日；〈華興公司燕窩糖精真偽辨〉，《采風報》，一九〇〇年十月二十九日；〈華興公司燕窩糖精答問〉，《同文消閒報》，一九〇一年五月三日等。

85〈廣英公司燕窩糖精粉真假辨〉，《申報》，一八九八年六月二十日；〈暹羅大隆公司燕窩糖精條辨明真假〉，《申報》，一八九九年一月三日等。

86 〈大隆公司燕窩糖精比眾不同，此糖精功力絕倫，香潔無匹，請認明包皮朱印玻璃紙，各大憲題匾，中西文金字仿單，雙燕牌記，五色蠟紙各色內封條〉，《申報》，一八九九年五月三日。

87 〈大隆公司遠埠購藥清單〉，《申報》，一九〇一年四月三日；〈大隆公司遠埠購藥清單〉，《申報》，一九〇一年四月十九日等。

88 〈富強戒煙善會勸戒洋煙淺說〉，《同文滬報》，一九〇三年一月一日。

89 有關的情況，可參看〈禁售惡藥〉，《申報》，一九〇三年十二月三日；〈嚴禁毒藥〉，《申報》，一九〇四年三月三日；〈富強戒煙分會之禁止〉，《警鐘日報》，一九〇四年三月三日。還可參看李寶嘉，《官場現形記》上冊，頁三二七—三二九、三四六—三四九。

90 海上說夢人（朱㾮菊），《歇浦潮》上冊（上海：上海古籍出版社，一九九一），頁四三二。

91 〈序〉，《衛生學報》，一九〇六年第四期，頁三。

92 〈滬乘片片〉，《神州日報》，一九一〇年九月十日。

93 陳伯熙編著，《上海軼事大觀》，第二〇二—二〇三頁。此處個別說法並不很確切，如京都同德堂的產品並非只有燕窩糖精一種。參看〈黃山采藥圖〉，《申報》，一八九三年十月八日；〈京都同德堂藥目錄、藥品證治功效說〉，《同文滬報》，一九〇一年一月十七日等/等。

94 儒林醫隱，《醫界鏡》，《私家秘藏小說百部》第七十六卷，頁七六。

95 儒林醫隱，《醫界鏡》，《私家秘藏小說百部》第七十六卷，頁七九。

96 關於黃楚九賣牛肉汁一事，可參看〈法國新到補身牛肉汁〉，《新聞報》，一八九九年十一月七日；〈牛肉汁上市〉，《圖畫日報》，第二五四號，影印本第六冊，頁四三等。

97 四明遯廬，《醫林外史》，《醫學新報》第一期，頁七二。

98 〈上海中法大藥房發兌中西丸散膏丹、酒水露油〉，《新聞報》，一八九五年九月二十三日；〈中法大藥房治毒如神，靈丹濟世〉，《新聞報》，一八九九年三月十七日；〈中法大藥房秘制戒煙參燕片〉、〈上海中法大藥房靈驗藥品略錄〉，《新聞報》，一八九九年八月三十一日；〈中法大藥房獨創鴛鴦種子膏〉，《新聞報》，一八九九年九月二十八日；〈法國新到補身牛肉汁〉，《新聞報》，一八九九年十一月七日；〈中法大藥房秘制戒煙參燕片〉，《新聞報》，一八九九年十一月七日；〈老中法馳名夫婦續嗣靈丹、壯陽種子丸、調經種玉丸、夢遺滑精丸〉，《新聞報》，一九〇一年一月二日等。

99 〈眼科第一〉，《申報》，一八九二年九月十四日；〈謝中法大藥房治毒靈丹〉，《新聞報》，一八九九年四月二十四日；〈神針回生〉，《申報》，一九〇二年六月二十日；〈公請黃楚九先生送診貧病〉，《新聞報》，一九〇四年七月十二日等。

100 〈導淫遭譴〉，《申報》，一八九一年五月二日。

101 〈導淫遭譴〉，《申報》，一八九一年五月二日。

102 〈法界公堂瑣案〉，《申報》，一八九一年五月三日。

103 〈控票類志〉，《申報》，一八九七年十二月十八日；〈求請銷案〉，《申報》，一八九八年一月十七日。

肆

祛濕發汗，活血驅寒
——傳統食補文化與中醫「辛味」發展

牟立邦

一、引言

中華傳統食補文化歷經數千年的積累發展而成，其最主要的認知觀之一，便是來自中醫的知識基礎。而中醫對所謂「辛味」的應用，肇始於《黃帝內經》，發展於《傷寒雜病論》，於宋代後各醫書所附醫案之中有豐富的實行案例，可謂在歷代中醫學的相互積累下，發展趨近完備。傳統食補文化多是以食物搭配中藥，在順應四時氣候，又或依據個人體質需求，來進行的調節飲食。而眾所皆知中藥分有四性五味，[1]所謂五味即是酸、苦、甘、辛、鹹，除表示藥物的真實滋味外，當藥物的味不同時，作用於身體便會有不同的反應，產生出相異的效果，這是先人們透過長期生活的實踐觀察，最終發展歸納出的五味理論，亦可以說五味是中藥作用的具體概括之一。在傳統「藥食同源」下，細數具「辛味」之食藥材，不外乎薑、椒、茱萸、蔥、蒜乃至明清時傳入的辣椒等物；因此，當隨著中醫知識與實務逐步拓展成型，社會膳食文化和養身飲食，便有延伸其效之用，和相關食材佐料進行搭配情況。

就中藥五味之中，同樣又以「辛味」的作用最為廣泛，目前有關中藥「辛味」的了解認知，大體可分為兩大類，首先是過往中醫文獻中的記載，主要是對中藥「辛味」的意涵、功效、臨床應用、乃至禁忌探討；[2]其次，則是更針對具有「辛味」藥材，諸如薑、椒、茱萸，乃至辣椒等單一性物種食材（藥材）開展相關討論。[3]本章將在上述的成果基礎上，除解釋中醫「辛味」所謂「辛走氣」、「辛以潤之」、「辛以散之」等特質認知，並再通過歷史的視野，梳理包含甲骨文、金銘文、竹簡、帛書、古籍文獻，等各式歷史材料中所記載的相關訊息，從中深入拓展待探討的空間維度，以進一步鉤勒出中醫知識對傳統社會飲食認知影響，折射出和中華食補文化的發展關聯，一窺析食補文化的特色所在，以便最終開啟現代和過去對話的可能。

二、由「辛走氣」論辛概念的演繹

即便是到現今，中醫學的知識基礎大體源自《黃帝內經》一書，據考究此書應始於戰國時期，完善於秦漢時代，是目前中國最淵久知名的中醫經典典籍之一，該書又可分為〈素問〉、〈靈樞〉兩大部分，共計有十八卷，一百六十二篇目。文中以系統地闡述中醫學的天人相應、陰陽五行、臟腑經絡、病機治則、五運六氣及整體觀念的醫學理論思想，可以說是開創了後世中醫學的系統架構。[4]在《黃帝內經》之中〈素問〉，對於「辛味」這樣提到：「五禁，辛走氣，氣病無多食辛。」[5]中醫的「辛走氣」便是來自《黃帝內經》所記，正是由於「辛味」又是一種氣味，所以當患「氣病」時，特忌諱再多食用「辛味」之物，也因此所謂的「辛走氣」，除了氣味之味，同泛指了口嘗之味。西晉時期的醫學家皇甫謐（二一五－二八二），於《鍼灸甲乙經》就記述說到：

> 辛人於胃，其氣走于上焦・上焦者，受氣而營諸陽者也，薑韭之氣熏之，營衛之氣，不時受之，久留心下，故洞心。[6]

文中所言的「洞心」，是形容指心中懸吊如空洞，乃為中醫一病證名。簡單就成因來說，其實這正是因為對薑、韭之類的辛辣之物食用過量，導致刺激胃酸分泌不當，而引起胃脘灼熱的不適症狀。不過由此可得知，早期中醫對「辛味」的概念，實「既包括口嘗之滋味，也包括鼻聞之氣味」。[7]

然而這樣的認知生成，並非是中醫文獻典籍裡的獨創見解之言，實際上是循序漸進，有其脈絡能加以推導而出。現今透過更多的歷史地下文物，有關「辛」的意義發展，可於最早三代留存的甲骨文、銘器金文之中發現其端倪。甲骨文作為中文字最初的象形字源，已可看見「辛」符號的使用，又由於「辛」筆劃簡易，輪廓雛形已趨至確定，因此不論是使用類別或是後續的造字轉化，後續大體頗為一致。從意義上解釋「辛」字，民國初年郭沫若（一八九二－一九七八）曾考譯最初商代甲骨卜辭中的符號「辛」字，「在康丁時代卜辭例稱為兄辛……。武乙時卜辭或稱父辛……。文丁以後，則或稱三祖辛。」[8]在此，多單用作稱號或是姓氏之用。另一通俗常見的用法，則是傳統天干地支的序位文字，有訓詁學鼻祖之稱的《爾雅》便明記到：「大歲在甲曰閼逢，在乙曰旃蒙，在丙曰柔兆，在丁曰強圉，在戊曰著雍，在己曰屠維，在庚曰上章，在辛曰重光，在壬曰玄黓，在癸曰昭陽。」[9]其中「辛」字，便是意指第八順位。

若是探詢甲古文、金銘字中「辛」字的歷史演繹淵源，郭沫若於歸納後解釋字義的最初來由：「辛象古之剞劂形，剞劂即曲刀，乃施黥之刑具。」[10]郭沫若認為所謂「辛」的原始字意，其實是古代對犯人臉上或額頭，所施行顏面刺青的刑罰工具，通過渲染上墨的成色刺字黥刑，將「奴」、「婢」、「盜」、「賊」等印記痛刑，並作為伴隨受刑人一生的羞辱字圖。若觀察現今北京故宮博物院典藏的銘器「辛」字金文，不少在其字尾字型上，恰有如一鑿形的尖刀（見圖4-1），頗有幾分傳神。[11]這也側面說明了「辛」本質具備的疼痛性，由於黥刑是對顏面肌膚的直接密集穿刺，在施行的當下便會產生不小的痛覺，甚至伴隨面部發麻，因此具體而言，「辛」即延伸泛指於臉部上，會讓人流淚難以忍受的刺痛與麻感。

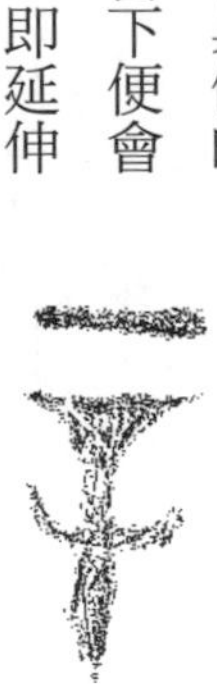

圖 4-1

在先秦社會結構逐步擴大之下，人與人之間關係網絡也日趨合作緊密，詞藻文句的運用亦日漸豐沛，「辛」字的使用便有其味覺化跡象出現。至周代《周禮》一書中的〈天官塚宰〉篇章，就已有記載可見到：

> 凡療瘍，以五毒攻之，以五氣養之，以五藥療之，以五味節之。凡藥，以酸養骨，以辛養筋，以鹹養脈，以苦養氣，以甘養肉，以滑養竅。凡有瘍者，受其藥焉。[12]

《周禮》所述其時正反映了先秦的民眾認知觀，從中可發現到此時的「辛」字已列為酸、甜、苦、辣、鹹五味之中，對照起來亦是延伸轉換為對「辣」味覺的形容用詞；另一方面，本文也說明五味所具備的藥用特質。而後續戰國時期的《楚辭》一書，更有這樣進一步的記載描述：「室家遂宗，食多方些。稻粢穱麥，挐黃粱些。大苦鹹酸，辛甘行些。」[13]於烹飪料理中，通過對辛辣食材的增減，可適時綜合苦、鹹、酸等過烈之感，從而調味成合宜眾人之味，至此可謂辛辣之味正式由單純「痛感」的形容，躍升至餐桌上形容佳餚的點綴用語；這反映出社會飲食中對食辣的認可，以及對「辛」字作為辣味使用的普及現象。

就早期傳統中國飲食文化而論，薑、椒和茱萸（圖4-2），因具辛辣之味和香氣緣故，故特別以「三香」作為統稱。[14]戰國時代呂不韋（西元前二九二－前二三五年）編纂的《呂氏春秋》一書中有以下的記載：

> 夫三群之蟲，水居者腥，肉玃者臊，草食者羶，臭惡猶美，皆有所以。凡味之本，水最為始。五味三材，九沸九變，火為之紀。時疾時徐，滅腥去臊除羶，必以其勝，無失其理。調和之事，必以甘酸苦辛鹹，先後多少，其齊甚微，皆有自起。[15]

此處談到的三材，便是薑、椒和茱萸。「三香」辛辣之物的料理運用，反映出在烹煮於過程中兩項作用，首先是借由辛辣本身的重味，祛除入口時各類肉食、河鮮中可能的腥、臊、膻等不適之味，從而提升味蕾品嘗的美味感，其次則是透過增添上述佐料所產生的香氣感，進一步達到刺激嗅覺，喚起口腹之欲的目的。

唐宋之後，拜鐵製炊具普及使用的關係，促使煎、炒、炸等烹飪技術得到提升，配合薑、椒、茱萸這三香本身具有去腥除膻功效下，又再進一步擴大了食材的選用範圍。於唐代書寫兩廣地域的《嶺表錄異》便有這樣詳實的食譜記載：

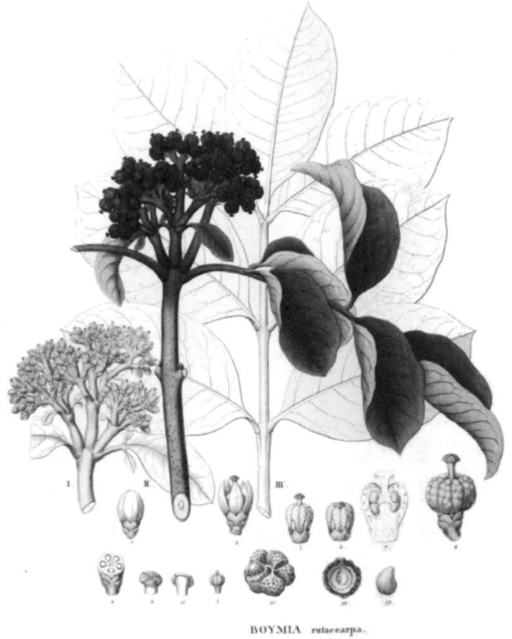

圖 4-2　茱萸的其中一種「吳茱萸」的外觀。

資料來源：Philipp Franz von Siebold and Joseph Gerhard Zuccarini, *Flora Japonica, Sectio Prima (Tafelband),* 1870。（公有領域）

《越絕書》云，海鏡，蟹為腹，水母即蝦為目也。南人好食之。雲性暖，治河魚之疾。然甚腥，須以草木灰點生油，再三洗之，瑩淨如水晶紫玉，肉厚可二寸，薄處亦寸餘。先煮椒桂，或豆蔻、生薑，縷切而煠（炸）之，或以五辣肉醋，或以蝦醋，如膾食之，最宜。[16]

同時期的唐代文人段公路，在專記嶺南地異物奇事的《北戶錄》一書中也記載到：

南人取嫩牛頭火上燂過，複以湯（燙）毛去根，再三洗了，加酒豉蔥薑煮之候熟，切如手掌片大，調以蘇膏椒橘之類，都內於瓶甕泥過，煻火重燒，其名曰褒。[17]

由此二古書中可知，不論是所謂的「水母」或「牛頭」食材，由於本身或其部位的特殊性，因而具有比普通食材更重的腥、膻等不佳的重味，不過經反覆烹飪處理和辛料爆香調味後，最終仍能成可口佳餚。這樣的案例無形中拓展了傳統飲食的選材範疇，甚至食用所謂的「水母」，還附加醫治特殊病症的效用，[18]稱得上為過去傳統食補中，「野味」具所謂強身治病的典型案例之一。

因為辛辣有調味和提香功能，對於食慾不振、胃口不佳的狀況，薑、椒、茱萸等三香同樣有顯著改善效果，唐朝著名詩人寒山，便曾於《詩三百三首》中寫到：「憐底眾生病，餐嘗略不厭。蒸豚搵蒜醬，炙鴨點椒鹽。」[19]又有詩王尊稱的白居易（七七二－八四六），也於《二年三月五日齋畢開素當食偶吟贈妻弘農郡君》述到：

前月事齋戒，昨日散道場。以我久蔬素，加籩仍異糧。魴鱗白如雪，蒸炙加桂薑。稻飯紅似花，調沃新酪漿。佐以脯醢味，間之椒薤芳。老憐口尚美，病喜鼻聞香。[20]

可以見得不管是生病致使食慾不振，又或齋戒久素，以至於胃口欠佳，在薑、椒、茱萸，甚至是蒜、胡椒等外來具有「辛味」佐料搭配的使用下，讓烹調的飲食味道更加豐富，使之發揮開胃生津而食指大動的效用。至此也呼應驗證出，在中醫《黃帝內經》中「辛味」具「辛走氣」的兩項基礎——「氣」與「味」特質。

三、「辛以潤之」的醫治功能實踐

春秋戰國以來，傳統禮樂制度崩壞，社會諸子百家爭鳴，使先秦知識得到了躍升性的增長，而各家學派又相互交流、借鏡發展，作為中華文化中重要之一的陰陽五行學說，亦逐漸匯集臻至成形。「行」的架構精隨，源自對萬物乃至人倫關係的調和有序的觀察和實踐，認為世界是物質的，物質世界是在陰陽二氣作用的推動下孳生、發展和變化，並根據其特徵劃分有火、水、木、金、土五大類統稱「五行」，在其運作之下，比次亦有相生相剋關係，方形成有序的主體世界，也因此構建推演出合則順，失則亂的理論基礎。[21]如前段內容所提，所謂的五味其實也是於五行之特性，這便是源自生活飲食和知識認知的相互推疊演進發展而出，即以酸、苦、甘、辛、鹹的抽象感覺，對應五行中的金、木、水、火、土之五行理論。[22]

對後來中國社會各面向而言，陰陽五行學說可謂產生了實質且深遠的影響。中醫在長期醫療實踐的基礎上，同將陰陽五行廣泛地運用於醫學領域，在各方學說發展及演變調和之下，[23]最終以《黃帝內經》總括其整體觀念，將陰陽五行學說引進醫學領域並加以發展，精闢地論述了臟腑經絡，亦確定了後世中醫學的基本理論。在《黃帝內經》的〈素問〉中〈陰陽應象大論〉篇章記載到：

辛甘發散為陽，酸苦涌泄惟陰，陰勝則陽病，陽勝則陰病。陽勝則熱，陰勝則寒。重寒則熱，重熱則寒。[24]

又同在〈素問〉的〈宣明五氣〉篇章則言談到：「五味所入：酸入肝，辛入肺，苦入心，鹹入腎，甘入脾，是謂五入。」[25]另外明代馮復京《六家詩名物疏》一書，廣徵博引，進行訓解，其便有針對五行的生成和體內關聯，記到：「西方生燥，燥生金，金生辛，辛生肺，肺生皮毛，皮毛生腎，肺主鼻。」[26]其根本醫學運行原理，便是融會五行陰陽理論於其中，原有五味實質對應不同臟腑，加以其運行功能有別，又相互影響相互牽制，有此闡發醫治用藥原理。是凡金多少含有辛辣氣味，所以就中醫而言辛辣之味能開肺通皮毛，去除肺中寒邪，有利於肺臟，所以說「辛生肺」。又因為肺朝百脈，輸精於皮毛，也就是說皮毛的營養是依靠了肺臟的功能轉輸而來，所以講「肺生皮毛」。就功能而言，皮毛與腎同樣是負擔人體排泄水分功能，故「皮毛生腎」說明了皮毛與腎之間的關係，即五行相生的「金生水」。由此可見「辛味」不但為肺臟所合之味，所謂「辛走氣」的特質，再另一層面意思中，便是強調「辛味」直接對肺臟的關聯作用。

而在此基礎下，進一步產生所謂「辛以潤之」論述，其整句全文於《黃帝內經・素問》的

〈藏氣法時論篇〉，是這樣描述：「腎苦燥，急食辛以潤之。開腠理，致津液，通氣也。」[27]由此可以說正式建構出辛味醫病的學理依據，至唐代王冰又依其加註批示到：「辛性津潤也，然腠理津液達，則肺氣下流腎與肺通，故云通氣也」。[28]可以見得，在中醫所謂的「辛走氣」不單單僅是氣聞味解釋，其更進一步擴及到中醫對身體內部醫治運行的原理。可以說《黃帝內經》是概括了先秦所積累的社會知識和醫病經驗，最終總結發展出完善的醫病理論。以「辛味」為例，其最重要之一便是提出了「辛以潤之」的治療思維，因此最終該書得以被列為中醫的經典圭臬。目前中醫界對於「辛以潤之」作用機理，大概有三項解釋，其一是認為某些辛味藥本身味甘柔潤，因而藥物本身具有直接潤養作用。其二是辛入肺，故而辛可以通過補肺進而補腎之陰，實現「辛以潤之」的效果。其三為辛能潤主要是通過辛能行能散而發揮其濡潤作用，辛之行散能疏通水津、血液運行之道，又能蒸化水液成津以散布周身而達到濡潤作用。[29]

至東漢張仲景所著醫書《傷寒雜病論》，以理、法、方、藥相結合的形式論述了多種外感疾病，和許多雜病的「辨證論治」，該意思是指，首先要運用各種診斷方法，綜合評估分析，以尋找發病的規律，再根據不同情況來確定治療原則。這樣的步驟流程，實為一部理論聯接實際的中醫臨床著作，加上又保存了諸多精當靈驗的方劑，所以此書又被奉為「方書之祖」，張仲景也被譽為「經方大師」。但因東漢末年至魏晉年間的社會動盪，該書已散佚不全，經後世考據後分成《傷寒論》與《金匱要略》兩書流通，兩書合計共十卷，總二十二篇，合三百九十七法，去除重複部分，則有一百一十二方。[30]對於「辛以潤之」而能治「燥」的理論論述，張仲景於《傷寒論》中通過實際治療，強調「因實邪阻滯，導致的津血運行輸布障礙的燥證，借助『辛味』中藥方能行氣、行血，以辛通之法達到助潤通津驅邪治燥的目的」。[31]可以說是首度於文獻經典紀載中，具象的將「辛以潤之」理論進行實踐。

張仲景《傷寒論》對「辛味」特質的運用而言，具體之一可於創制中藥方劑中顯現，書中不但方證對應，而且用藥精煉，亦成為後世用藥配伍組方之典範。誠如《黃帝內經》所載，由於五味各司其職，功效有別，又互為連結，互為相剋；以辛味藥物為例，《傷寒論》擴大對配伍運用，進一步發展出「辛甘合用」、「苦辛合用」、「辛酸開合」、「辛酸苦以安蛔」、「辛甘酸」、「辛甘淡」、「苦辛甘」、「辛苦酸」、「辛苦酸甘」、「辛溫（溫）」、「辛寒」等配伍方法。[32]當中值得注意的另一點，在張仲景《傷寒論》各式有關「辛味」藥方藥材中，不乏蜀椒、細辛、附子、乾薑、桂枝之物，其中又以薑又或乾薑，實質扮演了最重要穿梭搭配的角色；傳統藥食同源的認知背景下，薑不但可單做藥用，於日常生活之中更是重要的食材佐料之一，而《傷寒論》對辛味藥材的運用實踐，自然同步對後續食補文化產生知識的積累與影響。[33]

宋代自活版印刷術發明後，在新技術的突破下，醫學著作的出版和傳播有推波助瀾的效果。中醫「辛以潤之」的實際醫病效用，也得於醫著所附的醫案中，獲悉其具體成果。如明代著名醫家張景岳（一五六三－一六四〇），是中醫溫補學派代表人物之一，在所著《景岳全書・雜證謨》便有一長篇醫案載到：

朱翰林太夫人，年近七旬，於五月時，偶因一跌，即致寒熱。群醫為之滋陰清火，用生地、芍藥、丹皮、黄芩、知母之屬，其勢日甚。及余診之，見其六脈無力，雖頭面，上身有熱，而口則不渴，且足冷至股。余曰：此陰虛受邪，非跌之為病，實陰證也。遂以理陰煎加人參、柴胡，二劑而熱退，日進粥食二三碗；而大便以半月不通，腹且漸脹，咸以為慮，群議燥結為火，復欲用清涼等劑。余堅執不從，謂其如此之脈，如此之年，如此之足冷，若再一清火，其原必敗，不可為矣。經曰：腎惡燥，急食辛以潤之，正此謂也。乃以前藥更加薑，附，倍用人參、當歸，數劑而便即通，脹即退，日漸復原矣。病起之後，眾始服其定見。[34]

這則病歷醫案描寫的十分生動，反映出眾醫生七嘴八舌各持己見的熱鬧場面。先因誤以為是跌傷，才導致後續的身體「寒熱」病症，使得初期藥方有錯，接續又造成「六脈無力」全身發冷，加以宿便近半月難解，實痛苦難耐腹脹不止。新請來的主醫者在衡量病患年邁體弱，及憑藉自己本身多年行醫經驗，最終力排眾議，否定了用下猛藥通瀉，解除宿便的病狀問題。確實高齡病患本身陽氣已虛弱，若單依片面狀況而就及醫治，恐再大損其元氣；故而主醫者經詳細看診評估，採用了所謂「辛以潤之」方法，由「金生辛，辛生肺，肺生皮毛，皮毛生腎」的中醫理論依據，化解「腎惡燥」的病因，最終藥到病除，方使眾人信服其醫術高段。在這其中也反映到中醫醫病的特質，並非向西醫般用症狀性治療速求見效，而是以中庸循序漸進的方式開展醫治，在很大程度上，傳統食補也無形承接了此價值文化。

又清代俞震（一七）所著《古今醫案按》，是一本通過豐富而較為系統的病案實例，從中如實展示了歷代若干著名醫家的診療經驗與學術思想醫書，[35]之中記錄了另一則有趣「辛以潤之」的醫案實例：

> 昔有消渴者，日飲數升，先生以生薑自然汁一盆，置之密室中，具罌杓於其間，使其人入室，從而鎖其門，病人渴甚，不得已而飲，汁盡渴減。此《內經》辛以潤之之旨。[36]

此病患平日異常口渴，即便已大量飲水，仍無濟於事，未能緩解口乾舌燥現象，該醫生見其後，刻意將之安排到一偏房，以閉門上鎖的特別方式，讓患者無處可去，在極度口渴之下，最終只得被迫喝飲屋內唯一而辛辣的原味薑湯，因此得以「藥」到病除。就上文二則醫案，雖患者有別，但同其醫治根本便是《黃帝內經》所提的「辛以潤之」的理論運用，甚至結合《傷寒論》依病症的配伍方法搭配用藥，或根據觀察患者具體情況適時調整，終得病癒體康，於此之中完整道出了中醫「辛以潤之」的醫用功能的實踐。

四、從食補文化解析「辛以散之」

《黃帝內經》不僅是醫書的經典，更是首度論及飲食和養生觀的重要關聯，全書涉及飲食與養生的理論不下四十餘篇，也可以看出中醫學對飲食文化的交互影響，其意義和價值皆非比尋常。因此可以說在中華飲食發展的歷程上，藥和食的關係實為一體兩面，互為表裡。在《黃帝內經》中的〈五常政大論〉就有這樣記敘到：

病有久新，方有大小，大毒治病，十去其六；常毒治病，十去其七；小毒治病，十去其八；無毒治病，十去其九。穀肉果菜，食養盡之。[37]

上述所說的便是食療對於疾病的祛除作用。可以想見，在藥食同源的中華飲食背景之下，[38]辛味食材的藥食性文化是同步亦趨的發展建構。現存最早的中藥學專著《神農本草經》，書內記載的藥物凡三百六十五種，並又細分出上品、中品和下品，頗具有醫藥實物價值，後世大量本草著作皆是在此基礎上產生發展起來，可惜原書早已佚失，其主要文字則經輾轉引錄，方得保存於《證類本草》等各書中。在《神農本草經》的〈原序〉便開宗明義記述到，中藥有所謂「五味四氣」，[39]而辛味位列五味之中，這正是古人在長期醫（食）療實踐中，所總結出的用藥規律，也是帶動後續發展出食補「辛味」效用論點的關鍵所在。

中醫所謂的食治，其實基本是含括兩層解釋，一是治療疾病或輔助治療疾病，二便是所謂的「治未病」[40]——即「未病先防」，強身健體減低疾病發生，又稱作「養生」。在《黃帝內經．素問》的〈補注釋文〉中便言記到：

辛散，酸收，甘緩，苦堅，鹹耎，毒藥攻邪。五穀為養，五果為助，五畜為益，五菜為充，氣味合而服之，以補精益氣。此五者，有辛酸甘苦鹹，各有所利，或散或收，或緩或急，或堅或耎，四時五藏，病隨五味所宜也。[41]

除提及了辛的「藥性」和其所對應的運行方式之一；另一方面也同時完整闡述了中醫醫治中的食療本質，通過日常飲食搭配恰當，調和五味，可使臟腑、筋骨、氣血得到滋養，有利機體健康運轉，即所謂「安身之本，必須於食」，[42]通過完善的食療帖方，或適宜的食補飲食，從而達到延年益壽，提高生活素質的目的。

談到食療與「辛味」的養生關係，以宋朝古文八大家之一的蘇軾為例，在《東坡雜記》一書中記載了靠生薑而延年益壽的一樁奇聞。有蘇東坡在杭州為官時，一日特著便服至當地淨慈寺參拜禮佛，見其寺廟主持年過八十，但卻鶴髮童顏，且精神矍爍，面色紅潤，目光炯炯，看上去不過四十來歲。為此，蘇東坡感到十分驚奇，連問主持用何妙方，才得如此長壽體貌；淨慈寺主持微笑以對：「老衲每日用連皮嫩薑切片，用溫水送服，已食四十餘年矣」。[43]傳聞後續蘇東坡回去之後，特意依照此方每日服送，更為此作詩一首記到：「一斤生薑半斤棗，二兩白鹽三兩草，丁香沉香各半兩，四兩茴香一處搗。煎也好，點（泡）也好，修合此藥勝如寶。每日清晨飲一杯，一生容顏都不老。」[44]確實，在《神農本草經》中就對薑記有「乾薑……久服，去臭氣、通神明」[45]的功效。由此也可見知，在傳統食療中，通常有以久服常送，持之以恆的養生觀念，最終方得長壽之道。

在《神農本草經》一書中有關「辛味」屬性的藥材記載，實則不少既是做藥物之用，又可當作日常一般食物食用，如現今居家日常烹調常用的「白蔥」，《神農本草經》便對其所謂「藥性」描述記錄：「辛溫，辛熱，發散……蔥白。」[46]其次，同樣是眾人所熟悉的薑、乾薑，於《神農本草經》中就其「藥性」描述到：「薑，味辛，溫。主胸滿咳逆上氣，溫中止血，出汗，逐風濕痹，腸，下利。生者，尤良。」[47]而薑在張仲景的《傷寒論》藥方中，則又補敘到：「乾薑之辛，以溫胃散寒。」[48]所以於今當下社會，在冬令時節到來之際，人們時常來杯暖心的薑母茶，以去除寒意，本質上便是因為薑所含有「溫胃散寒」和相關「藥性」助益。此外，生長於川蜀地域一帶的「蜀椒」，《神農本草經》則言及到：「蜀椒，味辛溫。……溫中，逐骨節皮膚死肌，寒濕痹痛，下氣。」[49]由於「蜀椒」具備「寒濕痹痛」功能，古時在川渝和吳越一帶，因氣候潮濕悶熱，當地人不乏以「蜀椒」混合其葉烹煮，於平日當作茶飲服用。[50]另在明清辣椒傳入東亞之前，有辣椒前身之稱的茱萸，《本草綱目》又稱其為「辣子」，[51]而在《神農本草經》對茱萸「藥性」功能記載提到：「茱萸，味辛溫。主溫中下氣止痛，咳逆寒熱，除濕血痹。」[52]通過對茱萸的「藥性」描述，由於具備「除濕血痹」功能，在古代的荊楚等燥熱地域，當地人也有將茱萸搗爛取汁，用以石灰拌入成「辣米油」，作為沾醬加以食用的習慣。[53]

古代帛書又名繒書、縑帛，為紙還未發明之前，除竹簡外用白色絲帛作為書寫的材料。一九七三年曾於湖南長沙馬王堆三號漢墓，出土的各式眾多帛書，由於別具一格，更被書界稱為「馬王堆體」。在此值得一提的為漢墓內的《五十二病方》，據年代考證，該帛書應成於戰國時期的楚國荊蠻地域，之中收載藥物達兩百四十七種，更半數不為中原地域的《神農本草經》所記載，故又可視為另一獨立醫藥著作。於《五十二病方》現存可辨識文字中，多次顯現將桂、薑、椒等「辛味」一物，作為平日藥膳服飲之用的情況。[54]比對同為戰國時期的楚國竹簡能清楚見到：「為酓（斂），其為緩，故（苦）為固，辛為𤼵（發），鹹為淳。」[55]楚國竹簡文獻總括了酸甘苦辛鹹五味的功效，古代的楚國人又特將桂、薑、椒等「辛味」一物，作為日常飲料之一，以達到排汗解熱的目的。這是因為「辛」又有所謂「發」的效果，這裡的「發」又有通「瀉」的意思。和《神農本草經》兩造對比之下，除可見藥食同源的普遍情況外，另一需特別關注的是，雖然各辛辣物屬性、種類各有分別，但皆不約而同對於「辛味」，標示有「出汗」、「逐風濕」、「發散」等效用。可以說不論是《神農本草經》、《五十二病方》或是楚國竹簡，皆是先秦人們於漫長歲月的積累中，逐步習得出「辛味」所具備的「藥性」效果。因此，「辛味」既是指食物的具體味道，也是其作用於身體後的反應。

東漢末年，天災頻傳瘟疫盛行，不少窮苦百姓衣不遮體，忍飢受寒，連耳朵都因長凍瘡潰爛，傳聞醫聖張仲景對此十分掛心，其名言有道「進則救世，退則救民；不能為良相，亦當為良醫」，故特研製一道禦寒的食療方子，命為「祛寒嬌耳湯」。該方以羊肉混和薑、椒、蔥、韭等辛辣去寒藥材，經煮熟後切碎，再以麵皮包成耳朵樣的「嬌耳」滾水煮熟，於冬至到大年初一間，囑咐弟子們搭起醫棚支起大鍋，對來求治病患貧民，每人捨數對「嬌耳」和一碗熱湯，當民眾吃了「嬌耳」喝了「祛寒湯」，不由覺渾身發熱，血液通暢，兩耳變暖，甚至持續食用一段時間，原本耳多的凍瘡之疾居然都也不藥而癒。[56]雖說有關張仲景故事始末不能細考，[57]但通過該故事的描述，不難看出餡料裡的薑、椒、蔥、韭等辛辣之物，發揮了一定去寒功效。

唐代古文運動推行者的重要領袖之一韓愈（七六八－八二四），因諫迎唐憲宗（七七八－八二〇，在位八〇五－八二〇）迎佛骨入宮，而被貶至潮州任刺史，在抵達潮州當晚，地方官員為其設宴接風，韓愈有感於宴會上當地食材的千奇百怪，特別為此寫下《初南食貽元十八協律》詩作，之中便寫到對食辣的經歷：

我來禦魑魅，自宜味南烹。調以鹹與酸，芼以椒與橙。腥臊始發越，咀吞面汗騂。[58]

用鹹酸椒橙為調味，來消除海鮮的腥臊，也是當今潮州菜去腥臊的主要方式。這首詩成為後人了解唐代潮州飲食風貌的歷史文獻之一，不過有意思的是，或許因過度的辛料比例，導致菜餚辣味十足，以至於韓愈品嘗得滿臉通紅甚至渾身發汗。確實，從辛辣物的本質而言，即便個人體質有別，但多數服用一定量值後，除口舌有辛辣感外，亦皆會有冒汗，身發熱，乃至提神等可直接感受的症狀。

五、結語

在傳統食補食療的基礎觀念裡，世間各種食材（藥材），皆有不同屬性與效用。在中醫「辛走氣」兩項基礎本質「氣」與「味」的認知，實際上是搭配傳統飲食，於亦步亦趨的相互發展而出，當用薑、椒、茱萸，甚至是蒜、胡椒，等外來具有「辛味」佐料的使用搭配，不但讓飲食烹調的味道更加豐富，同時還兼有開胃生津，提振食慾的效用。而中醫「辛以潤之」的醫用功能，亦是透過先秦以來的社會知識和醫治經驗，結合陰陽五行理論發展而出，在得於《傷寒雜病論》的拓展運用下，最終豐富履行於宋代後各醫書所附醫案之列，可謂在歷代中醫學的積累下，實已對其的意涵、功效、臨床應用等開展趨近泰全完備。也在這樣的先備條件形成之下，薑、椒、蔥、韭和茱萸在內的「辛味」之物，其實皆都具備所謂中醫「辛以散之」的特質，具有「散」、「發」、「瀉」、「去寒」等食療效果，伴隨著傳統時令進補的推展，以及相關飲食認知的普及下，方遂有藉食療補身調養的思維觀形成，[59]從而使日常辛辣之物的飲食應用，不單僅是去腥除膻、提香開胃，同時還有著夏時祛濕發汗，冬季活血驅寒等實用的食補效果。

註釋

1 四氣：指寒、熱、溫、涼四種不同藥性，又稱四性。它反映了藥物對人體陰陽盛衰、寒熱變化的作用傾向。由於每種藥物都同時具有性和味，因此必須將兩者綜合起來看。明代著名中醫繆希雍謂：「物有味必有氣，有氣斯有性」，強調了藥性是由氣和味共同組成的。換言之，必須把四氣和五味結合起來，才能準確地辨別藥物的作用。中藥學教材編委會，《中藥學》（上海：上海科學技術，一九九四），頁一四－一七。

2 李奕祺，〈《內經》論辛〉，《中醫文獻雜誌》第六期（二〇一〇），頁四一－四二；李翠娟、鞏振東、孫理軍、佟雅婧，〈《內經》「辛以潤之」思想臨證運用探析〉，《吉林中醫藥》四十一卷七期（二〇二一），頁八五八－八六一；劉斌斌、昝俊傑、張臘榮、邢穎、湯鈺文，〈《溫病條辨》中辛味藥在肝病治療中的應用〉，《湖北中醫藥大學學報》十七卷二期（二〇一五），頁六五－六六；徐甜、王雪茜、程發峰、馬重陽、鄧楠、樊姝寧、王慶國，〈張仲景「辛以潤之」治療燥證探微〉，《環球中醫藥》十二卷十期（二〇一九），頁一四九九－一五〇三。

3 方文韜、詹志來、彭華勝、黃璐琦，〈干姜、生姜、炮姜分化的歷史沿革與變遷〉，《中國中藥雜誌》第九期（二〇一七），頁一六四一－一六四五；付璐、彭華勝、袁媛；金艷，〈基於本草古籍的花椒毒性考證〉，《中國藥物警戒》第四期（二〇二二），頁三六九－三七一；楊金萍、李懷芝、馮詩瑤，〈《神農本草經》與宋本《傷寒論》茱萸類藥考辨〉，《中國中醫基礎醫學雜誌》二〇二一年三期（二〇二一），頁四八四－四八七。

4 胡玉珍，〈《黃帝內經》飲食養生法之探悉〉，《問學》二十二期（二〇一八），頁一－二〇。

5 王冰（唐）註，林億（北宋）校，《黃帝內經·素問》欽定四庫全書本，卷七，頁一四。

6 皇甫謐（西晉）撰；林億（北宋）校註，《鍼灸甲乙經》四庫全書本，卷六，頁二五。

7 賈德賢、王謙、魯兆麟，〈思考「辛味」〉，《北京中醫藥大學學報》三十一卷二期（二〇〇八），頁八八－九〇。

8 郭沫若，《殷契粹編考釋》（臺北：大通書局，一九七一），頁四五〇。

9 郭璞（晉）注，邢昺（北宋）疏，《爾雅注疏》欽定四庫全書本，卷五，頁一七。

10 徐中舒主編，《甲骨文字典》（成都：四川辭書出版社，一九八九），頁一五六一。

11 詹鄞鑫，〈釋辛及與辛有關的幾個字〉，收入《華夏考：詹鄞鑫文字訓詁論集》（北京：中華書局，二〇〇六），頁一九〇－一九一。

12 陳戍國點校，《周禮·儀禮·禮記》（長沙：嶽麓書社，二〇〇六），頁一二。

13 屈原（戰國）著，塗小馬點校，《楚辭》（瀋陽：遼寧教育，一九九七），頁五一。

14 《風土記》記曰：三香：椒、欓、薑，欓即是所謂的食茱萸。李昉（北宋），《太平御覽》欽定四庫全書本，卷九百五十八，頁十。

15 高誘（漢）注，畢沅（清）校，徐小蠻標點，《呂氏春秋》（上海：上海古籍，二〇一四），頁二七五。

16 劉恂（唐）撰，商壁、潘博校補，《嶺表錄異校補》（南寧：廣西民族，一九八八），頁一七二。

17 段公路（唐）撰，《北戶錄》卷二（臺北：藝文印書館，一九六八），頁一四－一五。

18 稍需一提的是，過去臺灣或東南亞地區，不乏有所謂的山產「野味」進補店，當中所用平日較少見的食材進行烹調，其方式不外乎會加入大量薑、花椒、辣椒、料酒提味爆炒，根本目的之一，便是為了蓋過原食材不適的羶腥味。受訪者不願具名，筆者口訪，二〇〇〇年八月二十日。

19 韓進廉主編，《禪詩一萬首・上》（石家莊：河北科學技術，一九九四），頁八七。

20 白居易著，張春林編，《白居易全集》（北京：中國文史，一九九九），頁六六九。

21 參閱艾蘭、汪濤、范毓周主編，《中國古代思維模式與陰陽五行說探源》（南京：江蘇古籍，一九九八）。

22 劉思量，〈五行始終、五味調和——中國飲食美學初探〉，《中國飲食文化學術研討會論文集》第二屆，一九九三，頁一四一。

23 春秋戰國時期受各家學派相互影響，醫學亦有不同進展表現，例如戰國時期的散文〈調經論〉就提出：「厥氣上逆，寒氣積於胸中而不瀉，不瀉則溫氣去，寒獨留，則血凝泣，凝則脈不通，其脈盛大以濇，故中寒。」這也成為後來中醫所發展的精氣學基礎之一；而食療中的辛辣物，則成為去寒調氣所必用「食藥」之一。王冰（唐）次注；林億（北宋）校，《黃帝內經・素問》欽定四庫全書本，卷十七，頁八。

24 王冰（唐）次注；林億（北宋）校正，《黃帝內經．素問》欽定四庫全書本，卷二，頁三。

25 王冰（唐）次注；林億（北宋）校正，《黃帝內經．素問》欽定四庫全書本，卷二十二，頁四四。

26 馮復京（明）撰，《六家詩名物疏》欽定四庫全書本，卷二十二，頁四四。

27 王冰（唐）次注；林億（北宋）校正，《黃帝內經．素問》欽定四庫全書本，卷七，頁五。

28 王冰（唐）次注；林億（北宋）校正，《黃帝內經．素問》欽定四庫全書本，卷七，頁五。

29 曾姣飛、李美珍、李敏袁、曉紅，〈試從陰陽角度探析「辛以潤之」〉，《中國民族民間醫藥》二十八卷十一期（二〇一九），頁一〇—一一。

30 宋校《傷寒論》序：「今先校定張仲景《傷寒論》十卷，總二十二篇，證外合三百九十七法，除重複，定有一百一十二方，今請頒行。」張機（東漢）撰；王叔和（西晉）編；成無己（金）註，《傷寒論注釋》欽定四庫全書本，卷一，頁一—二。

31 徐甜、王雪茜、程發峰、馬重陽、鄧楠、樊姝寧、王慶國，〈張仲景「辛以潤之」治療燥證探微〉，頁一五〇〇。

32 易自剛，〈淺析《傷寒論》辛味藥配伍運用與方劑舉隅〉，《新中醫》四十卷七期（二〇〇八），頁一一三—一一四。

33 薑由於味辛，屬溫，在當代現今各式食補料理配方中，不乏皆會有辛物薑的搭配添加，其本質可溯源於《傷寒論》醫書的推波影響。

34 張景岳（明），《景岳全書》（上海：上海科學技術，一九五九），頁五八七。

35 徐大基，〈《古今醫案按》及其學術思想初探〉，《香港中醫雜誌》十三卷三期（二〇一八），頁三三—三九。

36 俞震（清）編著，《古今醫案按》，見《欽定古今圖書集成博物彙編》三百卷，維基文庫，https://zh.m.wikisource.org/zh-hans/%E6%AC%BD%E5%AE%9A%E5%8F%A4%E4%BB%8A%E5%9C%96%E6%9B%B8%E9%9B%86%E6%88%90%E5%8D%9A%E7%89%A9%E5%BD%99%E7%B7%A8%E8%97%9D%E8%A1%93%E5%85%B8%E7%AC%AC300%E5%8D%B7，擷取日期：二〇二二年十月三十日。

37 張志聰（清），《黃帝內經素問集注》，清康熙九年刻本，卷八，頁八一三。

38 以後續明代《本草綱目》為例，該書共收錄記載一千八百九十二種藥材。其中，穀、菜、果類有三百多種；蟲、介、禽獸有四百種以上。書中同時介紹了眾多生活藥膳，如可以治病又可以飲食的藥粥就有四十二種，藥酒多達七十五種。參見李時珍（明），《本草綱目》（臺北：世一，二〇一四）。

39 繆希雍（明），《神農本草經疏》欽定四庫全書本，卷一，頁一。

40 參見張志斌、王永炎，〈試論中醫「治未病」之概念及其科學內容〉，《北京中醫藥大學學報》第七期（二〇〇七），頁四四〇－四四四。

41 王冰（唐）次注；林億(北宋)校正，《黃帝內經．素問》欽定四庫全書本，卷七，頁一一－一二。

42 孫思邈（唐），《千金翼方》元大德梅溪書院本，卷十二，頁一六。

43 〈薑部紀事〉，《古今圖書集成》，維基文庫，https://zh.wikisource.org/wiki/Page:Gujin_Tushu_Jicheng,_Volume_534_(1700-1725).djvu/115，擷取日期：二〇二二年十月二十八日。

44 〈容顏不老方〉，《欽定古今圖書集成博物彙編》，三五一卷，維基文庫，https://zh.m.wikisource.org/zh-hant/%E6%AC%BD%E5%AE%9A%E5%8F%A4%E4%BB%8A%E5%9C%96%E6%9B%B8%E9%9B%86%

E6%88%90%E5%8D%9A%E7%89%A9%E5%BD%99%E7%B7%A8%E8%97%9D%E8%A1%93%E5%85%B8%E7%AC%AC351%E5%8D%B7，擷取日期：二〇二二年十月二十八日。

45 徐大椿（清）撰，《神農本草經百種錄》欽定四庫全書本，頁二八。

46 繆希雍（明），《神農本草經疏》欽定四庫全書本，卷二，頁三。

47 繆希雍（明），《神農本草經疏》欽定四庫全書本，卷八，頁一。

48 成無己（金）註，張仲景（東漢）撰，《傷寒論注釋》欽定四庫全書本，卷七，頁二。

49 繆希雍（明），《神農本草經疏》欽定四庫全書本，卷十四，頁五。

50 徐光啟（明）撰，《農政全書》欽定四庫全書本，卷三十八，頁一一。

51 李時珍（明），《本草綱目》欽定四庫全書本，卷三十二，頁一。

52 繆希雍（明），《神農本草經疏》欽定四庫全書本，卷十三，頁一三。

53 李時珍（明），《本草綱目》欽定四庫全書本，卷三二，頁二一。

54 「雎（疽）病：治白薟（蘞）、黃蓍（耆）、芍樂（藥）、桂、畺（薑）、椒、朱（茱）臾（萸），凡七物。……一入桮（杯）酒中，日五六飲之。」馬王堆漢墓帛書整理小組編，《馬王堆帛書五十二病方》（北京：文物出版社，一九七九），頁九四。

55 〈八氣五味五祀五行之屬．簡〇四〉，典藏於北京清華大學出土文獻研究與保護中心。http://cjbnet.org/qinghua/#，擷取日期：二〇二二年十月七日。

56 張浩洪，〈【春節序曲】餃子原來叫「嬌耳」〉，《人間福報》，二〇一五年二月十七日。https://www.merit-times.com/NewsPage.aspx?unid=389746，擷取日期：二〇二二年十月二十八日。

57 有關張仲景捨「嬌耳」與熱湯的故事，在過往社會地方上便多所流傳，演變至今已成為中國北方傳統民間於冬至、大年初一，會特意吃餃子的習俗。

58 韓愈（唐），〈初南食貽元十八協律〉，收錄於《韓昌黎先生詩集注》（臺北：學生書局，一九六七），頁三五七。

59 在元代由忽思慧所編的《飲膳正要》一書中，便充分總結了食療的原理、性味、功效，並藉由烹調和飲食的相互搭配，達到對人體的各項輔正，其收錄了藥膳包含菜肴九十四種、湯類三十五種、抗老藥膳處方二十九種，可見得中華飲食文化的食療發展，已相當成熟普及。參見忽思慧（元），《飲膳正要》（河南：中州古籍出版社，二〇一五）。

第二部

西方醫學及科技所帶來的「飲食與健康」新觀念

伍

抗戰時期的兵食與軍事營養學發展試探

劉士永

一、前言：現代營養學在民初中國

在專門營養學術的研究領域裡，中國不像日本學界有各式兵食專著與論文的出版，[1]或可見中日兩國在二戰期間軍事醫學水準之落差。相比於戰場上亟需之軍事外科或傷兵救護，抗戰時期中國兵食及軍事營養學相對更是比較冷僻的課題。二〇一六到二〇二一年間，除了王公與楊艦二人陸續發表之三篇論文外，中外學界對於戰時營養學研究不多。少數提到兵食的部分也並未針對軍事營養學的發展多所著墨。二〇二二年王公在其博士論文與前期研究的基礎上，由北京清華大學出版社發行總結性的專書《抗戰時期營養保障體系的創建與中國營養學的建制化研究》。作者以抗戰時期的軍事動員及營養需求保障為經緯，將這段時間視為中國營養學建制化的關鍵時期，並提出相當值得參考的見解。[2]本文擬在前人的學術貢獻上針對軍事營養學的部分稍作補遺，兼及一九四二年後美軍軍糧對國軍在軍事營養學發展上的特徵。現代營養學研究最初引入中國的時間，約莫是在一九〇〇至一九一〇年代的民國初年，爾後才逐漸在一九三〇年代中期因為經濟發展的需要受到一定之重視。和西方醫學在華發展情況類似，早期現代飲食營養的相關研究，亦始於中國境內一些受到西方資助或影響而成立的大學，[3]當時的研究重心之一是華人膳食調查及其營養素（nutrients）分析。舉例來說，一九一三年齊魯大學醫學教授 William H. Adolph（一八九〇－一九五八）發表之 *Diet Studies in Shantung*（山東的膳食調查）[4]與一九二五年 *A Study of North China Dietaries*（華北膳食研究）[5]，但僅止於中國一般人尤其是農民膳食的營養成分調查，無涉營養與國人體質和疾病方面的關聯性分析。當時任教北京協和醫學院（PUMC）的吳憲（一八九三－一九五九）與其同事，對於日後中國營養學發展影響深遠，也在民初左右進行過類似的北京城郊農民膳食與營養素調查。[6]這些民國初期的營養學研究共同的特徵是常把蛋白質、脂肪、碳水化合物，與纖維等稱為營養素（nutrients），也更為在意如何增進人體對於營養素的消化力。[7]儘管中國營養學的發展略晚於日本，[8]但到一九二五年前後，以北京協和醫學院生化系、燕京大學化學系、上海雷斯德醫學研究所三個機構為代表的一些大學與研究機構，已相繼設立營養學研究單位或實驗室，針對維生素缺乏症及體質改善方面，注重將同時期歐美各國營養學的理論應用於國內。

中國營養學早期之核心人物當屬北京協和醫學院生化學系的吳憲，他於一九一九年哈佛大學醫學院取得博士學位，一九二八年返國擔任北京協和醫學院生物化學系主任和教授。返國次年吳憲即撰述《營養概論》由上海商務印書館出版，是我國第一本由營養學家著述的營養學專著。[9]其中有關「膳食之計算與經濟」與附錄《食物成分表》，日後對於我國發展軍事營養學深具影響。此外，吳憲主持協和生化系期間，亦招募了歸國學人萬昕（一八九六－一九九四）、周田（一九〇九－一九七三）等人由生化學的角度從事營養學研究，他們日後更成為軍事營養學的奠基者。一九三七年抗戰軍興之前，吳憲及其協和團隊主要的研究貢獻，在於蛋白質通性與免疫化學兩方面。在蛋白質通性方面；吳憲實驗室團隊於一九三一年正式提出蛋白質變性學說，從分子化學結構上闡明變性作用與蛋白質凝固作用的關係，指出凝固的蛋白質分子會喪失生理免疫功能。至於在免疫化學方面；周田借用免疫沉澱物（Immune precipitate）的性質和變性蛋白質相似的現象，於一九三七年起在吳憲的支持下進行純淨抗體之提取。根據吳憲提出之「還化」變性蛋白質的方法，周田利用復原沉澱物內的抗體最終確定了抗體和抗原結合的定量關係。[10]到抗戰爆發前夕，華北方面除了吳憲與協和團隊外，國內還有北平大學農學院農業化學系的陳朝玉（一九〇四－一九七九）和羅登義（一九〇六－二〇〇〇）也投入了營養化學之研究。[11]其中羅登義很早就注意到中國膳食中蔬菜比例、營養與消化健康之關係。[12]至於在中國南方，此時則有一九三四年由美國學成歸國，於南京「負責在中國科學會生物實驗室設立生理化學系」[13]的鄭集（一九〇〇－二〇一〇）。一九三五年鄭集針對中國人冬季膳食成分與全米麥膳食對小鼠神經系統之生理作用，發表了兩篇中英文研究報告。[14]比起吳憲的研究來說，鄭集似乎更想把西方營養學知識應用於解釋中國人的膳食經驗；一九三六年 "Are the so-called poisonous food combinations really poisonous?"（所謂有毒食品組合真的有毒嗎？）一文中，鄭集發表測試了多種民間有毒膳食組合後的結論，他除辨明毒性有無外也探討了營養素吸收與拮抗之關係。[15]上述留美歸國學人原本各自在南北開展營養學研究工作，[16]也同中取異，各自從不同的方向切入分析中國人營養需求的特性。但在全民抗戰與轉進大後方的浪潮中，營養學專家們因緣際會匯集到大後方，不僅一同開啟了中國軍事營養學發展的契機，研究也出現了異中求同的趨向。

二、從富國到強兵

國民政府北伐成功、定都南京，不僅一時改變了南北政治權力的分布，也衝擊了學術研究的南北比重。尤其是南京、上海一帶各個國立醫學院和上海雷士德醫學研究院（Henry Lester

Institute for Medical Research）陸續成立後，早期在華西醫所呈現之「『協和半壁江山』及『北方優勢』等特點在一九三〇年代中期開始式微後有所改變」。[17]其中在營養學的發展方面，一九三二年國民政府於南京設立中央衛生實驗處時，原北京協和醫學院校長劉瑞恆（一八九一－一九六一）接掌首任處長後，即延聘吳憲負責籌備創設營養學研究所，掌理營養實驗、國民營養調查與研究等事項。[18]除學術重心南移的表面現象外，從該單位之成立與任務規劃亦可見此時的營養學研究，已逐漸從學術研究轉向國民健康政策的制訂。

吳憲無疑地是貫通整個三〇年代，將中國營養學應用於「富國」理想的關鍵人物。吳憲在其所著《營養概論》的附錄中就列舉了一張食物成分表，該表在一九二九年初版時僅列有水分、蛋白質、脂肪、糖類、無機鹽、粗纖維以及相關的熱能（熱量）計算結果，並沒有維生素含量的資料。[19]但在這個基礎上，以吳憲為首，陶孟和（一八八七－一九六〇）、朱振鈞、鄭集等人緊隨其後於三〇年代投入各式居民和人群的營養調查並制訂具體營養指標。根據他們的調查發現，三〇年代國民的主要營養問題是蛋白質攝入量嚴重不足，還有就是鈣、鐵和維生素A、維生素D的不足，而熱能的指標在一般狀況下還是可以達到的。[20]

一九三〇年代中國現代營養學備受重視，這或與國民政府亟於現代化其公共衛生教育與社會福利系統，以求改善工人階級健康條件、加速都市地區工業化經濟的建國期望有關。除了全國性層級的努力外，在經濟開發與工業化較佳之城市，如上海市亦於一九三〇年委託中央研究院化學所，以促進工業經濟發展和工人健康為名，調查上海人的每日膳食狀況。[21]爾後，上海市政府更與雷士德醫學研究院合作，委請前吳憲實驗室成員侯祥川（一八九九－一九八二）[22]及其雷士德醫學研究院團隊進行童工膳食營養之調查與改善研究，其目標在於透過營養投入及早降低成年後之腳氣病罹患率。[23]該研究案之目標即在於促進童工健康以增強其勞動生產力，甚至是在成年後得以養成健康之成年勞工。透過各種類似的營養學分析與膳食改良建議，中國社會在一九二五到一九三七年間，逐漸出現把營養學視為一門應用科學的觀點，期待能透過該學問之應用改善勞工大眾的健康狀態，以達成經濟工業化乃至於國家富強的理想。[24]

抗戰爆發前夕，各項中國人營養與膳食調查研究之目的，乃是希望透過健康飲食與充分營養改善中國人的體質，建設現代化之富強國家。為了實踐以現代營養學改善國民體質的理想，國民政府成立專責委員會調查並據之制訂中國人所需最低營養需求標準，[25]並於一九三八年公布〈中國民眾最低營養需要〉一文供各界參考，期望作為國人每日膳食攝取時之最低營養需求標準。[26]然而，或許正因為相信中國經濟必須工業化方能達致富強國家理想的緣故，這些抗戰之前的膳食調查與研究，幾乎都對當時中國大量的農村人口視而不見。比起城居勞動階層來說，農村人口不僅數量更多且長期遭受營養不良的折磨。由於農村人民經常是主要的士兵來源，此時對於這批人口營養狀態的缺乏了解，或也是國府在整體兵食政策與後期軍事營養理想常有脫節的原因之一。

要言之，儘管中國學界到了抗戰前夕在膳食調查與營養研究上有所進步，但多數的中國民眾，尤其大多數的農村人口現實上仍舊無法從每日粗劣的飲食中攝取足夠營養。抗戰爆發後，現代營養學研究移往從罕受西方醫學關注且更為貧困的西南大後方，卻因為戰爭的需要而發展出一套中國軍事營養學論述。儘管抗戰時期的營養學論述仍舊對一般中國百姓缺乏研究與幫助，但軍事營養學的影響仍可見諸於一九五〇年代後的臺灣。

中國軍隊的兵食政策與質量問題

自清末新建北洋陸軍以來，兵食問題就是軍需財政問題，無關營養與士兵健康與否。當時稱為「工食銀」的發放模式，即把工資與伙食費都算在同一筆餉銀裡，此法既可降低政府發餉的財務壓力，[27]且能就地採買軍食減少運輸與倉儲耗損。但現實上，軍餉併用折現與就地購買實物的情況下，士兵實際的現金所得須按例扣下購買米麵等主食的定額、再扣菜錢與柴炭燃料費等必要支出，有時甚至占去半個或一個月的月餉。需待全連隊菜錢、燃料費平均分攤後，剩下的銀兩才是實到手的薪餉。這種做法最大的問題是無法防止軍需官員上下其手、中飽私囊，一旦遭逢通貨膨脹也無力及時調整軍餉中的現金與實物比例應變。清末時局紊亂、經濟困難，鎮守京畿的第六鎮即有士兵抱怨：「主食不是黴爛的大米，便是混有石頭沙子的小米，副食則經常是蔬菜，只有過年過節才有肉吃。」[28]民初雖是中國營養學在北京發軔之際，但當時北洋政府財政困難、各方軍閥又亂政不已，上述情況恐怕未見轉機。

儘管民國以後南北政府都希望兵食能質量並進，但可能除了部分軍隊與軍官階層外，一般士兵的伙食狀況在軍餉結構未變的情況下，很難在量的方面出現決定性的改善，更遑論符合營養學要求的標準。不過一九三〇年代中國營養學的進步，的確開始影響了部分軍方人員對於兵食發展的思考。一九三五年馮玉祥（一八八二－一九四八）撰書《煎餅：抗日與軍食》有云：「軍食問題，終不過是民食問題之一部分，欲求軍食真正之充分供給，自應首先求得民食的充分供給。」[29]顯示他仍把軍食放在糧食經濟架構下思考，但他進一步指出軍食與民食不同，必須符合三大要件：「第一，要軍食的原料能充分供給；第二，要體積小而營養素充分；第三，要經較久的時間而不敗壞。」[30]除了糧食生產的經濟因素外，馮玉祥還特別計算了一般士兵至少需負重三十斤，其中糧食可達百分之十三。他據此認為軍隊現有「埋鍋造飯」的做法並不適合，應當開發體積輕、便攜帶，且具充分營養素之雜糧煎餅作為軍糧之用。作者並對其規劃之軍糧煎餅進行蛋白質、脂肪、碳水化合物與熱量之營養分析，「經實地調查結果，每個中年男子的普通勞動者，每頓可吃煎餅四五張至七八張，差不多等於實在的糧食分量。」[31]這些說明都顯示馮玉祥已將此時營養學知識與勞動工人健康的概念，放入他對於軍食煎餅的設計當中。附帶一提，陳克文曾在日記中說道：「基督將軍馮玉祥提倡食燒餅（按：煎餅），謂勝於外國麵包，此語不虛。」[32]根據上述說法，或許馮玉祥專著大力推薦煎餅作為軍食，還有個人的偏好成分夾雜其間。不過若是從日後軍事營養學與口糧的發展來看，馮玉祥的煎餅說，或許亦可視為中國軍事口糧的先聲。

然而面對百年以來積弱不振與民生凋敝的現實困境，中國兵食質量皆差的情況並不易立即出現全面性的改善。七七事變爆發不久，即有呼籲正視中國兵食不符現代營養標準的窘境。藍天鶴〈戰時營養問題〉指出：

> 前線將士的伙食實在太壞，而且也罕有人過問此事；平常伙食不過是「洋鐵盤裡幾塊小菜，連湯帶水，送幾碗半生半熟的飯到肚子了事。」但後方備員的情況也好不到哪去，「第一是有錢的人，不知道怎樣配備膳食。很多時候是費了錢，沒有得到真正的營養，第二是沒有錢的人根本就談不到營養，到了災年，就是毫無營養的觀音粉也得取來充飢。」[33]

儘管藍文主題在於痛批中國兵食之低劣，但文中觀點仍可見到了一九三八年前後，國內相關學者應已對各國兵食情況略有所了解，因此也可能稍有軍事營養學當為一門專業的概念。舉例來看，馮、藍二人皆將中國兵食和美、英、日等國士兵膳食狀況相比，顯見他們開始認知到兵食應該作為一門專門的軍事營養知識。此外，從藍文中附表（見表一）的項目中發現，蛋白質、脂肪、碳水化合物及熱量，是他以營養學分析兵食改善的焦點，維生素並未納入考慮。此一特徵若對照前述吳憲一九二九年書中附錄的食物成分表，即可見熱量而非營養素，顯示藍文也和馮玉祥般，借用戰前重度體力勞動者[34]營養需求的思考於其對於兵食的分析批判上。

而一九三九年的《中國青年》曾刊登一篇有關美、德、英軍的軍事營養介紹，作者文雲即謂：「德國的軍隊……定量的蔬菜加上小量的肉類，加上必要的維他命

表一　1938 年中、美、英、日兵食營養成分比較

軍隊	蛋白質（公分）	脂肪（公分）	碳水化合物（公分）	熱量（卡）
中國（江西）	72	12	550	2469
美國	127	121	486	3814
英國	130	130	500	3800
日本	100	20	600	2980

資料來源：藍天鶴，〈戰時營養問題〉，《科學世界（南京）》7:3（1938），頁 86。

和礦物鹽類，……英空軍人員每日充分攝取『或（多？）種維他命』以確保最大體力……」，[35]足見此位介紹者當已了解西方軍事營養學除了既有對熱量攝食之關注外，更知悉西方兵食最新研究趨勢，當屬各類營養素尤其是維生素（維他命）攝取上之分析，顯然又比馮、藍氏的觀點更進前了一步。值得注意的是，藍氏對於中國兵食不如人的嚴厲批評，尚且及於當時吏治、軍需制度與國內社會經濟落後。[36]足見不論是馮玉祥或藍天鶴等人都認為，軍需制度與社經問題才是導致中國前線士兵飲食不良之關鍵，他們也因此並未將中國兵食問題完全歸咎於軍方現代營養知識不足。

吳憲在一九三八年《營養概論》增訂版序中曾說：「本書自出版以來，未及十年已複印三次。可見營養問題國人已漸注意。」[37]這段話基本上解釋了前述兵食論著為何語多涉及營養學知識的可能脈絡。但由上述各篇兵食專文亦可見，中國在抗戰爆發前兵食改良之重心，仍然比較重視士兵的熱量攝取，尚少關心新興之維生素攝取均衡之問題。抗戰前夕兵食論者強調熱量攝食的觀點，或已落後於同時期營養學者改善中國人體質的思考重心。舉例來看，一九三一年「九一八事變」後，吳憲與胡適（一八九一－一九六二）、蔣廷黻（一八九五－一九六五）、丁文江（一八八七－一九三六）、傅斯年（一八九六－一九五〇）、翁文灝（一八八九－一九七一）等人，出資合辦《獨立評論》以符知識分子盡責共赴國難的社會期待；[38]此後，吳憲一直都是《獨立評論》社員中最出錢出力的一位。[39]一九三二年吳憲不僅接受中央衛生實驗處邀約，為其謀畫營養學研究所，同時也在《獨立評論》第一卷第二號及第九卷二〇五號上分別發表〈吾國人之吃飯問題〉、〈再論吃飯問題〉二文，正式呼籲改良中國膳食的營養條件以改善中國人羸弱的體質。不過吳憲的觀點與身為軍人的馮玉祥完全不同，在〈吾國人之吃飯問題〉中，他針對中西方膳食進行營養學的評價與分析後呼籲：「以亞洲食米諸國人民之體格精力，與歐美食肉飲乳之人相較，則強弱勝負之數，豈待問政治的狀況而後知哉？遺傳不可變，而營養可以改良。有心國事者，幸勿以飲食為小事而忽視之。」[40]他因此力主中國飲食應學習西方，在充分熱量需求之餘，增加動物性蛋白質與相關營養素的攝取，如此才能改良中國人羸弱的體格。

然而，當他一九三六年發表〈再論吃飯問題〉時，吳憲此刻已感受到中日戰雲密布與未來戰時經濟的困窘，因而擴大了他對於營養與民生經濟關係的論述。吳憲在論文中說道：「糧食生產固然可以因改良農業而增加，但至少亦不過百分之二三十，不能根本解決吃飯問題。……吃飯問題和經濟問題有密切關係。改良吃飯，在中國並不是營養學識的宣傳可以解決。」[41]這就與前述馮、藍兩人的看法不謀而合；認為中國兵食質量皆差，尤其是量的不足，關鍵還是在於現實經濟社會的困頓，導致政府對於兵食的不講究。事實上，吳憲等人以營養改良中國人體質的理想，在一九三二年尚能信心滿滿的原因，與二〇年代以來中國營養學調查與研究多半聚焦於沿海城市區域有關。如前所述，中國廣大的農村人口與其膳食條件遠遠無法與之相比，吃飽都有困難的情況下遑論用均衡營養改良體質了。同理，吳憲親自往訪晏陽初的定縣平教會後，醒悟到「膳食改良對實際的農村民情難以行得通，農民經濟困難哪裡顧得上營養問題。」[42]於是，吳憲也不得不在淞滬戰役煙硝四起之際，默然承認道：「吾人膳食之偏於素，乃經濟壓迫之結果。則欲改良膳食，非先改良經濟狀況不為功。而民族復興又豈為一純粹的科學問題而已耶？」[43]是以，對於抗戰爆發前夕吳憲等營養學者，乃至於關注兵食的軍方人士們而言，現代軍事營養學在一九四〇年以前未能發展，或許是客觀條件不能而非有識者不為。

三、從富國到強兵：中國營養學的軍事化

抗戰爆發後，現代營養學研究移往從未受關注且更為貧困的西南大後方，進而為戰爭需要發展出一套新的論述方向。一九三八年底，一群由聖約翰大學等上海地區高校所組成的隊伍抵達雲南省會昆明，而前協和醫學院吳憲團隊、上海雷士德研究所營養學家侯祥川（一八九九－一九八二）的身影也在這個隊伍之中。侯祥川是一九二四年北京協和醫學院第一屆三個畢業生之一；

一九二七年他赴歐美、加拿大進修，獲生理學碩士學位後在美國賓夕法尼亞大學、華盛頓大學等任教。回國後歷任北京協和醫學院副教授、上海雷士德研究院研究員、中央衛生實驗院營養研究所主任等職。侯祥川是一九三八年參與制訂〈中國民眾最低限度之營養需要〉的營養委員會五名專家之一。侯祥川自一九三〇年代起即對我國維生素缺乏病的分布、病因、臨床表現、防治措施等進行了系統深入的研究。在抗戰期間的一九四〇－一九四三年間，他連續在中華醫學雜誌上發表四篇核黃素缺乏病臨床症的論文，被國際上評為經典著作並廣泛引用。[44]從發展中國軍事營養學的角度來說，對於侯祥川和其他的營養學研究者而言，前往西南大後方的路程也意味著中國現代營養學研究的西進，以及終究要面對貧困農村人口的現實挑戰。一場將營養學軍事化運用的工程正在奠基，營養學者的向西南集結只是一個開端。抗戰槍聲初響，來自都會地區的營養學者，一開始僅將其知識應用於流亡難民的救濟上。基於一九三七年上海難童營養援助委員會的救援經驗，全國性的中國營養援助委員會在大後方成立，該會到一九四二年後已在重慶、成都、貴陽，與昆明等地組織難民與難童救護組織。他們透過膳食分配的機會向難童與難民提供營養教育，成功地傳播了「食物即能量（food-as-fuel）」的概念，也為西南大後方的中國民眾灌輸「營養即健康」的想法。[45]然而，對正在艱苦抗戰的中國而言，軍事營養學的開展不僅僅是戰前兵食改良論的延續，更是因應戰場現實需要下的「軍事化」戰前營養學積累。

（一）抗戰時期兵食的營養學調查與分析

日本陸軍為了準備對華作戰，一九三八年四月公布《軍人戰時給予規則細則改正》，提高了日軍兵食的質量標準。規定中除了米與麥飯等主食總量的增加外，蔬菜肉類質量改進也一應俱全。除了多種口糧搭配外，動物性蛋白質的需求，始終維持牛肉三百五十克或四百克的沙丁魚的標準。[46]比之於戰前馮玉祥重視熱量的燒餅論，日本陸軍的兵食規範可能更符合吳憲的理想。但反觀抗戰初期中國士兵的伙食營養狀態，顯然就瞠乎其後許多了。一九三九年沈同（一九一一－一九九二）與紅十字會救護總隊合作進行湘贛山區士兵營養狀況的調查和改良工作，發現「士兵每日僅撥給一角五分的伙食費，一天所得食物遠遠不能滿足前線戰鬥之生活需要。」[47]沈同的報告指出前線士兵的營養狀況存在著缺乏動物性蛋白、脂肪和維生素等營養物質的嚴重問題，並提出兩項改進意見：第一，建議士兵每天肉食含量提升至十六克，並保證供給五十克的黃豆芽；沈同認為此舉可改善士兵每日攝入（按：動、植物性）蛋白質的品質獲得明顯改善，又可解決士兵由於脂肪攝入不足所造成的問題，還可以增加鈣質和維生素B、C的含量。其次，沈同建議軍隊就地取食，可以因地制宜，利用現有條件改善士兵營養狀況；除了改進食物烹製方法避免維生素流失外，亦可添加廉價且易得的地產副食，「從而比較經濟地改善前線士兵的營養膳食結構」。[48]從其數字明顯可見，中國士兵每日動物性蛋白質攝取量甚至不及日軍的百分之五，即便以廉價的植物性蛋白質予以補充，仍舊遠低於日軍每日可攝入的三百五十至四百克。值得注意的是，沈同等人此時已提出利用植物性蛋白質替補動物性蛋白質的觀點，只不過沈同的替補方案是從經濟與占常取食的現實困難思考，似乎尚未論及何種蛋白質更適於中國人體質吸收。

除了維持戰前兵食的經濟性考慮、支援就地埋鍋造飯的戰地就食策略外，沈同的報告則增加了以國際單位為基準之各種維生素的調查與分析。沈同計算出的前線士兵每日的營養攝取情況。原始資料經王公及楊艦整理後將之列表（表二）如下：

從上頁表再次可見，抗戰軍興之初有關

表二　沈同所計算的前線士兵營養結構和對照的標準

單位	重量（克）	熱量（卡）	蛋白質（卡）	脂肪（克）	維生素A（國際單位）	維生素B（國際單位）	維生素C（國際單位）	鈣（克）	鐵（毫克）
三等大米	953	3316	69.6	3.8		477		0. 31	17
小白菜	274	44	4.4	0.5	7670	30	110	0.39	11
油脂	10	93		10					
鹽	13								
總量		3453	74	14.3	7670	507	110	0.70	28
一般勞動者的營養結構		3000	70	100	5000	600	300	0.80	12
劇烈勞動者的營養結構		4500	70	113	5000	765	300	0.80	12

資料來源：藍天鶴，〈戰時營養問題〉，《科學世界（南京）》7:3（1938），頁86。

中國兵食的相關研究，正處於兩個營養學典範的過渡時期。一是繼承了一九三〇年代營養學者的分析特點，將士兵的營養需求比之於勞動工作者的狀態；其次則是在既有的營養素，如蛋白質、脂肪、碳水化合物等之外，增加了三〇年代後期西方營養學關注重點的各類維生素，並以國際單位作為計算之基礎標準。只不過由於戰事緊張，中國軍方在抗戰初期雖向文職營養學家求援並取得協助，但一時之間未見有意發展軍事營養學的跡象。

從一九三九到一九四一年之間，可以視為戰前中國營養學軍事化彙整的階段，而發展關鍵即在於薈萃大後方的南北人才。除前述侯祥川等人對難民的研究及沈同的調查報告外，一九三九年教育部所屬的國立四川大學在農學院設立了農業化學營養研究室，聘請前述北平大學的陳朝玉為負責人並展開營養研究。[49]次年，陳朝玉的前同事羅登義擔任西遷至貴州遵義的浙江大學農業化學系系主任，也在異地恢復了營養學研究，並將當地農業生產與膳食分析作為其團隊的研究重心。[50]羅登義和陳朝玉都是抗戰時期，由農業生化領域走向戰時營養研究的重要代表人物，但此時更重要的是資源統合的工作。如前所述，一九三〇年代中國營養學的學術重心已有向南移轉的趨勢；政府退守西南後，這個未完成的學術重心也順勢遷往大後方。一九三七年十一月，鄭集任職的中央大學醫學院與華西協合大學及西遷的齊魯大學醫學院，於成都共同合作復校聯合辦學。[51]遷往成都不久的一九三九年，鄭集延續戰前對於中國食材營養價值研究的興趣，發表“A Note on the Vitamin C Content of Some Dried, Sugared and Salted Chinese Vegetables and Fruits”（中國部分乾、糖、鹽蔬果中維生素C含量的注解），[52]可以視為他戰前營養學研究的戰時延續。一九四〇年，中央大學醫學院取得教育部和衛生署一致同意，由鄭集負責在生理學和公共衛生學研究部中開展營養學研究，目標是分析當地的飲食條件與膳食營養以改良國人膳食，進而改善大後方社會與難民常見之各種健康與疾病問題。[53]一九四一年四月，衛生署下屬的中央衛生實驗院正式設置了營養研究所，負責「關於營養之調查與研究事項，關於膳食之研究與改良事項，關於生物化學之實驗研究事項，關於食物之化驗與研究事項，關於營養宣傳事項及其他有關營養研究事項。」[54]吳憲此時雖然掛名營養研究所所長，但因北平淪陷、戰事阻隔，實際工作由吳憲協和團隊成員王成發負責；王成發於一九四〇年即已前往貴陽，參與衛生署署長林可勝（一八九七－一九六九）對戰時衛生人員的培訓工作，[55]一九四三年正值中美合作遠征軍營養調查與中國軍事營養學發展之際，他再赴印度國立研究所進修營養學專業。[56]

一九四一年在重慶召開的第一次全國營養工作會議，可謂是戰時中國營養學界群賢畢至共赴國難的盛事，被邀請出席會議的委員計有吳憲、林可勝、陳朝玉等人。會中全體到會人員一致贊成成立中國營養學會，並立即成立了該學會的籌備委員會，推選出席會員之一的鄭集負責籌備工作。抗戰尾聲之際的一九四五年，第二次全國營養會議再於重慶召開，此次會議正式宣布成立中國營養學會，選舉萬昕、鄭集、湯佩松（一九〇三－二〇〇一）、王成發、沈同等為第一屆理事會成員，由時任陸軍營養研究所的萬昕擔任第一屆理事長。[57]一九四一到一九四五年是中國從獨立抗日到中美聯合作戰的關鍵時刻，而中國營養學會的成立，由文職營養學家鄭集擔任主任籌備委員到軍事營養學家萬昕出任第一屆理事長，也恰好見證了這段時間中國軍事營養學的誕生。

（二）中國軍事營養學的出現

王公與楊艦在二〇一九年的專文〈抗戰營養保障體系的建立與中國營養學的建制化〉中，從維繫抗戰持久性、降低戰鬥人員與一般人民營養傷病的角度，詳論抗戰時期中國發展營養保障體系的工作。兩位作者指出由於抗戰的特殊氣氛，讓各方科學家沿著各自不同的方向展開了廣泛的應用和理論研究，最終促成了中國營養學共同體的形成。在他們精闢的研究中，曾有一頁半的篇幅提及陸軍軍醫學校營養研究所之參與人員與研究，將其工作視為整個中國現代營養學發展中之一個環節，而非獨立之軍事營養學專科。[58]然而，根據 Arnold Schaefer（一九一七－一九九二）的 "Nutrition for national defense"（國防營養）論文定義來看，軍事營養學除了要關注士兵之營養健康狀態外，也還需要研究軍人在戰場高壓、疲憊的身心壓力中，與平常不同之營養需求條件。若是遇到異地作戰時，軍事營養的研究課題更需要包括對於陌生食物的分析、營養對士兵適應環境的功能，以及耐久可保存軍用補給糧食的規劃等課題。[59]由此可見，軍事營養學之發展雖得益於一般營養學知識，但因戰地與戰鬥實際應用之需要，軍事營養學對於軍隊戰力之提升或保存持有特定之目標及發展價值。這些因軍事所帶來對營養學發展的特殊需求，在中美軍事合作後逐漸清晰起來。

坐落於滇緬公路最東端的昆明，此時匯聚許多戰時援華外國機構；[60]這些機構中即包括了美國洛克斐勒基金會贊助的中華醫藥董事會（China Medical Board，CMB），以及美國醫藥助華會（American Bureau for Medical Aid to China，ABMAC）等兩個主要提供援華醫療物資的單位。[61]除了提供一般平民的醫療與救助外，中美專家也因為戰事發展開始關注軍人的營養供給與改善。美國方面原本對於改善中國軍人體質抱持著輕易且樂觀的態度，認為只要供應充分且優質的軍糧給中國就已足夠達成此一目標。美國軍醫 Walter S. Jones（一九一六－一九七四）在他的報告中寫道：「二戰期間對於中國的醫藥援助極為多元，其中也包括了大量的醫療器材設備、對軍醫與救護兵的訓練，乃至於直接把美國戰場救護單位（American medical units）送上前線與中國軍人並肩作戰。」正是為了協調中美作戰需要，美軍駐華顧問團因此將其業務範圍擴張到醫療服務與相關實驗工作上。儘管如此，美軍顧問團仍不斷接到中國軍人不願配合的抱怨。問題在於中國軍隊沒有正確的營養膳食觀念，況且中國軍隊由於缺少完整規劃的軍糧補給，通常只能就地汲取營養成分未知的當地食材。更何況，中方也對於美軍配給的軍糧怨言頗多。[62]為進一步了解實況和解決問題，中美雙方遂著手成立機構投入軍事營養之研究。

戰場形勢的轉變與中美聯合作戰的迫切需要，正是加速中國發展軍事營養學的關鍵。一九四一年起日軍一路攻陷東南對駐緬英軍形成全面包圍的態勢。[63]一方面，英國為求解救陷落日軍包圍之駐緬英軍；另一方面，蔣介石亦欲確保滇緬公路運補不致中斷，兩國遂在美國羅斯福總統的協調下，同意由蔣中正兼任中緬戰區司令，派代理司令長官杜聿明（一九〇四－一九八一）率十萬名精銳的中國遠征軍進入緬甸解救英軍。[64]行前準備之一九四二年初，中方在美方顧問建議下針對滇緬遠征軍實施「中國軍隊營養之研究」，[65]聚焦於中美聯軍如何達到現代營養與健康上的需求。根據該項研究，中國軍隊裡存在十分嚴重的營養不良症，舉凡夜盲[66]、下肢浮腫[67]等皆是中國軍人的常見症狀。中國方面也意識到營養不良對軍人戰力的影響，尤其是在下肢浮腫中的鐵質缺乏性與惡性貧血兩類。[68]儘管後者的影響嚴重但較少發生，前者則只要能投以鐵劑治療並配合富含鐵質的膳食即可痊癒且預防，而這些都或許可從當地的食材中取得。[69]

這對於急於指揮中美聯軍深入滇緬遠征的史迪威將軍（Gen. Joseph W. Stilwell, 1883-1946）而言，當是極為重要的發現，因為只有確保中國軍人的營養與健康，此一聯合軍事行動才有成功的機會。因抗日而困陷一隅的國民政府，更是視此舉為中美軍事合作，甚至提供反擊日本的絕佳時機。儘管雲貴一帶的糧食供應依然艱困，國民政府仍舊指派中美專家運用美援營養品及藥物，投入中美聯軍的營養研究當中。[70]該項研究提供相當重要的資訊，讓這些專家可以評估中國軍人所需要的營養投入量；除了避免美援軍糧的浪費與無效率使用外，對於缺乏糧食補給的前線士兵及偏遠地區人口也具有參考價值。[71]在此等研究計畫的影響下，中國軍隊中也浮現了「養兵第一、營養第一」的呼聲，[72]並成為爾後中美聯軍乃至國府軍隊中發展軍事營養學的濫觴。

隨著同盟國合作的進一步開展，美方駐華專家們更加投入中國軍人戰力的長期改善。[73]然而戰場與美式軍糧使用的經驗卻在在顯示，中國軍人在體質與營養攝取方面，與美國大兵有所差異。[74]當時對此差異的解釋大致可以有兩個觀點：其一，若是根據戰前營養學之主流說法，中國長期遭受經濟困頓、民生凋敝，是中國士兵之體質孱弱、營養不良的原因；其二，從演化論的角度來說，中國人體質表面上看來瘦弱，但戰場上之作戰能力仍令人刮目相看，因此對特定營養素如熱量、蛋白質的攝食限制不該視為缺陷，而應屬於長期飲食適應後演化之結果。中美軍方為了解中國軍人膳食營養需求的差異，遂針對中美士兵進行營養攝食與消化一系列調查與研究。這些研究前提大多基於類似的假設：作戰士兵與重度勞動的工人一樣，都需要足夠的蛋白質與熱量提供肌肉修復所需。因此，勞動工人所需要的最低營養投入，應該和戰時軍人所需的健康需求相當。[75]面對現實上遭遇的糧食短缺與食材營養素的貧乏，中美專家參考了西方營養學研究基礎與戰前的研究成果，提出了一系列的戰時糧食配給與膳食策略。[76]為了確認這些糧食配給政策是否符合戰前工人所需的最低營養需求，兵食的營養成分顯然有賴於專責機構研究。

一九四二年，萬昕等人在海外經費與器材援助下，召集中央軍醫學校的陳順昭、陳尚球（一九一〇－一九八三）[77]等人，組織了陸軍營養研究所。該研究所是戰時中國唯一的營養學研究專責機構，立基於戰前吳憲、侯祥川等人的研究成果上，該所則進一步研究中國人體質與膳食營養狀態之關係。[78]萬昕團隊設計了一系列的調查研究，專注於兵食中的營養素與維生素成分分析。[79]研究目的之一，首先是不以歐美之營養標準為依歸，而就現實之中國士兵體質為基準進行適當營養攝食量之調整。舉例來看，萬昕、陳順昭、陳尚球等人的論文〈中國軍隊營養之研究〉，開宗明義便說：「在中國人營養標準尚未確立以前，若采歐美人之標準，似應將其七十公斤體重之標準，遞減至五十五公斤者，方為合理。」[80]並據之驗證戰前為工人提供之營養標準，能否符合作戰士兵之所需；[81]目的之二，則期望改良美軍軍糧，以就地取材的方式滿足士兵營養需求並兼顧中國人膳食的特性。[82]陸軍營養研究所的專家們針對士兵經常取食的當地食材，不時地進行分析以求得各種兵食中，有關卡洛里數、蛋白質、鈣質、鐵質、維生素A和B、核黃素（riboflavin）、菸鹼酸（nicotinic acid），以及維生素C等營養資料。[83]兩者之間既看到戰前營養學的戰時延續與擴展，卻也透漏著此時軍事營養學的某些獨特思考。

為了追上西方軍事營養學研究已重視維生素與相關缺乏症的趨勢，陸軍營養研究所自成立以來，即密集地進行膳食調查與營養分析研究，因而留下了不少值得關注的影響。根據一九四四年〈消息：軍醫學校陸軍營養研究工作近況〉一文所載，報導者自承：

> 歐美對於食物之分析之研究已極普遍，尤以各種維生素之分析為最。而我國則多借用歐美分析之結果以做參考，對於國產食物殊少分析。該所有見於此，亦正分析丙種、庚種維生素等，茲已發表分析四十餘種日常食用之蔬菜果品中丙種維生素之含量。……此外更注意於中國烹調方式與營養分保存之研究，現正從事飲食學之探討，以求部隊膳食烹調之改進，而合乎營養之原理也。[84]

就上文可知，此時在陸軍營養研究所進行之軍事營養學研究，已超越過去強調熱量及蛋白質投入的觀點，開始試圖進入個別維生素成分與生理作用的分析層次中。而這樣的研究取徑，除了是受到歐美軍事營養學趨勢驅動，中美聯合作戰態勢形成後，由戰場彙報而來各種軍人罹患特定營養不良與缺乏症，亦恐為原因之一。就一九四二－一九四五年間《軍醫雜誌》刊登之相關論文來看，或許是因為中國士兵慣以糙米粗食為主，腳氣病（維生素B缺乏症）之病例雖也不少，但夜盲症（維生素A缺乏症）和下肢水腫（蛋白質攝食不良症），卻在中國軍隊中發生更為普遍。從湯工英（一九一六－？）的〈營養不良性之夜盲症〉與李德明的〈營養不良性水腫（附表）〉兩篇發表在《軍醫雜誌》的專文來看，[85]從一九四二年的湯文到一九四四年的李氏之專論，不難看出中國軍醫在特定營養素缺乏症方面，從臨床檢驗到治療投藥已有相當長足之進步。

但或許正是一九四三年後中國軍事營養學研究者，具備了深入分析特定營養素與國人消化、吸收生理關係之能力，在臨床或實驗上遂不得不正面處理中國人體質有異於洋人的現象。在學理思考上衍生而來的，即是歐美標準制訂之軍事營養量是否適用於中國士兵的大哉問。對於陸軍衛生勤務訓練所的研究者、北京協和醫學院畢業生，也是前上海市衛生局長的李廷安（一八九八－一九四八），[86]即根據美國軍用口糧得來的靈感，建議為中國士兵生產符合國人需要的「特種餅乾」。其論文附帶一份必備營養素成分表，羅列餅乾營養素品項，如蛋白質、鈣質、磷質，蛋、糙米、豆粉、植物油、骨粉，與采自牛、豬，或羊肉的維生素A和B等，及各營養素應有之數量。[87]不過，整體營養素含量，略低於同期美軍口糧之標準。

李廷安為此提出解釋，強調遭遇經常性的糧食不足，中國人的體格演化的較為瘦小，因此中國士兵的體格較西方人小且消化力較弱。相應之下，中國士兵每日所需營養素的總量不需要如同西方人的標準。他進一步舉例指出，中國人每日僅需熱量兩千四百大卡，低於國際標準三千四百大卡；每日僅需三十公克的脂肪，而非西方標準五十公克；其他各項數量指標均有所刪減，僅每日攝食蛋白質一項與國際標準相當。[88]只是需附帶一提的是，早在一九三八年時，似乎已有人提出所謂之「饑軍政策」，主張依照中國士兵實際體質估算其所需之糧食配給量，而遭到藍天鶴怒批「大錯特錯」。[89]但此時李廷安對於中國人體質的印象，卻似乎來自陸軍營養研究所相關的研究結果，並不盡然只是對於現實兵食不足之妥協。萬昕早在一九四二年時，主張應該根據中國人體質特徵，調整中國軍人營養攝食的建議標準；[90]然而此時營養學界對於所謂的「中國人體質」一說，似乎還沒有清晰的定義與標準。

一九四七年時任回國後出任聯勤副總司令的黃仁霖（一九〇一－一九八三），自抗戰時期即負責傷兵服務和美援醫療資源接洽，對於中美軍事醫學之發展有第一手之觀察與經驗，[91]曾公開發表言論：「中國軍隊所食米麵及蔬菜過多，故中國士兵需要較多之蛋白質……若以營養觀點言之……補充修造人體組織的，即食物中之蛋白質，而米麵中所含蛋白質甚微，主要的都是醣類（碳水化合物）……缺乏優良足量之蛋白質，體質必將萎頓衰弱，發育不良，乃致罹致各種疾病。」[92]對此說法，抗戰時期任職於陸軍營養研究所的王兆璋認為戰時政府預算縮減、經濟凋敝，在一九四二年時即呼籲兵食應當儘量就地取材，甚至是鼓勵駐地士兵養豬、種菜以供應足夠的營養素與動物性蛋白質。王兆璋強調，經歷數千年偏向素食的飲食習慣，中國人的消化系統應比西方人更有利於吸收植物性蛋白質，尤其有利於中國軍隊就地種菜取食。[93]軍醫陳良延續此一論點，進而主張兵食以大豆之植物性蛋白質，取代西方人重視的動物性蛋白質。[94]但對中國軍人需要增加何種蛋白質攝取，軍醫張傚庸卻另有看法：「國軍食糧之缺乏蛋白質，由其動物性蛋白質問題，顯然存在，籌辦軍糧者，必須正視其嚴重性，力謀解決。為詳細檢討國軍營養，不僅動物性蛋白質不夠因乳酪魚肉等缺乏，亦感維他命A及鈣質之缺乏，均有待於同時解決者。」[95]只是張傚庸也承認：「國軍現行給與定量……雖經頒布已久，各部隊是否切實遵行，尚成問題。……國軍數量龐大，國庫財力亦難負擔為兼顧事業困難，國軍膳食之動物性蛋白質至少應占三分之一，即每日應需三十五公分（按：即公克；原文為公分，亦為當時常見的用法）。」[96]此等減量後之標準，僅達同期英國標準的四分之一、日本的三分之一而已。雙方相左的論點，促成一九四四年間，陸軍營養研究所針對中國士兵進行糖化血紅蛋白（hemoglobin，HbA1c）的調查後，[97]終於有了比較科學的基礎論據。以糖化血紅蛋白調查進行士兵營養量研究，同樣也是承襲自英美軍方的研究傳統，[98]並考慮中國國情困難後所採取之簡易辦法。[99]該調查顯示：中國士兵在一般飲食正常狀況中，HbA1c 數值均低於駐華美軍；研究報告認為，此乃中國士兵大多徵調自低收入或貧困農村所致。[100]同年，另一份由周鳳鏡發表的文章即明確要求：「國民政府應當根據『中國人的體質』與『經濟可能』等條件，發展適合國人及國情的營養膳食標準。」[101]對於體質演化與中國人特定營養素攝取量的爭辯，蛋白質攝取要比維生素更受到中國研究者與軍方的關注。

（三）中國兵食低劣依舊

一九四二年中國遠征軍深入敵境之舉，雖然英勇無比卻也犧牲慘重。聯合作戰在軍事上以損失慘重結尾，在政治上則是參謀長史迪威與戰區總司令蔣介石爆發長期不和。[102]儘管史迪威及在華美軍顧問往往將失敗的責任歸咎於中方之未能善用美國資源，但中美雙方對於美援軍事口糧的品質皆深具信心。[103]中國原本在一九四〇年代美國的亞太軍事布局中的角色其實並不重要，但即使是杯水車薪的美援物資都對已兵疲馬困的國民政府十分重要。[104]正因為美援物資的稀缺與分配問題，儘管參與滇緬遠征軍的中國部隊可以獲得較佳的美援軍糧與營養品，[105]但多數駐守內陸前線與敵後的中國軍人，仍舊必須忍受長期以來美援物資的缺乏與低劣的糧食供給。[106]前述張傲庸指出之「各部隊是否切實遵行，尚成問題。……國庫財力亦難負擔為兼顧事業困難」等情事，也恐怕是各個戰線普遍的情況。

中國境內的軍事營養學在一九四三年後，隨著中美結盟與聯合軍事行動需要漸次發展，但實地的運用或推廣依然困難重重；藍天鶴在一九三八年指出的諸多兵食改善上的困境，到了一九四二年前後的許多內陸戰區似乎仍舊存在。針對軍醫兼營養學家萬昕、王兆璋等人充滿理想指標的軍事營養學報告，金鑫特別投書《陸軍經理雜誌》指出，當時兵食供應存在許多外在困難以致無法滿足他們提出之營養要求。作者一開始即稱：「在部隊裡廝居多年，……從後方跑到前方，……尤以抗戰迄今，穿的吃的，大致與士兵相彷彿，因為和士兵接近，對於現在給與吃的夠不夠、飽不飽，知道的挺清楚。」對金鑫來說，政治腐敗、經濟困難，乃至於軍需運補缺失所造成的林林總總六大原因，才是真正造成中國兵食欠缺營養的關鍵：一、因為部隊膳食采大鍋飯，士兵爭食往往不加細嚼，無法完全消化營養；二、糧食徵集不易，讓士兵過分的吃粗吃糙，不僅食物營養含量不足，士兵亦無法消化食物；三、徵收或運送時昧盡天良之汙吏們，摻水摻雜使營養成分壓低；四、授受時奸惡的員司們壓秤，使定量不足；五、包裝不良、輜重運輸攜行的耗損，使得定量減少；以及六、糧食由兵站運往野戰前線之耗損無法合理報銷，導致運輸困難造成之損失不能據實反映。[107]雖說親身經歷行伍如金鑫者，抱怨了萬昕等軍醫有關軍事營養的建議過於理想化，但實際上這些專職的軍事營養學研究者，也曾記錄下中國兵食嚴重營養不良的現實面。一九四二年為配合大規模美軍調查中國軍人營養狀態，萬昕攜同陳慎昭、陳尚球等陸軍軍醫，進行中國軍隊營養之大規模調查研究，在其報告中即有附表顯示內陸戰區軍人膳食之惡劣，甚且不如戰前之大城市貧民（見表三）。[108]

此外，同樣遭到金鑫質疑的軍醫王兆璋，其實也對軍中伙食人謀不臧的情況知之甚詳。王兆璋曾謂：「筆者不久以前，曾服務部隊辦理軍需業務，……當時定額，除購辦油鹽柴外，恆難得新鮮滋養之菜

表三　一九四二年內陸戰區士兵營養與熱量調查（單位：每餐）

	地點	蛋白質（公克）	脂肪（公克）	醣類（公克）	熱量（卡）
軍人	廣東	58	14	453	2170
	江西	72	12	550	2469
	湖南－貴州	74	14	無紀錄	3453
	平均	68	13	502	2700
貧民	（可能是上海）	76	30	505	2595

資料來源：萬昕、陳慎昭、陳尚球，〈中國軍隊營養之研究〉，表五、六。

蔬，故士兵每日所食者，僅一碗鹽水聊點綴數點油花菜而已，加之糙米雖富營養，而不合口味，若無相當之菜蔬佐食，食不易下嚥，致一時營養不良問題，頗形嚴重。致士兵之意志不堅者，則相率逃亡，留者亦多面現菜色，體力日羸，而狡黠者，更有違犯軍風紀之事實發生，如強迫購買強采薪菜等，致引起民眾之反感。因此項『養』的問題延不解決，致『教』也無法發揮。」[109]再者，除了歸咎於政治與社會等因素外，個人或烹調習慣不良導致兵食營養耗損，也是常見的批評角度。在戰時新生活運動[110]的氛圍下，金寶善即言：「當此抗戰時期，總裁宣導新生活運動，舉國奉從，食衣住行為生活中之要素，其關於倡用土產載在新運綱要，故研究營養問題者首應注意軍隊之營養，尤應注意于利用土產食物。」[111]值得注意的是，這些一九四二－一九四三年間，出自於專業軍醫之手的兵食改善建議，雖也對導致兵食營養不足的外部因素有所批評，但更多的是希望透過烹調方式改變、個人飲食習慣改善，甚或是大量使用土產（在地）糧食，[112]以彌補現實制度尚無法滿足軍人營養所需的困境。

不同於直接受惠於美式裝備或中央眷顧的軍人，許多駐守內地戰場的軍人膳食，持續受制於前述各項非營養學理因素之長期無法改善。對於這些困守內陸戰場的軍人營養問題，一九四三－一九四五年間快速發展的中國軍事營養學顯然陳義過高而不切實際。舉例來看，一九四四年某移防內陸之突擊連隊兵員一百零七人，每日卻僅能獲得菜油兩斤、青菜八十斤的定額配給。由於物價騰貴且配額不足，膳食幾乎都是青菜毫無油水。因此部隊膳食差劣，又因播遷頻繁，採買辦膳不易，往往導致士兵身體羸弱，屢患營養不良相關病症。經突擊總隊司令部軍醫處與英軍代表團軍醫商議，並考慮駐地現實情況後，擬定一般士兵膳食建議表（甲表）、營養不良士兵補充膳食表（乙表）。[113]然經與一九四二年中印緬戰區之中美聯軍之軍事膳食建議[114]相比，其間之落差仍相當明顯（表四）。

如果說肩負特種突擊任務，又有英軍顧問參謀建議的內陸駐軍，在一九四四年時都只能達到如此水準，更遑論其他一般駐守內陸前線的軍人營養狀態了。無怪乎到了一九四八年時，尹一彬想起戰時兵食之困難與粗糙，仍不免要為當時士兵的營養貧瘠而痛哭。他抨擊道：「士兵吃的飯，米極粗糙，

表四　突擊連隊營養膳食甲、乙表與西南幹訓班規定食物表之比較

食物種類	突擊隊甲表	突擊隊乙表	中美聯軍建議
大米	（每日）25 兩	（每日）25 兩	（每日）29 兩
鹽	（每週） 7 兩	（每週） 7 兩	（每週）11 兩
新鮮菜蔬	（每日） 8 兩	（每日） 8 兩	（每日） 8 兩
肉類（牛、豬）	（每日） 1 兩 1	（每日） 2 兩 3	（每日） 8 兩 1
菜油	（每日） 1 兩	（每日） 1 兩	（每日） 3 兩

資料來源：突擊總隊司令部軍醫處，〈改善突擊隊官兵營養實施概況〉，頁 25；陳良，〈改善士兵營養問題〉，頁 8。

煮熟去了米湯，硬的非常。吃的時間又有限制，無法多事咀嚼。吃下肚的米飯，既難消化又很少滋養料。菜呢？普通都是一樣，最多不過兩樣，既沒有油，又老是煮得稀爛，鹽不是放的太少，就是放的過多。簡直只有菜的形式，而沒有菜的功能。我可以武斷地說，闊佬家喂豬狗的飯菜，要比士兵伙食的營養好十倍到一百倍。」[115]此外，一九四三年福建省發布一則改善閩境內士兵營養之新聞，姑且不論福建省政府允諾之二千萬元補助是否能全數到位，也假設糧食軍需運輸其間毫無損失，其所新設之軍人膳食營養標準，[116]經換算後依舊低於前述一九四二年聯軍對中國軍隊之營養建議量。於是，透過尹一彬的專文大致可以確認，從一九三七年日軍劍指華北掀起全面抗戰，到一九四五年二次大戰結束之後，中國兵食條件一直都處於極其惡劣的狀態，不僅營養成分不堪與歐美甚至是敵國日本相比，造成此等境地之諸多不堪聞問的外部因素更是依然故我。只是尹氏在哀歎之餘，也特別指出：「嚴禁官兵生活兩極化，官兵應同甘苦，同樣生活，使官長可以同樣體味士兵生活的痛苦。」[117]由是可見，一九四〇年代尤其是中美軍事同盟結成後，中國軍事營養學發展之余惠尚未能普及於底層士兵，但對於上層之軍官和有幸與美軍共享美援軍糧者則或許另有不同的感受。

四、戰後遺緒

戰爭的殘酷與現實的破壞讓戰後中國的重建步履維艱，卻讓軍事營養學論述在戰後也有持續發展的空間。周鳳鏡早在一九四四年討論戰後重建的糧食問題中，即認為中國人的體質是數千年來演化生存的結果，因此關於戰後的營養飲食建議，必須以中國經濟上之可能為考慮。[118]一九四五年抗戰勝利不久，沈同發表〈軍隊營養與民族健康〉一文，主張中國人經歷數千年演化導致較小體格且不適大量肉食體質，可能難以透過推廣西方營養飲食加以改善。據此他認為抗戰所發展出來的營養攝取基準，或許更適合在經濟殘破的戰後重建中，提供作為民族存續的參考。[119]戰後擔任衛生署署長的金寶善，對於這樣的言論知之甚詳；[120]不僅與陳美瑜共同參與過抗戰時期士兵營養調查研究，也在戰後持續發表相關之研究成果。他們到一九四七年國共內戰轉熾的前夕，仍鼓吹研究中國既有糧食與食料的營養價值，並據其戰時的研究基礎，強調在地食材應當具有等同於西方飲食的豐富營養素，且更適合中國人的體質吸收。[121]對這些強調在地食材利用的研究者或衛生官員而言，基於先前中國人體質較易消化植物性蛋白質的假設，他們大多認為大豆對中國人體質而言，是最適於取代西方膳食裡動物性蛋白質的食材。更在大後方節約糧食與抗戰經濟困窘的現實狀況下，視以雜糧而非精白米為主食為愛國與支持戰後重建之舉。[122]於是，除了繼續鼓勵食用相對廉價且營養豐富的大豆、雜糧與蔬菜等在地食材，以面對戰後社會民生凋敝外，這類說法亦延續了之前中國人體質善於吸收蔬食的觀點。只是要將這些觀念落實，除了擴大農業生產以滿足兵食外，發展便於行軍攜帶且長時期保存，適合中國士兵體質的軍用乾糧，當更加符合軍事營養學發展之目的。

馮玉祥在一九三五年提出的「燒餅論」大概可算早期國軍乾糧之發想，但似乎未受政府重視而廣為採納。這可能是由於抗戰時期國民政府採取糧餉合一、屯糧價撥的方式，做法與清末的「工食銀」制度相去不遠，都是按月將餉銀與伙食費撥發部隊，由軍隊自行採買或軍需部門購辦糧食，並無制式攜行乾糧之配給。直到受到美式軍用口糧影響後，才意識到「一旦對外作戰，最前線戰鬥人員常因急速行軍，缺乏攜帶乾糧，而不能達到任務。」[123]發展軍用乾糧才成為實踐軍事營養學的做法之一。萬昕於一九四七年發表的中國士兵營養與健康研究中也指出，儘管中國與美方合作研究兵食營養多年，但長期以來中國的兵食發放都采取和美國不同的制度，乃由上級撥放錢糧並采就地取食的方式，因此士兵真正的營養條件不佳且學者也無法有效實地研究。「直到最近（一九四七？），中國軍方才有限度的實行美國制度，直接供應符合營養標準的軍糧給極小部分的軍人。」[124]根據李寧對抗戰時期分析南昌糧秣實驗場時期到第一、第二糧秣廠時期的檔案可知，國軍部隊的攜行乾糧生產品種單一，僅有乾麵包、餅乾、蒸米三種，以致到一九四三年「迄無合乎營養原則之乾糧出現」。[125]李寧認為抗戰時期軍用乾糧的製造不良，是內外因素交迫下的結果。從外部原因來說，農業生產原本就週期長、波動性大，戰爭全面爆發後農業生產更加困難，復以交通受阻，原料、設備、產品輸送不便，當然會導致乾糧生產困難。至於內部原因方面，他則指出糧秣實驗場隸屬關係迭變、管理機構疊加，蔣介石個人的偏好都使得各廠缺乏生產動力。[126]不過有關軍用乾糧的生產計畫，卻在戰後添加更多營養學的考慮而另有一番風貌。

從李寧的研究得知，抗戰時期軍用乾糧的生產比較偏重經濟性與便利性的角度，但一九四八年由國防科學委員會擬定之〈軍糧製造研究計畫書〉就有許多營養分析的考慮。該計畫一開始即明言，各國之軍糧研究「亦此次同盟國最後勝利重要因素之一，……歐美已有成績可以參考只需再求改進。」[127]顯示該計畫案之規劃當與戰時軍事營養的經驗有關。〈軍糧製造研究計畫書〉的提出似有抗戰軍事乾糧發展之軌跡可循；有一說法認為，軍醫學校陸軍營養研究所所長萬昕曾將用菜粉摻入麵粉，烘焙出一種營養餅乾並在軍隊中推廣使用。[128]上述說法雖仍待證實，但對照前述李廷安一九四二年提出之「特種餅乾」建議，此一說法也不必然是空穴來風。該計畫書中最能顯現其與軍事營養學知識相關者，莫過於其中附表一、二（圖5-1）的部分。或許是為了呼應中國人體質適合攝食蔬菜的觀點，並凸顯蔬菜在軍糧中的重要性，附表一專門針對蔬菜乾燥前後的內維生素變化做比較。附表二則表現出麴菌（消化素）對於澱粉主食與動物性蛋白質消化力的關係，可謂延續了戰前消化生理學與營養生化學的思考傳統。

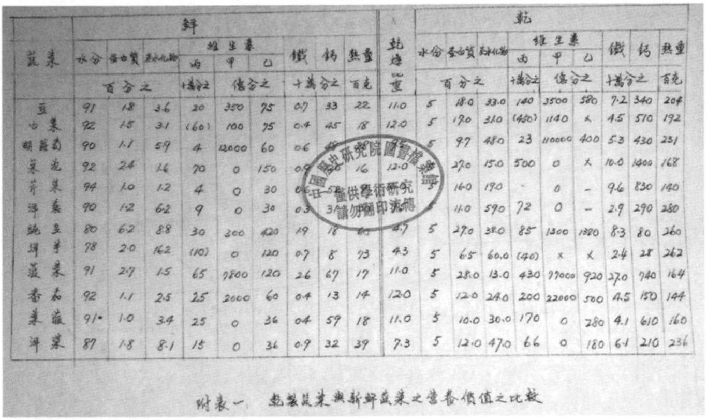

蔬菜	鮮									乾燥比重	乾								
	水分	蛋白質	炭水化物	維生素 丙	維生素 甲	維生素 乙	鐵	鈣	熱量		水分	蛋白質	炭水化物	維生素 丙	維生素 甲	維生素 乙	鐵	鈣	熱量
	百分之			十萬分之	億分之		十萬分之		百克		百分之			十萬分之	億分之		十萬分之		百克
豆	91	1.8	3.6	20	350	75	0.7	33	22	11.0	5	18.0	33.0	140	3500	580	7.2	340	204
白菜	92	1.5	3.1	(60)	100	75	0.4	45	18	12.0	5	17.0	31.0	(450)	1140	x	4.5	510	192
胡蘿蔔	90	1.1	5.9	4	12000	60	0.6	[illegible]	[illegible]	[illegible]	5	9.7	48.0	23	110000	400	5.3	430	231
菜花	92	2.4	1.6	70	0	150	0.9	[illegible]	16	12.0	[illegible]	27.0	15.0	500	0	x	10.0	1400	168
芹菜	94	1.0	1.2	4	0	30	0.6	[illegible]	[illegible]	[illegible]	[illegible]	16.0	19.0	-	0	-	9.6	830	140
洋蔥	90	1.2	6.2	9	0	30	0.3	[illegible]	[illegible]	[illegible]	[illegible]	11.0	59.0	72	0	-	2.9	290	280
豌豆	80	6.2	8.8	30	300	420	1.9	18	[illegible]	4.7	5	27.0	38.0	85	1300	1380	8.3	80	260
洋芋	78	2.0	16.2	(10)	0	120	0.7	8	73	4.3	5	6.5	60.0	(40)	x	x	2.4	28	262
菠菜	91	2.7	1.5	65	7800	120	2.6	67	17	11.0	5	28.0	13.0	430	77000	920	27.0	740	164
番茄	92	1.1	2.5	25	2000	60	0.4	13	14	12.0	5	12.0	24.0	200	22000	500	4.5	150	144
萊菔	91.	1.0	3.4	25	0	36	0.4	59	18	11.0	5	10.0	30.0	170	0	280	4.1	610	160
洋菜	87	1.8	8.1	15	0	36	0.9	32	39	7.3	5	12.0	47.0	66	0	180	6.1	210	236

附表一 乾製蔬菜與新鮮蔬菜之營養價值之比較

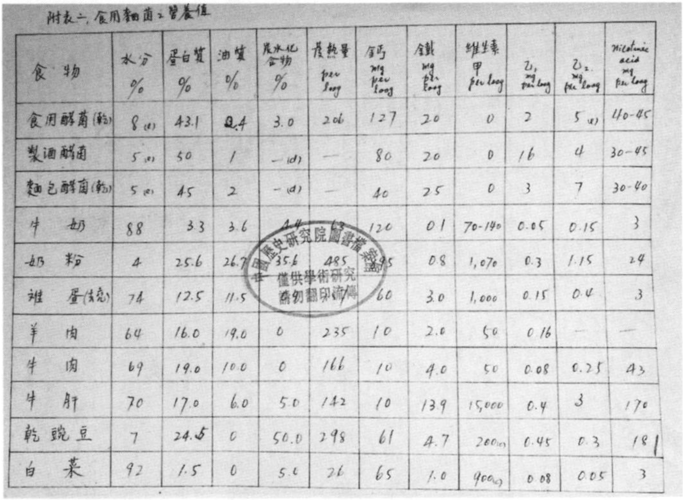

附表二 食用麴菌之營養值

食物	水分 %	蛋白質 %	油質 %	炭水化合物 %	發熱量 per 100g	鈣 mg per 100g	鐵 mg per 100g	維生素 甲 per 100g	乙1 mg per 100g	乙2 mg per 100g	Nicotinic acid mg per 100g
食用酵菌(乾)	8 (d)	43.1	2.4	3.0	206	127	20	0	2	5 (d)	40-45
製酒酵菌	5 (d)	50	1	— (d)	—	80	20	0	16	4	30-45
麵包酵菌(乾)	5 (d)	45	2	— (d)	—	40	25	0	3	7	30-40
牛奶	88	3.3	3.6	4.4	[illegible]	120	0.1	70-140	0.05	0.15	3
奶粉	4	25.6	26.7	35.6	485	[illegible]	0.8	1,070	0.3	1.15	24
雞蛋(去殼)	74	12.5	11.5	[illegible]	[illegible]	60	3.0	1,000	0.15	0.4	3
羊肉	64	16.0	19.0	0	235	10	2.0	50	0.16	—	—
牛肉	69	19.0	10.0	0	166	10	4.0	50	0.08	0.25	43
牛肝	70	17.0	6.0	5.0	142	10	13.9	15,000	0.4	3	170
乾豌豆	7	24.5	0	50.0	298	61	4.7	200(c)	0.45	0.3	18
白菜	92	1.5	0	5.0	26	65	1.0	900(c)	0.08	0.05	3

圖 5-1　一九四八年國防科學委員會〈軍糧製造研究計畫書〉附表一與附表二。

資料來源：國防科學委員會公函，〈軍糧製造研究計畫書〉，北京檔，HS-JDSHSC-2320-001，中國歷史研究院圖書檔案館，北京。

一九四八年，國防醫學院設立於上海後，萬昕主持的陸軍營養研究所亦隨之東遷，並將創刊於一九四六年由該所負責之《中國營養學雜誌》，從第二卷起改由上海的中國營養學會主辦。[129]戰後返滬的侯祥川則也在這樣的研究基礎上，於五〇年代末、六〇年代初開展了大陸軍用口糧的研製。[130]然而正如抗戰時薈萃西南的營養學人才造就了中國軍事營養研究的興起，國共內戰下的人才流散卻使得軍事營養學就此沉寂多年。

國共內戰與對日抗戰在民族主義本質上的不同，致令民初以來中國培養的第一代營養學家與研究機構出現崩解。引進美國營養學知識的關鍵人物吳憲，於一九四九年移民美國直至去世；他在生化學系的得力助手周田，則轉往美國霍普金斯大學任教。所幸，一九四七年鄭集於上海正中書局出版的《食用營養學》，大致上還沿襲了吳憲的營養學知識體系。[131]內戰對於中國營養學的衝擊是全面且廣泛的；隨著國府戰事失利，一九四七年在上海合併軍醫學校與衛生勤務訓練所成立的國防醫學院，於一九四九年倉促遷臺。其現存檔案卻未見陸軍營養研究所的蹤跡，僅參與過萬昕研究工作的陳尚球隨國防醫學院遷徙來臺。一九五〇年爆發的韓戰讓美援重回國府治下的臺灣，東亞冷戰結盟的態勢逐漸成形。在新的國際衛生架構與冷戰軍事同盟協議下，美援物資與軍事營養研究又在臺灣發展起來。[132]只是，現代營養學研究在殖民時期的臺灣醫界並非顯學，儘管美援恢復，但臺產糧食是否適合大陸軍民食用，顯然就得另起研究的爐灶。[133]國府在一九五一年恢復的第一個營養研究計畫「改善國軍膳食營養」，即是結合美援，由國防醫學院生化學系教授，也是萬昕在陸軍營養研究所的同事陳尚球主持。[134]該計畫在中國農村復興聯合委員會（簡稱農復會）[135]美國籍委員穆懿爾（Dr. Raymond T. Moyer, 1899-1993）的建議下，同意陳尚球以美援黃豆作為改善軍隊膳食營養的試驗；且獲得美國經濟合作總署（US. Economic Cooperation Administration，ＥＣＡ）的同意，根據其實驗結果認為應該對臺「持續輸入美援黃豆」。[136]不過，主持這項試驗計畫的，則認為此研究真正的目的應是「增食黃豆、改善國人營養」。因此建議政府應根據抗戰時期及此研究之結果，擴大召集其他相關單位，如內政部衛生司、臺灣省衛生處、臺灣大學農學院等單位參與研究；一九五一年的這個計畫有許多研究設計與思路，和抗戰時期軍事營養學頗有一脈相承的意味。

五、結語

現代營養學早在中日抗戰爆發前即已傳入中國，且深受美國相關學說之影響。戰前的中國營養學研究者，有感於中國人體力衰弱，國內工業經濟落後，因此無不寄望於新式營養學能為改善中國人體質提供妙方。然而隨著中日戰事擴大，國府不僅失去沿海主要工業經濟重心，更一路往西南撤退。為求抗戰之堅持與勝利，以營養為名的兵食改善之說雖早經有志者提出，無奈客觀條件不足只能徒呼負負。一九四〇年代抗戰進入關鍵時刻，唯中國抗戰物資幾達油乾燈盡的境地，此時美國的參戰對中國而言無異是久旱後的甘霖。在聯合軍事行動的需求引導下，中國發展專門的軍事營養學誠屬師出有名，亦得延續西遷之營養學研究成果轉為軍用。只是軍醫們面對戰爭僵持、民生凋敝更甚，乃至於吏治敗壞、軍需落後無解，都是造成軍事膳食改良的現實難題。有趣的是，隨著中國軍事營養學調查及研究能力的進步，原本認為可以透過營養改善的中國人體質，臨床資料卻一再顯現與歐美人體質的差異，可能另有先天體質的因素並非全由後天營養不良造成。由於現實上徵糧困難與中國人先天體質較瘦弱的事實，有些軍醫遂借用演化論「適者生存」的概念，認為中國士兵較小的體格是長期演化之結果，因此短期內無須攝食和中國士兵生存環境演化不同，因而體格魁武之歐美士兵相當的營養量與比例，卻仍然可以在較低之營養條件下發揮一定之戰力。對他們而言，較小的體格自然所需營養總量較少；是以中國軍事營養研究更該關注的是如何找出最適合此種中國人體質攝取的營養量與比例，既無需一味跟從不可能達到之西方標準，又順應中國戰時之困境。

中國軍事營養學在抗戰時期所獲致的成就與多元觀點，意外地沿用於戰後的中國重建規劃；更因為國共內戰與冷戰的開展，甚至延續到五〇年代以後的臺灣。亦即，這番抗戰時期發展出來的軍事營養學的論述，竟在中日戰爭結束後又再延續了十餘年。只是國府在抗戰時期獲得的軍事營養學經驗，卻因為人才四散而無法再現暫時的榮景。原本參與過戰時軍事營養研究的吳憲、萬昕、李廷安、周田、侯祥川等人，不是在國共內戰時期遠赴異邦、身故，就是留在大陸堅守崗位。少部分隨國府來臺的軍醫如陳尚球等人，在臺灣面臨在地醫界缺乏現代營養學基礎的情況下，亦需逐漸適應當地社會環境而非直接移植抗戰時期的軍事營養知識。

註釋

1 日本學界的研究相對於中國軍事營養學的研究，更顯現學術上的脈絡關係，也在研究視角上自成一格。重要作品可參考，陸軍糧秣本廠編，《日本兵食史》（東京：有明書房，一九八七）；今井佐恵子，〈森鷗外の日本兵食論とドイツ人醫師のみた明治時代の日本人の食生活〉，《同志社女子大學生活科學》三十五（二〇〇一），頁四五－五〇；渡邊悦子，〈軍隊の食事—雜誌『糧友』にみる戰時期の兵食—〉，《政治學研究》六十（二〇一九），頁一四一－一七二等。

2 王公，《抗戰時期營養保障體系的創建與中國營養學的建制化研究》（北京：清華大學，二〇二二）。

3 中國營養學會編，《中國營養學會史》（上海：上海交通大學出版社，二〇〇八），頁三－六。

4 William H. Adolph, "Diet Studies in Shantung," *China Medical Journal* Vol. 27 (1913): 1013.

5 William H. Adolph, "A Study of North China Dietaries," *Journal of Home Economics* Vol. 17 (1925): 1.

6 Wu Hsien and D.Y. Wu, "Studies of Dietaries in Peking," Chinese Journal of Physiology Report Series No. 1 (1928): 135.

7 鄭集，〈中國營養學三十年（一九二〇－一九五〇）〉，《科學》三十二（一九五一）。又收錄於鄭集編著，《鄭集科學文選》（南京：南京大學出版社，一九九三），頁七三－九五。

8 根據譚秀榮的考證，清光緒二十六年（一九〇〇）出版的《亞泉雜誌》第二期中，刊載節譯自日人近藤會次郎、田中禮助《有機化學》的《食物標準及食物各質化分表》一文，當為傳入我國最早的營養學論文。譚秀榮，〈一九四六年創刊的《中國營養學雜誌》與營養科學的奠基〉，《中國科技期刊研究》二十卷五期（二〇〇九），頁九六〇。

9 吳憲，《營養概論》（上海：上海商務印書館，一九二九）。

10 吳襄、鄭集，〈現代國內生理學之貢獻與現代中國營養學史料〉（上海：中國科學圖書儀器公司，一九五四），頁二二－三八。

11 王步崢、艾蔭謙、趙竹村，〈探索之路——中國農業大學跨越百年的辦學歷程〉（北京：中國廣播電視出版社，二〇一三），頁三六。譚秀榮，〈一九四六年創刊的《中國營養學雜誌》與營養科學的奠基〉，頁九六〇。

12 慧觀，〈羅登義的蔬食論略評附原論〉，《海潮音》十三卷二期（一九三二），頁三一－三二。

13 He Zhang, "A 110-year-old wise man: Professor Libin T. Cheng, one of the founders of biochemistry and nutrition in China," *Protein & Cell* 11:2 (2020):79.

14 鄭集、陶宏、朱章庚，〈南京冬季膳食調查〉，《科學》十九卷十一期（一九三五），頁一七五三－一七五八；Cheng, Libin T., and H. Tao. "The nutritional value of whole wheat and whole rice in regard to the growth, haemoglobin and calcium and inorganic phosphorus of the serum and bone of the albino rat." Contributions from the Biological Laboratory of the Science Society of China, *Zoological Series* 11 (1935): 97-107.

15 Cheng LT., "Are the so-called poisonous food combinations really poisonous?" Science Society of China Biological Laboratory Volume 11:9 (1936): 307-316. (Reprint) Cheng, Libin T. "Are the so-called poisonous food-combinations really poisonous?" *Acta Nutrimenta Sinica* 31:2 (2009): 109-113.

16 譚秀榮，〈一九四六年創刊的《中國營養學雜誌》與營養科學的奠基〉，頁九六〇。

17 陳達維，〈中國生理學會創建時期會員群體初探〉，《中華科技史學會學刊》二十五期（二〇二〇），頁六二。

18 「三〇年中央衛生實驗處組織條例」（一九四一年），《農林部檔案》，中央研究院近代史研究所檔案館藏，館藏號：20-08-002-16。

19 吳憲，《營養概論》（上海：上海商務印書館，一九四七），頁四八－六六。

20 季鴻崑，〈從吳憲到鄭集——我國近代營養學和生物化學的發展〉，頁四八。

21 John Komlos, "Nutrition, Population Growth, and the Industrial Revolution in England," *Social Science History* 14:1 (1990): 81.

22 侯祥川於一九二四年畢業於北京協和醫學院，並曾前往美國與加拿大進修，返國後於一九二八到一九三二年間留校服務，後再轉任上海雷士德研究所至一九四八年。他也是六〇年代大陸發展軍用口糧的關鍵人物，其生平事蹟參考顧景範，〈侯祥川教授傳略〉，《生理科學進展》十四卷一期（一九八三），頁八九－九一。

23 上海市議會編，〈上海工部局試驗改良童工膳食〉，《中華醫學雜誌（上海）》二十三卷一－二期（一九三七），頁三九五。

24 Kenneth J. Carpenter, "A short history of nutritional science: Part 1 (1785-1885)," *Journal of Nutrition* No. 133 (2003), 641-642, and Kenneth J. Carpenter, "A short history of nutritional science: Par 2 (1885-1912)," Journal of Nutrition No. 133 (2003): 975-977.

25 Committee on Nutrition, "Committee on nutrition: Minimum nutritional requirement for China," *Nutrition Notes* No.10 (1938): 301.

26 鄭集，〈中國民眾最低限度營養需要之管見〉，《中華醫學雜誌（上海）》二十七卷五期（一九四一），頁二七六。

27 斯波義信編著，《中國社會經濟史用語解》（東京：東洋文庫，二〇一二），頁八。

28 霍安治，〈中國抗戰軍人為什麼吃不飽〉，《鳳凰週刊》六八八期（二〇一九年五月二十五日），http://www.ifengweekly.com/detil.php?id=7863，擷取日期：二〇二二年八月十八日。

29 馮玉祥，《煎餅：抗日與軍食》（天津：時事研究社，一九三五），頁三四。

30 馮玉祥，《煎餅：抗日與軍食》，頁五〇。

31 馮玉祥，《煎餅：抗日與軍食》，頁九四。

32 陳方正編，《陳克文日記》上冊（臺北：中央研究院近代史研究所，二〇一二），頁一七三。

33 藍天鶴，〈戰時營養問題〉，《科學世界（南京）》七卷三期（一九三八），頁八六。

34 根據 Kenneth J. Carpenter 的說法，美國維思大學（Wesleyan University）的化學教授 Wilbur Atwater 與耶魯大學的生理學教授 Russell Chittenden 在二十世紀初把歐陸既有的生理熱力學概念，將之逐漸從消化生理學（digestive physiology）中獨立出來，並導入今日我們稱為生化學（chemical physiology）的領域，專致於關注生理機能與特定營養物質間因果關係。Kenneth J. Carpenter, "A short history of nutritional science: Part 2 (1885-1912): 975. 據此，藍天鶴的看法可能比較接近英國工業營養學的論點，該觀點可參見 John Komlos, "Nutrition, Population Growth, and the Industrial Revolution in England," *Social Science History* 14:1 (1990): 81。另外，馮、藍二文的此一特徵，也顯示吳憲等人早期的營養學觀點當已有所普及。

35 不著撰人，〈戰爭與營養〉，《中國青年》八卷二期（一九三九），頁二〇。

36 藍天鶴，〈戰時營養問題〉，頁八九－九一。

37 吳憲，〈增訂版序〉，《營養概論》（上海：上海商務書局，一九三八），頁一一。

38 蔣廷黻，《蔣廷黻回憶錄》（長沙：嶽麓書社，二〇〇三），頁一四四。

39 曹伯言整理，《胡適日記全編》一九三三年二月十三日、一九三四年三月二日、一九三四年五月四日（合肥：安徽教育，二〇〇一），頁一七五－一七六、三三八、三七九；陳邁之，《蔣廷黻的志事生平》（臺北：傳記文學，一九六七），頁二五。

40 吳憲，〈吾國人之吃飯問題〉，《獨立評論》第一卷第二號（一九三二），頁一八－一九。

41 吳憲，〈再論吃飯問題〉，《獨立評論》第九卷第二〇五號（一九三六），頁一四－一六。

42 蔣淩楠，〈改良膳食乃復興民族之一策——近代中國生物化學家吳憲的營養科學救國論〉，《福建師範大學學報（哲學社會科學版）》二〇一二年版一期（總一七二期），頁一〇八。

43 吳憲，〈中國人之營養〉，收入竺可楨、盧于道、李振翩編，《科學的民族復興》（上海：中國科學社，一九三七），頁二四九。

44 顧景范，〈侯祥川教授傳略〉，《生理科學進展》十四卷一期（一九八三），頁八九－九一.

45 Jia-Chen Fu, "Scientising Relief: Nutritional Activism from Shanghai to the Southwest, 1937-1945," *European Journal of East Asian Studies* 11:2(2012), 259-282.

46 鷹揚，〈惡魔的飽食——舊日本帝國陸軍伙食一席談〉，《戰爭史研究》三十五（二〇一〇），頁三－九；轉引自盧國慶，〈誰是抗戰中流砥柱？〉，《人文社會與醫療學刊》三期（二〇一六），頁八。

47 《中國紅十字總會救護委員會第三次報告》，中國紅十字會救護總隊一九三七－一九四九，貴陽：貴州省檔案館，M116-14.14。

48 王公、楊艦，〈沈同在抗戰時期的營養學研究〉，《中國科技史雜誌》三十七卷二期（二〇一六），頁一六五－一六八。

49 四川農業大學校史編寫組編，《四川農業大學史稿（一九〇六－一九九〇）》（成都：四川農業大學出版社，一九九一），頁二四。

50 鄒先定主編，《浙江大學農業與生物技術學院院史（一九一〇－二〇一〇）》（杭州：浙江大學出版社，二〇一〇），頁二五。

51 鄭集，〈中國早期（一九一七－一九四九）生物化學的發展概況〉，《生命的化學》一九八六年六期（一九八六），頁二－七。

52 Cheng, Libin T., and Hung Tao. "A note on the vitamin C content of some dried, sugared and salted Chinese

vegetables and fruits." Contributions from the Biological Laboratory of the Science Society of China, *Zoological Series* 13 (1939): 87-90.

53 國立中央大學檔案，關於成立生理學與公共衛生學研究兩部申請 [R]，檔案號：01-ZDLS-2475，南京大學檔案館藏。轉引自王公、楊艦，〈抗戰營養保障體系的建立與中國營養學的建制化〉《自然辯證法通訊》四十一卷八期（總二五二期）（二〇一九），頁六九。

54 中央衛生實驗檔案，中央衛生實驗院規程條例 [R]，檔案號：防 003/1443，中國社會科學院檔案館藏電子檔案。轉引自王公、楊艦，〈抗戰營養保障體系的建立與中國營養學的建制化〉，《自然辯證法通訊》四十一卷八期（總二五二期）（二〇一九），頁七〇。

55 有關林可勝與衛生署在戰時的軍事醫療衛生工作，請參考何邦立，〈八年抗日戰爭中一個新興軍醫兵科的誕生兼憶林可勝院長的豐功偉業〉，《中華民國航空醫學暨科學期刊》三十卷一期（二〇一六），頁四五－四七。

56 不著撰人，〈王成發傳略〉《營養學報》二十八卷四期（二〇〇六），頁二八一。

57 中國營養學會編，〈第二節 中國營養學會的成立及其活動〉《中國營養學會史》，頁一一－一七。

58 王公、楊艦，〈抗戰營養保障體系的建立與中國營養學的建制化〉，頁六三－六五。

59 Arnold Schaefer, "Nutrition for national defense," *Military Medicine* No. 131 (1966): 335.

60 有關二戰時期美國對華之相關援助，請參考 John D. Plating, *The Hump: America's Strategy for Keeping China in World War II*, Austin TX.: Texas A&M University Press, 2011。

61 John R. Watt, *A Friend indeed: ABMAC and the Republic of China, 1937-1987* (New York: ABMAC, 1992): 2-8. 有

關更多美國在二戰中給予中國醫療意見的細節，見 John R. Watt, *Saving Lives in Wartime China: How Medical Reformers Built Modern Healthcare Systems Amid War and Epidemics, 1928-1945* (Leiden and Boston: Brill, 2014)。

62 James H. Stone edited, Crisis Fleeting: Original Reports on Military Medicine in India and Burma in the Second World War (Washington, D.C.: Office of the Surgeon General Department of the Army, 1969): 73-75.

63 服部卓四郎等著、張玉祥等翻譯、林鼎欽等校，《大東亞戰爭全史》（北京：世界知識出版社，二〇一五），頁三六二。

64 石源華、金光耀、石建國，《中華民國史．第十卷（一九四一－一九四五）》（北京：中華書局，二〇一一），頁四五。

65 萬昕，〈陸軍營養研究所〉《軍醫雜誌》二卷三－四期（一九四二），頁三六〇。

66 湯工英，〈營養不良性之夜盲症〉，《軍醫雜誌》二卷三－四期（一九四二），頁三八六－三九三。

67 李德明，〈營養不良性水腫（附表）〉，《軍醫雜誌》四卷七－八期（一九四四），頁一八－二〇。侯祥川也發表一系列有關營養不良導致水腫之研究，並成為此時相關研究之重要參考。參見侯祥川，〈因營養不良引起之水腫〉，《中華醫學雜誌》三十一卷一－二期（一九四五），頁九九。有關夜盲症與營養不良之關係在一九三〇年代也是個研究熱點，如徐培荃，〈營養經濟與蔬食之關係〉，《康健雜誌》三卷二期（一九三五），頁二六－三〇。

68 金寶善，〈改進我國軍隊營養研究的集述〉，《陸軍經理雜誌》四卷五期（一九四二），頁一九。

69 嚴寬，〈增進士兵營養之重要性及其對策〉，《陸軍經理雜誌》六卷三期（一九四四），頁三一。

70 不著撰人，〈營養缺陷補救方法〉，《西南醫學雜誌》二卷三期（一九四二），頁一一－一二。

71 白鑫，〈軍隊營養問題（附表）〉，《怒潮》五（一九四六），頁二七－三〇。

72 不著撰人，〈營養專頁：養兵第一！營養第一！〉，《突擊隊》六（一九四四），頁二〇。

73 The National Archives, Kew, MAF 97/774 "China Defense Supplies, Inc., liaison agency between the Chinese Government and American authorities on lease-lend programme," 1941 May-1943 Jan.

74 不著撰人，《士兵月刊》十二期（一九四三），頁一五－一六；張應增，〈略談士兵的營養問題〉，《奮鬥月刊》二卷五－六期（一九四二），頁一六－一七。

75 金寶善，〈改進我國軍隊營養研究的集述〉，頁一九。

76 鄭集、周同璧，〈民族衛生：營養講話〉，《科學》二十三卷二期（一九三九），頁九二－九三。

77 陳尚球（一九一〇－一九八三），江蘇太倉人，東吳大學理學士。進入北京協和醫學院從事生物化學研究。後應軍醫學校校長劉瑞恆之召，擔任軍醫學校助理教官，教學之外從事營養研究，晉升主任教官。曾前往美國西北大學進修，取得理科碩士學位。國防醫學院成立後，擔任生化系有機學組主任，遷臺後任教授兼生化系主任，後任副院長。鄔翔，〈國防醫學院：傳承軍醫學校統緒的元老〉，《源遠季刊》二十二期（二〇〇七秋季號），頁六。

78 不著撰人，〈消息：軍醫學校陸軍營養研究所工作近況〉，《科學》二十七卷三期（一九四四），頁四九。

79 萬昕、陳順昭、陳尚球，〈中國軍隊營養之研究〉，《軍醫雜誌》二卷一期（一九四二），頁一六－二四。

80 萬昕、陳順昭、陳尚球，〈中國軍隊營養之研究〉，頁一七。

81 萬昕、陳順昭、陳尚球，〈中國軍隊營養之研究〉附表三，頁四二。

82 不著撰人，〈關於改良軍隊營養：營養消息〉，頁一五－一六。
83 萬昕、陳順昭、陳尚球，〈中國軍隊營養之研究〉附表一－三、八、十二、十四，頁四一－四二、四四、四六、四八。
84 不著撰人，〈消息：軍醫學校陸軍營養研究所工作近況〉，頁四九。
85 湯工英，〈營養不良性之夜盲症〉，頁三八六－三九三；李德明，〈營養不良性水腫（附表）〉，頁一八－二〇。
86 直到一九四七年，衛生部轄下僅有六所中央醫院，分別是南京、重慶、貴陽、廣州、天津，與蘭州。參見陳寄禪，《追溯五十年來促進我衛生設施之關鍵事蹟》（臺北：正中書局，一九八一），頁一四－一五。
87 李廷安後於一九四七年擔任廣州中央醫院院長。李廷安，〈以特種餅乾補充國軍營養之建議（附表）〉，《陸軍經理雜誌》四卷五期（一九四二），頁一五一。
88 李廷安，〈以特種餅乾補充國軍營養之建議（附表）〉，頁一五〇。
89 藍天鶴，〈戰時營養問題〉，頁八六。
90 萬昕、陳順昭、陳尚球，〈中國軍隊營養之研究〉，頁一七。
91 生平請參考黃仁霖，《我做蔣介石特勤總管四十年：黃仁霖回憶錄》（北京：團結，二〇〇六）。
92 張傲庸，〈蛋白質與軍中營養（附表）〉，《國防新報》十七－十八（一九四七），頁一一。
93 王兆璋，〈改進後方部隊營養兩個具體辦法之商榷〉，《陸軍經理雜誌》四卷五期（一九四二），頁一五四－一五五。
94 陳良，〈改善士兵營養問題（附表）〉，《陸軍經理雜誌》四卷五期（一九四二），頁一一。

95 張儆庸，〈蛋白質與軍中營養（附表）〉，頁一六。

96 張儆庸，〈蛋白質與軍中營養（附表）〉，頁一四。

97 萬昕、陳順昭、陳尚球，〈中國軍隊營養之研究〉附表七，頁四三。

98 經利彬，〈英國戰時營養〉，《科學》二十八（一九四五），頁一八八。

99 不著撰人，〈消息：軍醫學校陸軍營養研究所工作近況〉，頁四九。

100 徐特，〈戰時後方一個最嚴重的問題——營養〉，《軍醫雜誌》六卷四期（一九四六），頁一九。

101 周鳳鏡，〈目前與今後我國國民營養問題之研討〉，《糧食問題》一卷二期（九四四），頁五一－五五、六〇。

102 李守孔，《中國現代史》（臺北：三民書局，一九七三），頁一三一。

103 不著撰人，〈美國士兵的營養〉，《西北經理通訊》二十八期（一九四五），頁三五－三七；不著撰人，〈關於改良軍隊營養：營養消息〉，《士兵月刊》十二期（一九四三），頁一五－一六。

104 James H. Stone compiled and edited, *Crisis Fleeting: Original Reports on Military Medicine in India and Burma in the Second World War* (Washington, D. C.: Office of the Surgeon General Department of the Army, 1969): 74.

105 不著撰人，〈駐印國軍營養優良〉，《陸軍經理雜誌》五卷五期（一九四三），頁一〇四。

106 Wan Xin, "Health and nutrition of Chinese army," Chinese Journal of Nutrition 2:1 (1947): 40-41.

107 金鑫，〈關於士兵營養不夠的一些外在原因〉，《陸軍經理雜誌》五卷三期（一九四三），頁三三－三四。

108 萬昕、陳慎昭、陳尚球，〈中國軍隊營養之研究〉，頁一六－二四。

109 王兆璋，〈改進後方部隊營養兩個具體辦法之商榷〉，《陸軍經理雜誌》四卷五期（一九四二），頁一五三。

110 一九三四年二月，蔣介石在南昌發起新生活運動，頒布《新生活運動綱要》全國實施。抗戰爆發後，新生活運動促進總會隨國府西遷到漢口後再抵重慶，其戰時工作內容已由原本著重道德生活教化，轉變成為全民動員支援抗戰需要的運動，舉凡節約獻金、空襲救濟、搶救難童、成立傷兵之友社，以及在重慶成立陪都新生活運動模範區等無所不包。段瑞聰，〈抗日戰爭時期的新生活運動〉，《近代中國》一三一期（一九九九），頁五七－八一。

111 金寶善，〈新運與軍隊營養問題〉，《新運導報》三十四期（一九四一），頁二六。

112 金寶善，〈改進我國軍隊營養研究的集述〉，《陸軍經理雜誌》四卷五期（一九四二），頁一九。

113 突擊總隊司令部軍醫處，〈改善突擊隊官兵營養實施概況〉，《突擊隊》六（一九四四），頁二五－二六。

114 陳良，〈改善士兵營養問題〉，頁七－一一。

115 尹一彬，〈為士兵的營養痛哭！〉，《衛生旬刊（長沙）》八十三期（一九四八），頁一九。

116 不著撰人，〈閩境部隊營養改善〉《陸軍經理雜誌》六卷四期（一九四三），頁一一四－一一五。

117 尹一彬，〈為士兵的營養痛哭！〉，頁一九。

118 周鳳鏡，〈目前與今後我國國民營養問題之研討〉，頁五一－五五、六〇。

119 沈同，〈軍隊營養與民族健康〉，《自然》二十二期（一九四五），頁一〇－一四。

120 金寶善，〈改進我國軍隊營養研究的集述〉，頁一九。

121 陳美瑜，〈穀類的營養〉，《陸軍經理雜誌》四卷五期（一九四六），頁一一〇－一一三；也可見同一作者，陳美瑜，〈豆的營養〉，頁一一四－一二〇；以及行政院編，〈戰時營養特輯：改良民眾營養概說（行政院研究報告）〉，《中央週刊》四卷二十九期（一九四二），頁四－五。

122 陳美瑜，〈雜糧的營養〉，《陸軍經理雜誌》四卷五期（一九四六），頁一一〇－一一三；也可見同一作者，陳美瑜，〈豆的營養〉，頁一一四－一二〇。

123 黎開源，〈軍用乾糧〉，《經理月刊》五卷七期（一九四〇），頁二三一

124 Shih Wan (萬昕), "Health and nutrition of the Chinese army," Chinese Journal of Nutrition 2:1 (1947): 43.

125 陳美瑜，〈行軍乾糧之研究〉，《陸軍經理雜誌》四卷五期（一九四二），頁一三〇。

126 李寧，〈抗戰時期國民黨軍隊的攜行乾糧生產——以糧秣實驗場為中心〉，《民國檔案》三（二〇二二），頁一三四。

127 國防科學委員會公函，〈軍糧製造研究計畫書〉，北京檔，HS-JDSHSC-2320-001，中國歷史研究院圖書檔案館，北京。

128 〈中國最早的營養學家萬昕：研製出最早的素菜餅乾〉，原載《人民政協報》，二〇一二年一月二十一日，https://www.chinanews.com.cn/cul/2012/01-21/3621161.shtml，擷取日期：二〇二二年十月九日。

129 姚遠、譚秀榮，〈萬昕與《中國營養學雜誌》〉，原載《科學時報》，二〇〇九年二月十二日。《百年清華》網站，https://www.tsinghua.org.cn/info/1951/19374.htm，擷取日期：二〇二二年十月九日。

130 劉繼鵬，〈紀念我軍第一代軍用口糧的開拓者——侯祥川教授誕辰一百周年〉，《營養學報》四（一九九九），頁三七四－三七九。

131 季鴻昆，〈從吳憲到鄭集——我國近代營養學和生物化學的發展〉，《揚州大學烹飪學報》二（二〇一一），頁四九。

132 楊翠華，〈美援對臺灣的衛生計畫與醫療體制之形塑〉，《中央研究院近代史研究所集刊》六十二卷（二〇〇八），頁九三－一三九。

133 黃伯超口述、蔡錦堂主訪、徐聖凱撰，《黃伯超先生傳：臺灣營養學研究領航人．本土醫學教育改革先驅》（臺北：前衛，二〇一二），頁一三七－一三九。

134 中國農村復興聯合委員會編，《農建十年（一九四八－一九五八）——中國農村復興聯合委員會成立十周年紀念特刊》（臺北：中國農村復興聯合委員會，一九五八），頁四九。

135 一九四八年，根據美國援華法案第四七二法案第四〇七條款，規定中美雙方政府設立聯合委員會，以建設中國農村；中美遂換文設立中國農村復興聯合委員會於南京，為中美兩國政府聯合設置之機構，負責制訂及推行中國農村復興工作。

136 一九五一年八月六日召開聯勤總部營養改善研究委員會第一次會議。見《內政部衛生司檔案．聯勤總部營養改善研究委員會》，臺北：國史館館藏檔案，館藏登錄號：028000002100A，一九五一年。

陸 《豐年》中的知識傳遞
——以腸胃道型疫病防治和飲食衛生（一九五一－一九六三）為例[1]

張淑卿

一、前言

農業推廣教育是一種學校外的教育，他的教育對象有三：一是成年農民，二是青年農民，三是農家主婦。這三種人士組成家庭的主要分子，好像三角形的三條邊，缺一不成。……這種教育的特點是與農友們的生活打成一片，農友們可從本身的工作中去學習新的方法、新的技術、新的知識、新的態度。它除了生產指導外，上有家庭改良、環境務生、鄉村建設、樂育活動、公民訓練等項目。……推行農業推廣教育的方法很多，通常所採用者有方法示範、效果示範、展覽、鑑別、座談會、講習會、家庭訪問、通信、通電話、廣播、電影、幻燈、掛圖、照片、畫報、新聞、雜誌、手冊、絨板等，各位的良友豐年半月刊就是推廣教育的好工具。[2]

臺灣的傳染病防治與飲食衛生知識大抵始於日治時期，由衛生課、文教局及社會科等政府機構辦理。本文擬以農復會機關雜誌《豐年》中的衛生議題為討論案例，探討一九五〇年代臺灣傳染病防治與飲食衛生如何被生產與傳播？疫病防治與飲食衛生訊息通常直接與人民生活產生關聯，也與政府的施政和公眾福祉密不可分。各國政府通常透過健康部門普及生物醫療知識，同時也管制被政府部門視為「不當」的醫療健康知識，促使民眾主動預防，以政府力量投入醫療健康普及知識的生產，使得「政府體制的治理要求」成為影響醫療衛生知識生產和一般公眾的重要因素。政府部門（決策者與執行者）的醫療健康知識，也可能有一大部分來自於醫療衛生普及知識的生產，所以這兩者之間是個雙向關係，政府體制的治理要求對應醫療衛生普及知識生產與傳播的關係。

劉士永的研究即指出，日治時期日本衛生學者及官員不僅是臺灣衛生健康狀態的觀察者，同時也是新學說及觀念的教導引介者。伴隨著醫事專業團體的出現與臺籍醫師漸成一新興社會階級，對於健康觀與衛生思想的解釋權不再定於一尊。臺灣社會不僅以新的健康和衛生標準檢驗自己的生活條件，也開始借用其中的某些概念肯定自我，甚至以較平等的態度面對日本的殖民醫學。在日治時期臺灣社會的健康觀與衛生思想，逐漸趨近於當時重要的世界醫學及衛生學主流思潮，然而，在這個觀念及思想相互交融的過程中，臺灣社會與民眾的角色基本上是比較被動的。[3]

戰後初期，臺灣社會經濟欠佳，環境衛生有待改善，且一般民眾衛生知識不足，再加上與中國大陸往返頻繁，傳染病因此蔓延。故衛生機關在戰後初期著重於預防注射、改善環境衛生和傳染病防治宣傳等防疫工作。一九四九年之後，在農復會的協助下，各鄉鎮成立衛生所，衛生知識普及活動隨之展開。[4]依據一九四八年臺灣省政府的規定，鄉鎮區衛生所的工作內容包括：診察疾病、傳染病的隔離處置與通報、推行預防注射及舉辦各項防疫活動、改善環境衛生、推行婦幼衛生及辦理助產、推動學校衛生及衛生宣傳、辦理衛生統計，以及協助村里衛生室辦理各項衛生工作。[5]各縣市鄉鎮衛生單位在舉辦衛生教育活動前，大致會先在報紙登載或利用廣播巡迴車告知民眾活動訊息，以講習會、座談會、家庭訪視、分發衛生教育單張或小冊子等方式進行。

衛生知識的灌輸和科學醫藥的普及，是一九四九年遷臺的國民黨政府的醫藥衛生施政重點之一，為貫徹衛生政策或傳遞衛生知識，政府除了建立醫療衛生行政體制以管理醫療衛生專業相關事務外，並依據實際需求，制訂相關的政策。同時，在報章雜誌或醫學類期刊，也都刊載醫藥衛生知識，讓具有閱讀能力的民眾，得以獲取醫藥衛生相關訊息與知識。

一九五〇年代初期，鑑於臺灣民眾的國語文能力普遍不佳，衛生單位常用話劇短片、廣播、巡迴車、標語作為教材方便民眾了解醫藥衛生知識，以達到培養良好衛生習慣的目標。至一九五〇年代後期，農復會贊助出版的刊物《豐年》和衛生叢書以及報紙，逐漸成為衛生知識普及的主流。這些文本多由醫療衛生人員根據其醫藥衛生知識轉譯為淺顯的教材，內容親民易懂，搭配圖解，以推行衛生教育工作。一九六八年九年國教實施之後，隨著臺灣民眾教育水準與識字率的提高，文字訊息成為民眾獲得健康衛生知識來源的途徑。一九七〇年代初期，至少在臺北市，其居民的衛生知識來源是透過報紙、雜誌、電視等管道取得，可見得報紙、雜誌等文本在衛生知識的普及上扮演越來越重要的角色。[6]

《豐年》是農復會（中國農村聯合復興委員會之簡稱）的機關雜誌，資金來源包含經合會和美國新聞處。農復會於一九四八年十一月在南京成立，其經費由美國對華經援資金總數的百分之十作為專款。[7]該組織係以改善農民生活、增加農業生產、改善鄉村衛生、加強農業及農民相關組織的效能為工作目標。[8]該刊自創刊後每半個月發行乙次，不僅發送給農民，即使是都會區的居民也是閱讀群眾之一。其中每期均有家庭版，此版除了介紹家政外，也將衛生知識列為報導之一。由於此雜誌具有中美合作的特質，可說是傳遞官方衛生知識以及美式衛生知識的重要管道。因此，此雜誌刊載何種腸胃道型疫病知識的相關文章？主題和內容？這些知識的來源？如何產生等問題的釐清，將可為政府體制的治理要求和飲食知識生產與傳播提供解答。

《豐年》雜誌的史學研究並不多見，王文裕曾探討一九五一－一九五四年期間《豐年》雜誌因採取中、日文對照形式，且中文力求淺白易懂，因此擁有不同族群的讀者。又因售價不高，而成為農民主要讀物。《豐年》雜誌的內容廣泛，不侷限於農業技術、方法的引進，呈現出當時臺灣農業發展的各個面向，對戰後初期臺灣農業發展具有深遠的影響。[9]蔡怡貞研究一九五一－一九七三年間《豐年》雜誌的家庭版。創版時所設定的內容包含家庭常識、衛生常識、國際婦女新聞，以及家庭內一切屬於婦女應具備的常識，刊行目的是希望能協助婦女改善家庭環境和生活。家庭版的文章性質以家務處理、衛生知識與教養子女等知識占有極大篇幅，目的便是協助婦女擔任一位稱職的「主婦」，也印證《豐年》重視實用性的特質，其所提供的各項知識，均以科學化與生活化為原則，不以高深的理論困擾讀者，並附圖示讓婦女可以按圖操作，使家事工作不會成為婦女負擔，而「物盡其用」、「廢物再利用」觀念的不斷出現，充分展現農家生活的樸實而節儉的特性。[10]

另外，游鑑明亦曾爬梳一九五一至一九六〇年《豐年》的家政圖像，試圖指出當時該刊物所傳送的家政知識不外乎食、衣、住、生活用品、疾病與衛生、養兒育女等，以插畫、漫畫或簡白的文字敘述來傳遞相關知識。同時，這些知識也考量臺灣的現實環境，多採廢物利用或臺灣本地材料，頗符合臺灣社會生活實況。但有些建議卻與現實脫節，例如使用縫紉機縫製衣物、廁所與浴室的建置等。該文指出了《豐年》將西化與科學化的家政知識帶入臺灣農村為其主要的目的。[11]

二、農復會與《豐年》

農復會係於一九四八年於南京成立的中美聯合設置機構。美國的對外援助除了經濟援助與軍事援助外，屬於花費少卻影響深遠的即是教育與文化的改造，此方面主要是透過提供獎助學金選派優秀人才赴美進修，培養親美之技術官僚與美式文化與價值觀之認同者，同時也透過在受援國當地援助廣電與出版事業，進行公關宣傳活動。例如一九五一年行政院、臺灣省政府與農復會出資製作電影《春滿人間》。[12]之後農復會也以委託農業教育電影公司的方式，製作畜牧、衛生、農業改革及造林等教育電影，此外還搭配各種小冊子、海報、幻燈片、唱片等宣傳品。[13]或是委託中國廣播公司播出帶狀的節目，內容包含農業新聞、農業資訊與建議、農民成功談、健康與衛生。農復會在臺灣的宣傳工作可說是戰後美國對臺宣傳之始。[14]而農復會宣傳品中發行量最大、持續最久的則是《豐年》。

《豐年》創刊於一九五一年，是臺灣歷史最悠久的雜誌，亦是最早深入民間的重要刊物，為農復會發行的機關報。創刊時，農復會主委蔣夢麟（一八八六－一九六四）、委員錢天鶴（一八九三－一九七二）、沈宗瀚（一八九五－一九八〇）及祕書長蔣彥士（一九一五－一九九八）等人主張使用《寶島》（Treasure Island），但當時的創辦人兼執行編輯許伯樂（Robert Sheeks）堅持使用《豐年》。許伯樂通曉日語，一九四九年美國大使館遷臺後，擔任美國新聞處處長。戰後初期日文報章雜誌一概禁止，認識中國字的民眾也不多，因此許伯樂籌措經費擬創辦一份民間報紙，以傳播農村新聞。此構想深獲美國來臺之農業專家的支持。[15]

蔣夢麟在《豐年》創刊號清楚指出該雜誌發行宗旨：

> 這是給農村同胞看的一個定期刊物。我們希望這個刊物能在許多改善本省農村生活工作方面盡它一部分指導和報告的任務，同時供給農村同胞所需要知道的一些國內外大事。……由這個刊物作為一座橋梁，把農村所要知道的各種事物和新聞帶給本省四百萬生活在農村的同胞。……它的敘述將力求淺顯而生動，它的內容將努力配合農村的需要而富於實用性。[16]

由於獲得美國方面的支持，美國經濟合作總署中國分署（Economic Cooperation Administration, Mission to China，簡稱經合署）、美國新聞處和農復會合作籌設「豐年社」。《豐年》創刊於一九五一年七月十五日，對開，六頁十二面。由於臺灣民眾了解中文的不多，因此中日文對照，一面中文，一面日文。第二年開始改為中文為主，附日文摘要，第三年起全部中文。初期為半月刊，考量農民識字不多，故以圖畫為主，並邀請臺灣名畫家藍蔭鼎擔任社長，楊英風擔任專職畫家。首任發行人為當時農復會主任委員蔣夢麟，每期發行八萬份，完全免費，其經費全數由美援、美國新聞處和農復會支付。

《豐年》創刊號的流通方式是送到各農事小組、農會、地方政府、小學、中學、學院、農業學校、圖書館、個人以及省、地方政府官員之後，再轉送給各地農民。[17]農事小組是日治時期為擴展農會之活動，將農民編組的一種農業推廣制度，戰後臺灣農會仍繼續延續此制度與農家接觸，但戰後農事小組非強制參加，因此農會必須透過農事小組提供農民服務，以強化農家向心力。依據統計，約八成的《豐年》創刊號是透過農事小組送至農家。[18]自第二卷第十四期（一九五二年七月）開始，《豐年》雜誌酌收費用每份五角，其內容仍偏重農業生產，除訂戶直接郵寄外，分送各地書報攤出售。為謀提高銷售量，除製作廣告，也請農會、政府單位、農改場、學校、圖書館廣為推廣。[19]

一九五三年十二月起改為雜誌型態，美援、美國新聞處相繼退出，因此改隸農復會，由農復會新聞處主管。鑑於美援在一九六五年之後即將停止，蔣夢麟認為《豐年》需自給自足，因此於一九六三年成立財團法人「豐年社」繼續經營，而農復會仍是「豐年社」出資最多者。自此，「豐年社」為提高營運，招攬廣告、訂戶、代辦編印出版業務、成立出版部，出版「豐年叢書」，設立門市成為農業書籍最大的販售地點。此外，「豐年社」也製播農業電視節目、舉辦專題演講和展覽。而《豐年》的訂戶也從原來的臺灣地區農民，逐漸遍及至美國、日本、香港、馬來西亞、巴西、加拿大、南非、澳洲等國家。[20]不過，因為定價實在過低，《豐年》的運作需農復會編列預算支持，一直到一九六三年改成財團法人經營型態，財務壓力才得以紓解。

如果以財團法人豐年社的成立時間作為觀察斷限，在《豐年》創刊至改為雜誌形式前（一九五一年七月至一九五三年十月），內容包含：(1)臺灣消息，(2)世界動態，(3)法令、科學知識，(4)農村指導，(5)家庭與婦女，(6)小朋友，(7)幽默與文藝，(8)漫畫，(9)廣告與通訊等欄。期間的整併有，法令欄併入臺灣消息，小朋友改稱農村兒童，農村指導更名為農業生產；增加農村物價統計表，農村青年與讀者園地；刪除文藝，減少漫畫。一九五三年十一月以後，改為雜誌形式，內容包括：(1)綜合報導，(2)世界動態，(3)地方通訊，(4)農業生產，(5)世界畫報，(6)農業信箱，(7)醫藥常識，(8)婦女與家庭，(9)兒童天地，(10)半月小說，(11)讀者園地，(12)讀者服務等。此後，取消讀者園地、讀者服務，將之併入農業信箱；除去小說，重新刊登漫畫，另外增加農業智識一欄。其中較占突出地位的內容為：農業生產、農業智識、臺灣消息（法令）、婦女與家庭、農村兒童、世界畫報與漫畫、讀者園地及農業信箱等。[21]

農村衛生相關議題在《豐年》創刊始終被放在婦女與家庭一欄。農復會成立之初，「改善鄉村衛生」是其工作目標之一。其內容廣泛，包括：修復及增設給水系統、衛生工作網之建立、傳染病防治、環境衛生之改善、家庭計畫之推動、農村衛生教育之倡導，以及國民營養之提高等。改善鄉村衛生方面的推行方針有：加強防疫保健工作、修建現有的衛生機構、注重受補助機構主管人員之才能與信用、以撥贈藥品、器械及技術指導之方式使鄉村機構得以自助。[22]

《豐年》是為農民而設，其目的是為農民搭起一座與外界聯繫的橋梁，提高農民的見識與生活，而婦女在農村扮演重要角色，因此創設婦女家庭版，此版包含衛生知識、家庭常識、國際婦女新聞，以及操持家務所需的一切知識，其目的在使農村婦女在自己的職責內改善家庭環境與衛生。[23]

如同臺北保健館工作報告指出，戰後初期至一九五〇年代，臺灣地區的保健措施多集中於都市地區，鄉間房屋、衣服、食物、飲水等不合衛生之處仍多。如糞便與垃圾的處理、寄生蟲病防治、衛生知識的灌輸與醫藥之普及等。[24]《豐年》在一九六三年之前的衛生知識傳播，其議題多與疫病防治有關，其次為生育、節育及育兒知識。本文將以篇幅最多的疫病防治，以及與腸胃道傳染病相關的飲食衛生為例，分析現代疫病防治與飲食知識在《豐年》如何被呈現？又是透過何種機制、方式於鄉間傳播？以及訊息接收者如農村婦女的反應？

三、《豐年》與疫病知識的傳播：腸胃道型傳染病與腸內寄生蟲

法定傳染病的發生反應該地區的文化、衛生與經濟水準。戰後臺灣地區的法定傳染病係依一九四四年中華民國政府所公布的「傳染病防治條例」，將霍亂、桿菌性及阿米巴性痢疾、傷寒副傷寒、天花、流行性腦脊隨膜炎、白喉、猩紅熱、鼠疫、斑疹傷寒及回歸熱列為法定傳染病。[25]一九五二年加入狂犬病為法定傳染病。[26]一九五五年起，為防治破傷風、百日咳、小兒麻痺症、日本腦炎、瘧疾及恙蟲病等傳染病，列為應報告傳染病。[27]凡醫療院所、醫事人員發現上述各類病患，需填寫法定傳染病患報告表，通報各衛生單位。不過一九五〇年代臺灣醫療院所與醫療資源並不普及，除公立醫院外，鄉村地區的醫療資源以開業醫、衛生所為主，未具

醫師資格的「赤腳仙」也頗為常見，因此傳染病的漏報或低報情況普遍。[28]本章擬以農村較常見且與飲食衛生相關之的腸內寄生蟲，以及腸胃道型的傳染病為例，進行分析並說明之。

（一）腸胃道型傳染病：霍亂、傷寒、痢疾

霍亂為急性腸病，在一九二〇年之前是臺灣地區極為流行之傳染病，日人在疫情發生時利用海港檢疫、消毒隔離、交通管制、飲食物管制、預防注射與普及衛生知識作為主要防治方式。一九二〇年之後，已無廣泛流行。由於霍亂弧菌極易在社會經濟不佳與衛生不良的環境中傳播。[29]一九四六年當時因檢疫作業尚未完全恢復，致使霍亂從臺南開始大流行，因此自一九四六年起政府採取檢疫、消毒及預防接種，極力推行霍亂疫苗注射。[30]

一九六一、六二年間，香港、菲律賓等地流行副霍亂疫情，並於一九六二年七月傳入雲嘉地區。由於副霍亂與霍亂症狀、傳染途徑相同，世界衛生組織因此決議採取與霍亂同樣的防治措施。[31]臺灣省政府為防止疫情擴大，要求發現患者時必須將患者發現的時間、地點、病情經過及治療情形詳細記載與追蹤。同時將全臺區分為緊要區與戒備區，緊要區需進行環境衛生管制、交通管制、強制該區域居民進行疫苗接種；患者須強制接受隔離治療、病患接觸者須檢驗尿便。戒備區則是進行環境清潔大掃除，實施預防注射以及搜索可能病患。此次疫情在四十九

天內撲滅，與政府在發現病例後成立防治中心、動員國軍、醫護學生協助防治工作，使全臺有百分之九十九以上的人口接受霍亂疫苗接種有關。[32]由於臺灣霍亂多由境外傳入，因此實施檢疫、辦理預防注射、改善環境衛生、加強衛生教育仍是必要的防治措施。[33]

傷寒的病原體為沙門桿菌，被汙染的水源、飲食物、帶菌者或病患的排泄物是主要感染來源，蒼蠅為主要媒介物。[34]日治時期臺灣地區每年感染傷寒病例約上千。[35]臺灣省衛生處為防範此疫訂有傷寒防治計畫，規定醫師、醫療院所發現此疫或疑似病例須通報衛生機關，並隔離患者；並對患者排泄物、周圍環境、接觸物品進行消毒；對帶菌者進行治療；同時在每年三月實施預防注射，規定飲食業者、清涼飲料業者、旅館從業人員以及兩年內居住於傷寒流行區者，均為接種對象。由於傷寒疫苗保護力約只有七成，因此藉由衛生教育、抗生素治療、改善環境衛生，才使得傷寒在一九六二年之後逐漸受到控制。[36]

痢疾亦是一種腸道傳染病，主要的傳染途徑係因病患排泄物汙染飲食所致。在衛生條件較差地區較常發生此病，因此痢疾的控制與糞便處理、飲食消毒、食品衛生以及環境衛生之改善有關。自日治時期開始，臺灣地區每年均發生痢疾案例，由於此病與一般腸胃炎症狀相似，因此實際罹患人數較難以掌握。[37]

（二）腸內寄生蟲

寄生蟲病是由於寄生蟲侵入體內而發生的疾病，而在臺灣人體內的寄生蟲以蛔蟲、十二指腸蟲、住血吸蟲、肝吸蟲為主。寄生蟲的種類繁多，且發病的情形各不相同，有時會導致營養障礙、血液循環不良、身體衰弱及體能下降，甚至還會造成發育、營養上的嚴重問題，及誘發其他疾病而導致死亡。此外，本病好發於五、六歲至二十歲前後，發育最為旺盛的青少年時期，而妨礙青少年身心發育及導致學業成績不良等問題，有時可能終其一生都受到寄生蟲病的影響，所以寄生蟲病是影響身心相當大的疾病。

腸內寄生蟲是熱帶、亞熱帶國家相當常見的傳染病。一九二二至一九二六年間日人於各州廳所進行的衛生保健調查，糞便蟲卵總陽性率高達百分之七十八・三。[38]根據臺灣總督府警務局衛生課於一九三一年出版的《衛生調查書第十輯疾病篇（本島人）》記載，全臺幾乎都是寄生蟲流行區，在受檢者七萬四千一百零三人中，體內有寄生蟲卵者為五萬八千零二十四人，比例高達百分之七十八・三。而各州、廳的情況也各有差異，其中寄生蟲病盛行率最高的地區為澎湖廳，達百分之九十六・五，臺中州亦達到百分之九十五・九。臺中州為臺灣的重要農業區，水田率、複作率極高，農作大量仰賴施肥，尤其糞肥；但澎湖廳並非農業區，為何寄生蟲／蛔蟲罹患率最高？或許與澎湖缺乏薪柴，以牛糞（牛柴）為燃料有關。[39]日治時期醫界一直在尋找、測試各種驅蟲藥劑，需講求功效兼顧安全性，也就是副作用的考量。二十世紀初所使用的驅蟲藥包括臭樟腦（或稱石腦油精，naphthalene）、百里香酚（thymol）、山道年、海人草等。一九二〇年代以後，驅除蛔蟲最常使用山道年和海人草。[40]

在一九五〇、六〇年代的臺灣，農業仍是主要的生產方式。大部分農民仍使用未經處理的水肥作為作物肥料。這種環境條件，最適合寄生蟲的發育、繁殖和傳染。根據臺灣各種寄生蟲的傳染率，以腸內寄生蟲——土壤傳播性蠕蟲之蛔蟲、鉤蟲和蟯蟲最為普遍。[41]腸內寄生蟲病的流行與生活環境與習慣有密切關係。根據一九五二年中國農村復興聯合委員會（農復會）調查一千一百七十六農戶結果顯示，一般民眾認為當時臺灣農村醫藥衛生情形較日治時期進步。廁所設備方面，有室內便所者（百分之八）、室外便所（百分之五十三）、室內便桶（百分之五）、室外便桶（百分之二十）、使用公廁（百分之一）、全無廁所設備（百分之九）、使用其他設備或不詳者（百分之三）。該調查也顯示人畜（豬牛）同居一屋達百分之十八的比例，百分之五十八的住戶有房屋破損、漏雨情況，再加上農村屋內地面多為泥地，造成房屋極為潮濕。[42]因此常見的農村景象是屋內屋外積水、蚊蠅叢生，豬舍不符合衛生條件，糞尿未經處理，臭氣四溢，飲水設施不合乎標準。[43]校園內也類似此情況，如水質不良、水源供應不足，廁所破舊簡陋，無洗手設備。這些情況均有利於寄生蟲的傳播。當然，學童缺乏個人衛生習慣也是造成此類傳染病在學校較為流行之因。

一九五〇年，臺北市衛生局曾發現該市學童貧血嚴重且身體瘦弱，由於第二次世界大戰期間，臺北市居民曾疏散至農村，當時前往鄉村避難之幼童，至一九五〇年，逐漸進入國校就讀，因此臺北市大同區衛生所針對該區內大同、雙連、延平、大橋、大龍洞等五所國校實施寄生蟲檢查，發現罹患腸內寄生蟲比例達百分之五十七·六六，其中蛔蟲占百分之五十二·九六，是感染人數最多者。年齡層則集中於七至十歲。[44]若臺北市的感染狀況如此，不難想像該類傳染病在以農作為主的臺灣農村的嚴重程度了。

臺灣省衛生處鑑於寄生蟲對於學童的危害，於一九五六年間協同臺灣省教育廳擬定「新竹、雲林、屏東三縣寄生蟲症防治工作準則」，結果檢查出這三縣學童糞便總蟲卵陽性率達百分之七十六·八。當時所使用的驅蟲藥副作用大，不僅須空腹服藥且須配合瀉藥使用，以增強驅蟲效果，因此投藥期間需派醫師到校，以防止學童過度腹瀉造成脫水，防治極為不便。一九六一年，臺灣省衛生處商請農復會補助驅蟲藥，謝獻臣（一九二四－二〇〇〇）領軍的高雄醫學院給予技術支援，透過臺灣省政府頒訂的「寄生蟲防治示範計畫準則」，依規定向學童收取寄生蟲防治費每人一元五角，先舉辦臺北、宜蘭、彰化、臺中、高雄、花蓮等六縣與臺南、高雄二市全部國校學童鉤蟲、蛔蟲檢查及投藥工作。其檢查結果為蟲卵總陽性率百分之七十四·

五，有蛔蟲者占百分之六十六．八，鉤蟲者占百分之二十．五。[45]然而此項計畫因經費不足，僅實施一年即暫停。

由於寄生蟲病在臺灣鄉間頗為常見，因此從《豐年》第一卷即出現出現寄生蟲的報導。第一次出現在《豐年》版面的寄生蟲是蛔蟲。蛔蟲被認為是最普遍、而孩子最易感染的腸道傳染病。在此篇報導中，詳細敘述蛔蟲的生活史、淡黃色的外觀、最長的長度為一尺，有雌雄之分，生存於人體腸道下部，吸取養分。一條蛔蟲可生出兩萬個蟲卵，蟲卵與大便排出後，隨著不潔的食物、飲水再進入人體後變成成蟲。報導中將病徵詳細描述，病患通常是腹部不適、食慾降低、磨牙、失眠，成蟲過多時會互相纏繞，造成嚴重腹痛，有時從糞便排出，有時直接嘔吐。此類患者即使食量充足，體重也會減輕。如何預防該疾病也是報導重點。強調不吃未煮熟的蔬菜；飲水需煮沸；糾正小孩吸手指習慣；指甲宜短保持乾淨避免藏匿蟲卵；飯前便後應洗手；糞便應集中處理。在報導中也指出治療的方式，包含罹患蛔蟲應立即治療，以免孩童健康受影響；空腹服用「山道年」，二至三小時候再進食，如此蛔蟲吃到「山道年」，便會慢慢被毒殺，之後再服用通便藥物排出死蟲。治蛔蟲糖（寶塔糖）亦是空腹服用，可在藥房購買；「海人草」泡茶多飲無害，亦能致蟲死亡。[46]除了文字敘述，《豐年》第三卷十六期與十九期的副刊，以圖文並茂的畫刊方式，讓民眾更了解蛔蟲的形狀、生活史與臺灣農村生活環境之關係以及良好衛生習慣之重要。[47]

蛔蟲可說是鄉間最普遍且最易造成營養不良、貧血等問題的腸胃道傳染病，因此《豐年》以蛔蟲為主題的篇數明顯多於鉤蟲以及蟯蟲。[48]山道年和海人草是一九二〇年代以後最常使用的驅除蛔蟲用藥。[49]但驅蟲藥有一定毒性，因此文章一再提醒不可未經指示而擅自購買成藥，因為用量不當容易影響治療效果。[50]

另一種常見的腸道寄生蟲病是鉤蟲。在《豐年》的文章中，先陳述鉤蟲長約一公分，身體細長如線，經常附著於十二指腸的黏膜，因此又稱為十二指腸蟲，因蟲口如鉤，因此稱為鉤蟲。其侵入途徑係由皮膚表面穿入。蟲卵自患者大便排出後於潮濕的土壤中二至三天即快速發育成蟲，若此時沾附人體皮膚即可進入體內，最後到達十二指腸發育為成蟲。文章也提到鉤蟲的症狀，如初期時有輕微腹瀉、黑褐色柏油渣樣大便、倦怠無力、心悸、下腹膨大、食慾異常增進、皮膚蒼白、貧血，嚴重時甚至會心跳急速、頭暈、耳鳴以及精神抑鬱等症狀。[51]

糞便是傳染鉤蟲重要的媒介，然而人的糞尿在一九五〇、六〇年代的臺灣農村仍是人們每天習以為常之物，因此如何處理糞便或使用堆肥成為防治鉤蟲的主要議題。在《豐年》提及的鉤蟲防治注意事項包含以下：人糞尿必須做成堆肥不可直接使用新鮮糞尿作為肥料；穿鞋行走，在菜園工作必須穿膠鞋或使用鋤頭鐽子，盡量避免皮膚與土壤接觸；餐前便後工作後須洗淨雙手；蔬菜須煮熟才食用；生食之蔬果需洗淨後削皮再食用；定期檢查糞便；有鉤蟲病應請醫生治療不可亂服成藥；食物應含充分的維他命、蛋白質與鐵劑，以增加抵抗力。[52]

蟯蟲亦是孩童常見的寄生蟲病。《豐年》說明了蟯蟲的發生經過。蟯蟲的發生是由於吃了帶有蟲卵的食物所感染。蟲卵附在食物上，孩子吃到肚子後在腸內孵化，成蟲後附著於盲腸與直腸。到了夜晚爬至肛門周圍產卵，於是孩子容易出現以手指抓癢。一旦蟲體被抓破，蟲卵也散布於皮膚、手指、被褥，如此可能再傳染給其他人。因此一旦有上述現象，文中建議父母一定要帶孩子就醫，經醫師診治後確實服用驅蟲藥，而預防蟯蟲方法首先要保持身體清潔，經常修剪指甲，孩子睡後將褲口緊閉以免手抓肛門。此外，蟯蟲患者的褲子須經煮沸後再洗，且避免與他人衣物共同洗滌，以免傳染給他人。[53]

四、《豐年》與飲食衛生知識的傳播

在《豐年》常有家庭或婦女的專欄或專頁，以淺白易懂文字或圖像傳遞飲食相關知識。本章將關注《豐年》有關食物製作與保存、營養、以及飲食衛生等面向，加以說明飲食、營養與衛生等相互纏繞的複雜知識，如何在農村實踐或傳遞？進而讓農村居民可以吃得營養又衛生。

（一）食物與營養

根據游鑑明的統計，在一九五〇年代的《豐年》的婦女家庭版，與飲食相關的知識所占篇幅最多，約占兩百篇，包含食物的製作、烹調、保存、栽種、營養成分分析以及飲食衛生。[54]與疫病防治最為相關的即是食物營養與飲食衛生。在第一卷第三期的〈食物的營養成分〉一文，先陳述食物的營養價值在於讓人類達到生存。接著介紹食物所含蛋白質、碳水化合物、脂肪、礦物質、維他命等五類營養素的功用，並以圖示說明了各類食物所含的營養素。[55]當然也會更細緻地介紹單一類型的食物價值。第一卷第五期和第七期刊載的〈談談食米〉這兩篇都是介紹米的營養成分。從稻穀到糙米到白米，所含營養成分均不同，特別是白米的澱粉含量高達百分之七十，強調食物因地域與國人生活習慣有所差異，臺灣居民多以米為主食，理當認識米的營養成分。第一卷第七期的〈談談食米〉特別提到多吃米飯可以預防腳氣病。[56]隨著族群的融合以及美援引進麵粉，《豐年》也有文章介紹麵食，強調有助於改善胃病跟腳氣病，甚至教導湯麵、水餃、烙餅的製作與烹調方式，進而讓臺灣農民有機會接觸各類麵食。[57]

雖然疾病的產生可能與傳染病有關，但若身體所需的營養不夠均衡時，可能會招致營養失調進而產生疾病。第一卷第三期的〈食物的營養成分〉有簡單介紹各類食物所含的維他命成分，在第二卷第五期則是簡介維他命A、B、C、D、E的主要來源以及可預防的疾病。[58]到了〈食物與防病〉一文則大篇幅的特別介紹某些食物可以防止某種疾病產生，建議家庭主婦選購時可時常替換，以增進健康。首先是預防甲狀腺腫大、幼兒癡呆、成人魯鈍病應食用富含碘的海帶、海藻及海產食品。防止乾眼症、夜盲症、運動神經障礙，經多食富含維他命A的魚肝油、蛋黃、胡蘿蔔、番茄、菠菜、牛乳、乳油、莧菜。防止腳氣病、貧血、神經炎、肌肉乏力、口角炎、皮膚炎等病宜多食含維他命B的酵母片、肝、腎、麥胚、白菜、魚卵、蛋類、牛乳、番茄、菠菜、柑橘等，若要預防壞血病、出血、組織脆弱、貧血等可多食含維他命C的新鮮蔬果。至於軟骨症、牙齒功能不佳、喘息、關節炎、肺結核宜多食富含維他命D的魚肝油、蛋黃、酵母、菠菜、麥胚、肝、菠菜。至於小麥、麥胚、海菜、植物油、肝臟、胡麻油、香蕉、雞蛋等富含維他命E的食物，則是有助於降低婦女流產機率。該文還特別介紹幾種物美價廉營養成分高的食材，例如各種豆類可說是「植物之肉」，擁有豐富的蛋白質。番薯含豐富的維他命A，可預防夜盲症。[59]但《豐年》也提醒，有些維他命是脂溶性的，攝取過多反而有害健康。[60]

在第十三卷第十三期〈什麼叫做營養？〉一文用簡單的文字教導民眾有關「營養」的定義是：「我們日常的飲食，消化吸收需要質，不斷修補損失量，維持健康叫營養」。值得注意的是，在〈什麼叫做營養？〉此文提到除了醣類、脂肪、礦物質、維生素與蛋白質之外，特別提到「水」對於身體的重要，可調節體溫，幫助消化吸收、腺體分泌。[61]而營養不均衡，引起的疾病也以圖說的方式讓民眾一目了然。[62]

要維持飲食營養的均衡，與食物的保存、烹飪方式和料理時間息息相關。在〈廚房的經濟常識〉就教導民眾「不用蘇打烹調食物，以免維生素流失」、「菜蔬烹調不超過十五分鐘，以免維生素流失」、「食物製熟應立即趁熱進食，冷了或再熱都是不經濟」、「新鮮蔬菜要存放在涼而較濕的地方」。[63]

（二）飲食衛生

飲食衛生的面向非常廣，舉凡食物清潔、飯前洗手、食物的保存都是飲食衛生的一環，若飲食不注意衛生，可能帶來疾病，因此從第一卷第一期開始，就有與飲食衛生相關的圖像與文字。〈好習慣〉這四格漫畫裡，提到的好習慣起床後要洗臉刷牙；吃飯要細嚼慢嚥；每天洗澡並更換乾淨衣物外，也提及要在「飯前洗手」。[64]

許多的腸胃道型傳染病與昆蟲的傳播有關，但若直接引用科學性的學術論文無法引起一般讀者之興趣。在《豐年》的〈家庭常識〉就介紹蒼蠅跟疾病的關係：

人的健康和食品的量、質及衛生都有密切關係，而對於衛生與否關係更大。許多疾病的傳染是由昆蟲作為媒介的。例如，蚊之傳染瘧疾，蒼蠅之傳染霍亂、痢疾，蚤之傳染鼠疫。……一只蒼蠅飛落在食品上，可能直接帶入不可數計的病菌，所以除了不讓牠接觸到所有的食物外，還要積極地消滅牠。[65]

要如何去除容易傳染疾病的蒼蠅呢？使用蒼蠅拍來拍打蒼蠅即是其中一種辦法。在〈拍蒼蠅〉這幅插圖豬使用歌謠來教導兒童撲滅蒼蠅，提到蒼蠅腳上帶有細菌「我們吃東西牠就搶著啃，散布傳染病，真是害人精」，需要齊心一起努力拍蒼蠅。[66]

另一種常見的家庭害蟲是蟑螂。放置食物的櫥櫃、米缸、灶，或是廚房，旨意有食物的地方可常見蟑螂蹤跡，牠也可能傳染疾病。在第一卷第二期介紹撲滅蟑螂的辦法，強調蟑螂喜歡潛伏在潮濕黑暗的地方，因此菜櫥、油瓶、碗盤、食物、未食用完畢的剩菜都要謹慎處理，必須加蓋保持清潔。同時也介紹捕捉蟑螂的辦法。[67]

除了文字敘述，以漫畫形式傳遞飲食衛生知識在一九五〇年代的《豐年》也頗為常見。例如，〈清潔的故事〉這六格漫畫有幾個小朋友一起清潔垃圾與雜草，在陰暗水溝放消毒水，打掃廚房噴ＤＤＴ，強調吃飯沒蒼蠅、乘涼沒蚊子。其中「打掃廚房噴ＤＤＴ，吃飯沒蒼蠅」都直接與飲食衛生有關。[68]〈衛生的故事〉也是文字說明搭配六格漫畫。文字說明如下：

去年我兄弟二人，因為很輕微的疏忽，吃了不清潔的西瓜，回家時，肚子便痛起來，大吐大瀉了好幾天。母親怕我們害了傳染病，立刻送到醫院去，經過醫生的檢查及診治、打針、服藥，過了幾天才好，大概是吃了不衛生的東西。你們看，多麼危險啊！[69]

在一九五〇年代常見水果攤販將西瓜切片後直接販賣，不若現在使用保鮮膜覆蓋，因此容易吸引蒼蠅、螞蟻等蚊蟲，天氣炎熱易滋生細菌發酸發臭。此類的訊息在提醒夏天吃瓜果類時須注意清潔衛生。

臺灣地處熱帶與亞熱帶，夏天炎熱，冰涼的飲品、冰品在夏天有極大的市場需求。常見的景象是攤商或小販向製冰業者購買冰塊製成刨冰等冰品，或是將水果放入冰塊水中冰鎮加以販賣。在〈小玫不喝冰水了〉文章中，主角小玫是為貪嘴的小女生，一放學就到學校旁的冰攤買冰水，在炎熱夏日喝著一杯杯的冰水，似乎讓身上熱氣煙消雲散。回到家後的小玫開始腹痛躺臥在床上呻吟。姐姐生氣的說：

我每天勸告她，她說口很渴，沒辦法，叫她帶水壺，她又懶惰不肯帶，學校門口那個小冰販，冰箱髒得要命，蒼蠅飛來飛去，有的竟掉進冰中；還有一次，冰水快要賣完了，他就騎著車子走開，後來我發現他去商店買一包糖，放進冰箱中，然後又去小溪邊，把骯髒的溪水放進去，溪水與原來的冰水一攪拌，就又變成了冰水，於是再到校門口去賣，仍然利市百倍，一售而光，吃了這種髒水，肚子不痛才怪哩！[70]

不潔的冰品易引發腸胃炎、下痢，嚴重者可能帶來霍亂、痢疾等腸胃道的傳染病。在上述的故事中，小玫是罹患常見的腸胃炎，但在《豐年》不乏介紹消化道急性傳染病之短文。例如在〈夏令衛生——淺談三種消化道急性傳染病〉就介紹了霍亂、傷寒與痢疾，並直指這三類傳染病的病原體都存在病患的糞便中，一旦食物、蔬果、水源受汙染，有蒼蠅或手部的接觸，即會感染這三種傳染病。[71]文中不斷提醒民眾須接受預防注射外，平時需注意飲食衛生，不要生食，食物必須煮熟；更不能飲用生水，當然也要注意環境衛生，才能預防消化道型的傳染病。[72]若想食用冰品，《豐年》提到最好不要在外食用，可在家自製枝仔冰或冷開水。[73]

另一種吃到不乾淨食物的原因可能是來自食物中毒。〈阿根怎麼會吃壞的？〉就描述阿根家裡舉辦壽宴，剩菜吃不完，變成隔天的便當菜，阿根在學校吃了便當後，下午便肚子痛且腹瀉不止。經醫師診治後，發現是便當出了問題導致食物中毒造成腹痛與腹瀉。醫師最後提醒阿根的媽媽，「不要太愛惜夏天的剩餘食物」，否則容易因小失大，引起食物中毒。[74]

《豐年》也為文特別指出有時年幼孩子會生病，是因家中成人不注重飲食衛生的結果。常見的有家庭主婦先在自己口中嚼碎食物後，再將口中的食物餵給孩子；或是以手指去試探食物的溫度；或將掉到地上的食物撿起，吹一吹之後又送到孩子的口中；或是以手指逗弄孩子的臉或口；或與孩子親嘴，這些都是與孩子的飲食衛生有關，但也是日常生活中較容易忽略之處。[75]

根據臺灣省衛生試驗所在一九五〇年代的統計，結果在所檢驗的農產品、飲料、調味料、畜產品、水產品、糖果，有超過六成以上含有有害色素、防腐劑、糖精或細菌，進而提醒民眾可參照《豐年》提供的食物保存或製作方法，方能兼顧營養與衛生。[76]

五、《豐年》的疫病與飲食衛生知識的敘事模式

《豐年》創刊的目的是以淺白的文字，突破語言的限制，對農村人民推廣新知。一九五〇、六〇年代臺灣農村對外取得資訊的機會不多，《豐年》因此多請專家學者提供飲食、衛

生、疫病相關知識。此類的文章幾乎都刊登在「家庭」版。[77]據統計，自一九五一年至一九六三年的衛生類文章多為半頁，內容仔細深入，其篇數在「家庭」版中，占最大多數。其次是食品製作；再者為家事處理。[78]為了讓教育程度不高的農友或農村婦女能接受新知，可以概略將《豐年》的疫病與飲食衛生知識的傳播與敘事模式分述如下。

（一）故事性的敘述策略

《豐年》的飲食衛生類與營養類文章多具故事性，從生活中的小故事說起，文章的主角多為兩至三個人，最常出現的角色有小學生、家庭主婦、老婆婆、醫生與護士的角色。這類故事非常貼近生活，主角的名字具十足的鄉土味。例如一九六二年臺灣出現副霍亂流行，圖6-1就是從霍亂的病菌、傳染說談起，由一位看似專家角色者來說明要注意飲食衛生，若罹患霍亂須隔離，以免傳染給他人。圖中的主角阿丙個性頑固，吃東西又不小心，一日內腹瀉數次還自認為非常「勇健」。結果阿丙得到了霍亂，不久就往生了。反觀阿丙的朋友阿明做人正經，日常起居、飲食與衛生都很注意，霍亂流行間都有按時接受預防接種，因此全家都平安無事。[79]

〈開明的王家阿婆〉是「衛生故事」專欄的系列故事。以「衛生的目的是生活的享受」小主題為例，文中提到王家阿婆是家中的中心人物，晚餐後全家一起聽收音機播放的衛生常識，

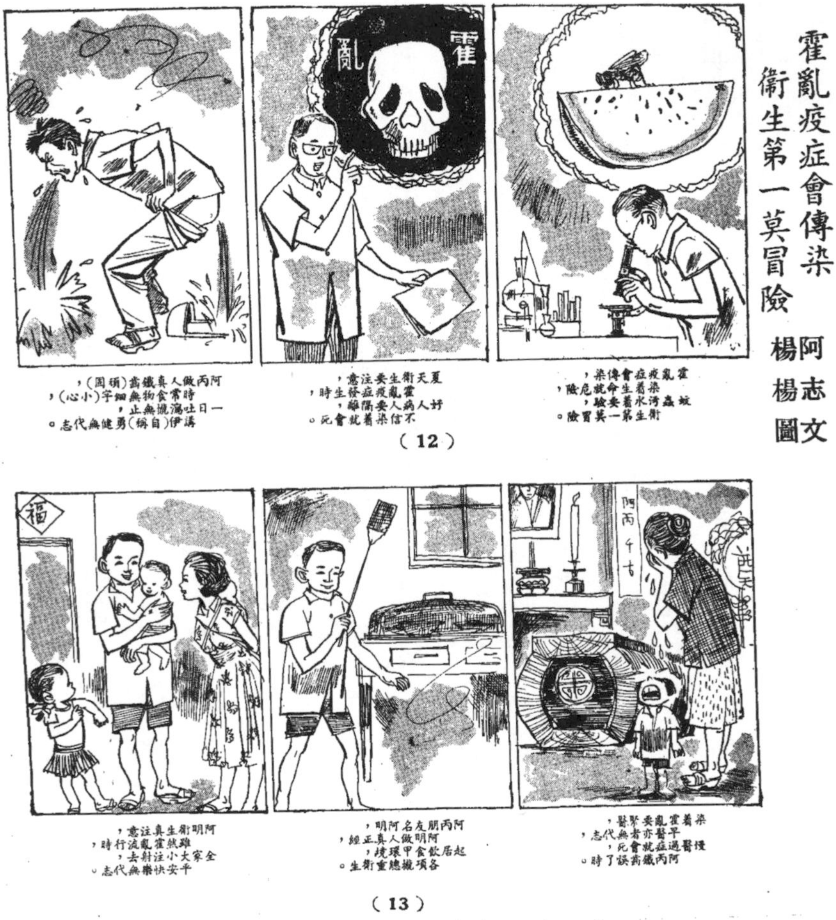

圖 6-1 「霍亂疫症會傳染　衛生第一莫冒險」。

資料來源：阿志、楊楊，〈霍亂疫症會傳染　衛生第一莫冒險〉，《豐年》12：15（1962），頁 12-13。

廣播的主題是病從口入的腸胃道傳染病的預防，除了用ＤＤＴ撲滅蚊蟲，也要注意保護食物不被汙染。小故事運用了農村常見的日常生活樣態——收聽廣播節目以及掌握家中大權的阿婆，來傳達衛生常識。[80]

故事性的情節搭配漫畫的敘事模式，非常符合農村實際生活情境。在第十三卷第十二期〈飲食衛生著注意　勇健快樂過日子〉（見圖6-2）即是將臺語白化文字呈現，提醒民眾在夏天炎熱時注意孩子勿亂吃零食，口渴亂買路邊的枝仔冰（冰棒）、冰水和西瓜來吃。因為路邊攤上的戶神（蒼蠅）多到趕不完，細菌傳染看不見，吃了容易生病、腹痛。此則漫畫也提到，若發現病人要趕快通知衛生院，趕緊入院醫治不能遲疑。基於霍亂防治，也提醒民眾要接受預防注射，若注意飲食，才能強健過快樂的日子。[81]

（二）塑造新母職

從疫病與飲食知識的傳播可以觀察該類的文章主旨在協助婦女經營成功的家庭生活，成為稱職的主婦。根據蔡怡貞的統計，在一九五〇、六〇年代的《豐年》家庭版，大概有以下類型的文章。第一類是有關女性角色、定位、傑出女性介紹、家庭經營與婚姻制度；第二類是食品製作與服裝縫製；第三類是家事處理；第四類是衛生、疾病、節制生育、食品營養與婦女美

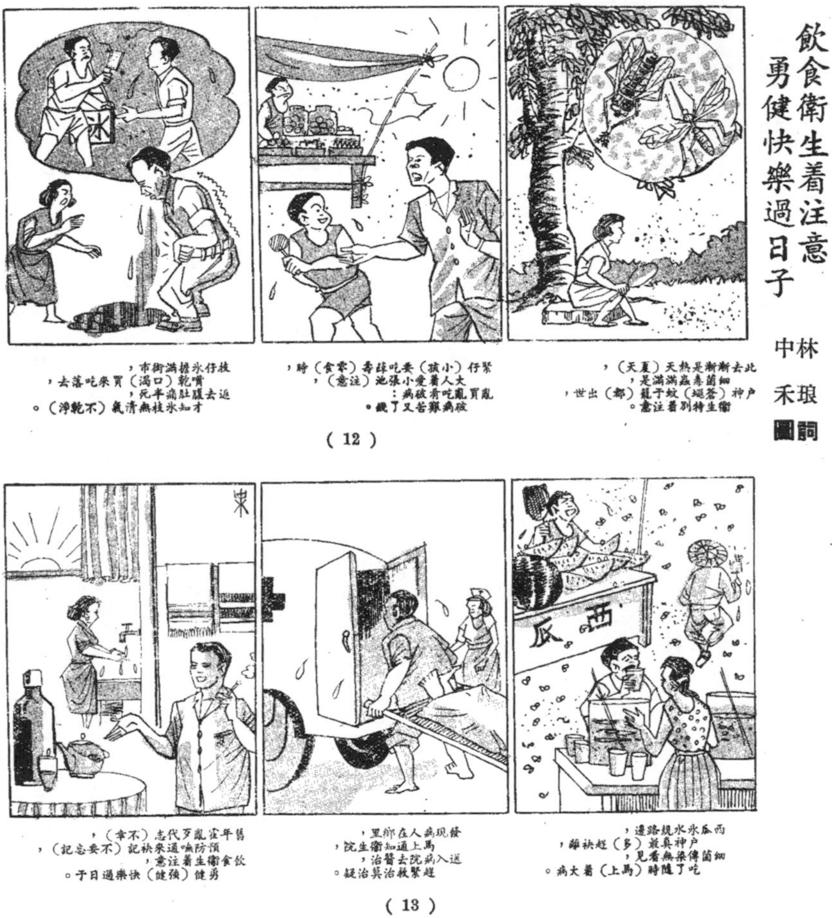

圖 6-2 「飲食衛生著注意　勇健快樂過日子」。

資料來源：林琅、中禾，〈飲食衛生著注意　勇健快樂過日子〉，《豐年》13：12（1963），頁 12-13。

容等相關知識；第五類教養子女、第六類則是民俗風情、照相技巧、法律新知等新知識與新觀念。[82]雖然有臺灣省婦女會理事長李緞撰文，鼓勵婦女要爭取平等地位、集會進修，增加智識使生活更為美滿之同時，也需要重視子女教育，改善家庭衛生。[83]但是一九五〇、六〇年代的《豐年》所呈現的農村婦女典範仍是傳統的「賢妻良母」。一位成功的農村婦女，不僅需要參與田間工作，且不能忽略居家環境清潔與照顧家庭成員的衛生知識。特別是如何照顧幼童，更是主婦的首要責任。在〈漫談主婦的責任〉一文，對於主婦有明確的說明：

> 我們的主婦，在丈夫的口裡是被稱作「內人」，就是說「她是內部的負責人」，又有一句名言：「男正乎外，女正乎內」，更明白規範她的「地位」，假如拿分層負責來解釋，那麼主婦就是家庭的最高事務官。……把一切家庭事務處理得合於標準的要求，便盡到了她的責任。[84]

除了關注食、衣、住之外，主婦的責任還要注重教育，掌握家庭開銷避免浪費，對外則須能與親友和睦相處，增進情誼使自己與他人快樂，可見得家庭主婦必須內外兼備方能稱職。

曾有《豐年》的編著者參訪臺中縣農村，對於某位農婦的機智表現印象深刻，寫了〈回憶一個成功的農婦〉這篇文章。文中陳述一個炎熱的太陽底下，農婦與家人在田裡辛勤工作，孩子在大樹下安靜熟睡，農婦用三枝簡單竹竿做成支架，掛起蚊帳避免孩子被蚊子叮咬。見到陌生訪客的到來，農婦抱起孩子邀請訪客到家裡休息。這位訪客見到廚房的家具雖然不新穎，但陳設整齊，灶面異常的乾淨，灶邊與地面也都一塵不染。訪客（該文編著者）帶著驚訝的語氣詢問農婦，農婦回應「很簡單，這個是我們村莊裡人人都曉得和做得到的，只常用木炭灰和水洗洗吧。」作者特別提到這位農婦雖然沒有高深的學識，但處理家務能力很強，知道為熟睡的孩子掛蚊帳，訓練孩子養成清潔習慣，注意飲用沸水並維持廚房的環境清潔，避免疾病發生。[85]

養兒育女被認為是農村婦女的責任之一。《豐年》提供許多育兒的知識，例如在三個月大至一歲以內的嬰兒，該如何依照年齡提供不同分量的果汁或補充維他命；[86]如何哺餵母乳；[87]餵乳時要注意的事項。[88]家庭主婦不只育兒也需關照全家的飲食，如何讓家人吃得營養，是現代主婦的職責。在第四卷第三、四、五期連載的〈主婦們購備食物時應有的營養常識〉明確告訴讀者，食物除了水之外，共分成六大類，這六大類所含營養成分不同，日常生活中需適當調配這六大類食物，均衡的飲食才能讓人們「感覺愉快、工作勝任、生活有趣」，主婦在採購與準備餐點時應依循營養常識的指引，方能提供完整的營養。[89]

（三）傳遞現代衛生與營養知識

具有中美合作色彩的《豐年》，其創刊目的是將現代知識傳遞給農民。就《豐年》所刊載文章觀之，都是以西方觀點下的衛生、營養、飲食相關知識。在描述疾病時，從疾病的病因、症狀、如何照護、預防、治療等都是傳播當時最新的西醫醫療衛生知識。[90]《豐年》並未出現任何有關支持中醫或中藥治療的文章，飲食與營養知識也是西方知識脈絡下的產物。在談論食物時，未曾出現民間或中醫常提到的食物熱、溫、平、涼、寒屬性。如油炸、辣味被認為是熱性食物。瓜類被認為是涼或寒性食物。[91]《豐年》的內容也常將臺灣民間習俗視為落伍，特別是臺灣農村仍存在收驚、求神問卜的治病習慣，因此強調上述是不文明的行為，一旦生病必須求醫，不要問神或找不合格的醫護人員，以免延誤病情危及生命。例如〈迷信殺人〉提到：「某一農民獨子生病，不請醫生延治而到廟內拜拜，抽籤化為紙灰與開水吞下，這樣幾天後病狀不但沒有進步，而病勢沉重……」[92]

〈迷信實在真害人，有病收魂無彩工〉的主角是小朋友阿毛，他參加喜宴，大吃大喝，回到家後發燒全身軟趴趴只能躺在床上，外婆認為阿毛是被炮仔聲嚇到了，因此自己幫阿毛收驚，日復一日未見病情有起色。阿毛姑姑見狀後，帶著阿毛去看醫生，醫師判斷是腸胃炎，打針服藥後慢慢痊癒。本則故事搭配漫畫，帶著臺語文的文字，草根味十足，傳達的是迷信行為不可取，過於執著可能有害身心健康。[93]

如何顧及營養的均衡，是《豐年》家庭版常出現的小文章。除了前述，出現在《豐年》有關食物營養成分的介紹，以及將食物分成五大類之外，也會出現介紹單一類型文章，例如麵粉、雞蛋、雞肉的營養成分，甚至介紹相關的料理方式。[94]

（四）塑造現代醫護人員的專家角色

如同前述《豐年》在傳播營養或衛生知識時，主要係以西方的醫療衛生與營養知識為主體。因此對於民俗醫療行為或中醫幾乎採取負面的態度。綜觀所有文章，都是呼籲生病時要請醫生診治，切勿自行服藥。這些文章的醫護人員常以專家、指導者角色，介紹醫學新知、解釋病因、傳染途徑、治療以及預防方式。例如訪問臺灣大學醫學院寄生蟲病科主任，由主任親自向記者解說各種腸寄生蟲生活史、傳染方式、預防與治療方法。[95]在〈自製食品最衛生〉一文則是以臺灣省食品衛生試驗所的食品檢測結果，說明食品內有害的添加物。這些有害的添加物出現在農產品、飲料、調味品、畜產品、水產食品以及糖果類之中。這些添加物包含對人體有害的色素、防腐劑、糖精或細菌，或者因為存放日久而滋生傳染病的細菌。此文主要是透過臺灣省食品衛生試驗所的食品檢測結果，教導民眾自行在家製作食品、飲品或點心，目的在確保飲食衛生之餘也兼顧營養。[96]

《豐年》出現的醫師是以專家或醫治者的角色。例如在〈衛生的故事〉就提到有兩兄弟，因為輕忽吃了在路邊隨意購買且不清潔的西瓜，回到家之後便大吐大瀉好幾天。他們的母親立刻送他們去醫院，經醫師診治，打針服藥後，醫師囑咐不要吃路邊的冰涼食品，回家休息後才恢復健康。從這一則故事，可以看出醫師診治病患同時也提供飲食衛生相關知識。[97]而類似的故事與醫師角色也出現在〈小玫不喝冰水了〉、[98]〈阿根怎麼會吃壞的？〉。[99]

〈有好的營養才有好的身體〉則是敘述某國校邀請公共衛生護士蔡美麗小姐到校視察。她發現該國校內的有許多學童都面黃肌瘦，她調查發現是因為家庭生活與飲食習慣所造成。她開始對學童解說營養不良的原因以及食物的分類，同時教導學童認識食物的成分。該則故事最後指出「日久之後，該地區的患病學童逐漸減少，學童都精神飽滿，各個長得高大健壯活潑又可愛」。[100]

《豐年》在衛生、飲食、疫病知識傳播文章中，強調不亂服成藥或濫用抗生素。[101]但《豐年》有許多醫藥廣告，例如金十字胃腸藥、[102]抗生素眼藥膏、[103]無爾保麻胃、[104]療肺散、[105]與腳濕靈[106]等藥物廣告，雖然這些藥物廣告可被視為是介紹新知或新產品，但與《豐年》宣導勿濫服成藥的說法似乎相互矛盾。農村民眾恐怕因農村地區醫療資源較匱乏，看病需高額費用，進而可參照《豐年》的藥物廣告，自行採購服用。

六、結語

如同前言所提及，本文以《豐年》為分析文本，探究政府或專家如何透過該文本傳遞腸胃道型疫病、營養與飲食衛生的知識。換言之，本文的問題意識是在「生物醫學」和「醫療健康」為核心的飲食、衛生知識之下，一九五〇至一九六〇年代初期的臺灣農村社會究竟是如何形成、建構、傳播和流動？由於一般民眾並非現代醫療知識的主要生產者，其相關知識來源勢必經由媒體的傳播。傳播該類知識的媒體大致可分成口頭，例如學校教師的教學、在醫療健康領域中醫師的口頭說明；文字，例如專家或政府相關單位為民眾介紹衛生或營養知識的各種文本；圖像和影像，例如圖片、照片、電視節目、錄影帶、光碟等；實體如標本、實體模型、工具、器材等。在一九五〇年代的臺灣農村社會，民眾獲得知識的管道，除了學校教育、廣播之外，《豐年》也扮演重要的角色。

雖然在本文經常使用「傳播」一詞，但從前文的分析可以察覺本文重視專家或政府與臺灣農村民眾之間雙向的「溝通」與「互動」。一九五〇年代臺灣農村民眾雖然在專家與政府眼中可能欠缺現代衛生、營養相關知識，但臺灣農村居民有可能受到自己的生活環境和文化傳統的影響，以特定的方式來理解這些衛生與營養知識，而政府或專家為了能讓民眾理解，也可能必須將專門知識詮釋（interpretation）、轉化（translation）、或重塑（reshaping），才能達到其目的。在一九五〇年代臺灣農村婦女的識字率不高，利用插圖、漫畫等方式，可以讓識字率不高的農村婦女較易理解宣傳的重點。

無論是飲食、營養或疫病知識，《豐年》的文字敘述或插圖幾乎都與農村民眾的生活密切連結。從病源的介紹、預防與治療、個人衛生、飲食衛生到廚房環境的維護，都是設定以婦幼為主要的閱讀群眾，因此具有濃厚的教育意義，而提供這些訊息的除了有《豐年》的編者群之外，也包含了來自醫療領域的醫師或護理人員，如此才能確保知識傳遞之正確性與專業性。

為了讓民眾吃得營養又兼顧衛生，《豐年》除了提供西方營養學知識，介紹食物的成分，同時也提供食譜，讓婦女可以參照製作食物，除了一般的家常菜，還有請外省籍女性提供外省菜食譜或如何完整利用食材。例如西瓜除了果內可食之外，白色果皮的部分可以醃製成醬菜。在一九五〇年代，因美援而使得麵粉在臺灣成為常見的食材。各類麵食或麵粉製品，也會出現在《豐年》的文本中，呈現出飲食文化的交流。在育兒方面，母親必須學會餵奶、準備副食品、疾病照護等技巧，也需要了解各類食物與母奶的營養價值，並改進烹調方法，以滿足家人的飲食需求，上述技巧和知識也在《豐年》之中傳遞。

維持住家環境清潔與注意飲食衛生避免生病，是《豐年》傳遞給農村民眾的重要訊息。從認識病源、防治與照護，還要訓練家中兒童養成良好衛生與飲食習慣，這些知識都是來自生物醫學的觀點，民間習俗被視為落伍的治病行為。因此，《豐年》傳遞西方醫療知識，塑造醫護人員的專家形象，同時也隱含了「賢妻良母」與「科學母職」的圖像。不過，這些知識並非單向的傳遞，乃是透過農村實況，以親近民眾的敘述方式進行，而接受讀者投書的行徑讓這些知識的交流呈現更多元的面貌。

註釋

1 本文係科技部專題研究計畫「流動在專家與民眾之間的科學文字：臺灣生物醫學和醫療健康普及文本的知識建構與傳播——威權文化下的衛生知識傳遞：以小兒預防接種和《豐年雜誌》為例，一九四五－一九八〇」（NSC102-2511-S-182-002-MY2）以及長庚醫學研究計畫 BMRP961 研究成果。初稿曾發表於 "Asia-Pacific Science, Technology and Society Network–Biennial Conference 2015"，二〇一五年十月一日至二〇一五年十月四日，高雄。

2 蔣夢麟，〈談臺灣農業推廣教育〉，《豐年》七卷十四期（一九五七），頁三。

3 劉士永，〈「清潔」、「衛生」與「保健」：日治時期臺灣社會公共衛生觀念之轉變〉，《臺灣史研究》八卷一期（二〇〇一），頁四一－八八。一九二〇年代臺灣文化協會也以講演會方式進行衛生知識宣導。至一九三〇年代後期，因殖民政策轉變，此類活動逐漸消失。

4 《衛生處施政報告》，《臺灣省政府施政報告》（臺中：臺灣省政府秘書處，一九六一），頁一三三、一四五。

5 《臺灣省政府各縣市區鄉鎮衛生所組織規程》，《臺灣省政府公報》，一九四八年秋字第六十二期，頁七三二。

6 臺北市政府衛生局編，《臺北市社區衛生調查報告》（臺北：臺北市政府衛生局，一九七四），頁四九－五一；呂昌明，〈衛生所利用者對衛生教育單張、小冊的評價〉，《衛生教育論文集刊》三（一九八九），頁六一－七三。

7 農復會設立之法源為一九四八年美國援外法案及中美兩國之換文。《中國農村復興聯合委員會工作報告》第一期（一九四八年十月一日至一九五〇年二月十五日），頁一－二；許世鉅，〈農復會及其在臺灣之鄉村衛生〉《臺灣醫藥衛生總覽》（臺北：醫藥新聞社，一九七二），頁五四。

8 張憲秋，〈政府撥遷臺灣前中國農業改進之重要階段〉，《中華農學會成立七十週年紀念專集》（臺北：中華農學會，一九八六），頁五三－五四。

9 王文裕，〈《豐年》雜誌與臺灣戰後初期的農業推廣（一九五一－一九五四）〉，《高雄師大學報人文與藝術類》三十（二〇一一），頁一－二二。

10 蔡怡貞，〈《豐年》雜誌家庭版的家庭經營與婦女新知之分析〉（高雄：高雄師範大學臺灣歷史文化與語言研究所碩士論文，二〇一二）。

11 游鑑明，〈從《豐年》的家政圖像看戰後臺灣家庭生活的建構〉，收於李達嘉主編，《近代史釋論：多元思考與探索》（臺北：東華書局，二〇一七），頁四七三－五二四。

12 黃建業總編輯，《跨世紀臺灣電影實錄一八九八－二〇〇〇》（臺北：國家電影資料館，二〇〇五），頁一九一。

13 三澤真美惠著、蓋曉星譯，〈美國新聞總署和臺灣「自由」電影陣營的形成〉，收入貴志俊彥、土屋由香、林鴻亦編《美國在亞洲的文化冷戰》（臺北：稻鄉，二〇一二），頁九六－九七。

14 林鴻亦，〈美元下的臺灣廣播產業與國民黨政府的對外宣傳〉，收入《美國在亞洲的文化冷戰》，頁一四二－一四三。

15 黃俊傑，《農復會與臺灣經驗》（臺北：三民書局，一九九一），頁一二五；安德生（W. A. Anderson）著，夏之驊、蔡文希、龔弼譯，《臺灣之農會》（臺北：中國農業復興委員會，一九五一），頁二五。

16 蔣夢麟，〈發刊詞〉，《豐年》一卷一期（一九五一），頁二。

17 〈Fortnightly Activity〉，NO.75（一九五一年六月二十七日至七月十日），《Activity Reports》，農復會檔案，臺北：國史館史料處藏，檔號：313/429。

18 〈Fortnightly Activity〉，NO.75（一九五一年六月二十七日至七月十日），《Activity Reports》，農復會檔案，臺北：國史館史料處藏，檔號：313/429；安德生著，《臺灣之農會》，頁二六。

19 〈Weekly Activity Report〉（一九五二年七月二十七日至八月二日），《Activity Reports》，農復會檔案，臺北：國史館史料處藏，檔號：313/429；〈Weekly Activity Report〉（一九五二年十一月十日至十一月十六日），《Activity Reports》，農復會檔案，臺北：國史館史料處藏，檔號：313/429。

20 鍾博，〈豐年雜誌命名由來及其發展〉，《傳記文學》六十四卷五期（一九九四），頁七九－八一。

21 王文裕，〈《豐年》雜誌與臺灣戰後初期的農業推廣（一九五一－一九五四）〉，頁一－二二。

22 《中國農村復興聯合委員會工作報告》第一期，頁五三－五四。

23 不著撰者，〈給女同胞們的信〉，《豐年》一卷一期（一九五一），頁八。

24 臺灣省臺北保健館編，《臺灣省臺北保健館工作報告》（臺北：臺灣省臺北保健館，一九五九年），頁九。

25 〈國民政府令傳染病防治條例〉，一九四四年十二月六日國民政府公布，《國民政府公報》渝字第柒叁肆號（南京：國民政府文官處，一九四四年十二月九日），頁一－三。

26 〈臺灣省政府令〉，（四一）府衛一字第一二三三號，《臺灣省政府公報》一九五二年秋字（七三）（臺北：臺灣省政府，一九五二年九月二十三日），頁九四二。

27 〈臺灣省政府令函〉，肆肆府衛一字第二一○八號，《臺灣省政府公報》一九五五年春字（四八）（臺北：臺灣省政府，一九五五年三月四日），頁五五九－五六○；〈臺灣省政府令函〉，肆肆府衛一字第七二八四號，《臺灣省政府公報》一九五五年秋字（一一）（臺北：臺灣省政府，一九五五年七月十三日），頁一五五；〈臺灣省政府令函〉，肆肆府衛一字第一三五一○號，《臺灣省政府公報》一九五五年冬字（六六）（臺北：臺灣省政府，一九五五年十二月二十日），頁七○三。

28 蔡淑芬、趙秀琳、吳聰能，〈臺灣地區法定及應報告傳染病監測系統之沿革〉，《公共衛生》二十二卷四期（一九九六），頁二七五－二七六。

29 有關日治時期霍亂的防治舉措可參閱魏嘉弘，《日治時期臺灣「亞洲型霍亂」研究（一八九五－一九四五）》（臺北：政大出版社，二〇一七）。

30 陳淑芬，《戰後之疫：臺灣的公共衛生問題與建制》（臺北：稻鄉，二〇〇〇）；許峰源，〈戰後臺灣霍亂的防治（一九四五－一九四七）〉，《檔案半年刊》十七卷一期（二〇一八），頁四〇－五五。

31 《衛生保健》（臺中：臺灣省政府新聞處，一九七二），頁一九。

32 陳喻掄，〈一九六二年臺灣副霍亂大流行之研究〉（臺北：國立臺灣師範大學臺灣史研究所碩士論文，二〇一三年），頁四四－六二。

33 許培元，〈致敵剋果園堵霍亂〉，《臺灣衛生》六十七期（一九七二），頁一〇－一一。

34 楊炳炘，《人類傳染病防治手冊》（臺北：合記，一九九二），頁三四二－三四五。

35 臺灣省行政長官公署統計室編，《臺灣省五十一年來統計提要》（臺北：臺灣省行政長官公署，一九四六），頁一二七二。

36 行政院衛生署編，《臺灣地區公共衛生發展史（一）》（臺北：行政院衛生署，一九九五），頁三九三－三九五。

37 行政院衛生署編，《臺灣地區公共衛生發展史》，頁一八六－一八七。

38 石曜堂，〈臺灣省腸內寄生蟲防治工作回顧〉，收入財團法人中華民國寄生蟲防治會編，《二十週年特刊：歷年學童寄生蟲檢查統計分析》（臺北：財團法人中華民國寄生蟲防治會，一九九七），頁四〇。

39 臺灣總督府警務局衛生課，《衛生調查書第十輯疾病篇（本島人）》（臺北：臺灣總督府，一九三一），頁四二－四九。

40 張素玢，〈蟲蟲戰爭：海人草與臺灣寄生蟲防治（一九二一－一九四五）〉，收入范燕秋編，《多元鑲嵌與創造轉化：臺灣公共衛生百年史》（臺北：遠流，二〇一一），頁一二九—一七六。

41 胡惠德，〈財團法人中華民國寄生蟲防治會成立的背景〉，收入財團法人中華民國寄生蟲防治會編，《財團法人中華民國寄生蟲防治會成立十週年紀念特刊》（臺北：財團法人中華民國寄生蟲防治會，一九八五），頁一一—一二。

42 雷伯爾，《臺灣目前之農村問題與其將來之展望》（臺北：中國農村復興聯合委員會，一九五四），頁一九五—一九六。

43 黃朝松，〈宜蘭縣五結鄉舊街村環境衛生示範區改善成果簡介〉，《衛生雜誌》十七卷一期（一九六〇），頁三九。

44 王志義，〈我們的第二代〉，《衛生雜誌》二卷一期（一九五〇），頁一四—一五。

45 石曜堂，〈臺灣省腸內寄生蟲防治工作回顧〉，頁四〇。

46 不著撰者，〈醫療常識——寄生蛔蟲〉，《豐年》一卷七期（一九五一），頁九。

47 不著撰者，〈蛔蟲〉，《豐年》三卷十六期（一九五三），頁一〇；不著撰者，〈豐年畫報——蛔蟲〉，《豐年》三卷十九期（一九五三），頁一三。

48 老松，〈開明的王家阿婆——驅除你肚裡的蛔蟲〉，《豐年》六卷六期（一九五六），頁二一；存撰，〈注意蛔蟲與驅蟲藥〉，《豐年》六卷二十四期（一九五六），頁二〇。

49 張素玢，〈蟲蟲戰爭：海人草與臺灣寄生蟲防治（一九二一—一九四五）〉，《多元鑲嵌與創造轉化：臺灣公共衛生百年史》，頁一二九—一七六。

50 存撰，〈注意蛔蟲與驅蟲藥〉，《豐年》六卷二十四期（一九五六），頁二〇；人文，〈驅除蛔蟲保健康〉，《豐年》十二卷二十三期（一九六二），頁三二。
51 存撰，〈農村流行的鉤蟲病〉，《豐年》七卷一期（一九五七），頁二〇。
52 高唐，〈腸內的吸血鬼——鉤蟲〉，《豐年》八卷十期（一九五八），頁一九。
53 康群，〈可惡的蟯蟲〉，《豐年》十卷十六期（一九六〇），頁二八。
54 游鑑明，〈從《豐年》的家政圖像看戰後臺灣家庭生活的建構〉，頁四八三。
55 不著撰者，〈食物的營養成分〉，《豐年》一卷三期（一九五一），頁一一。
56 不著撰者，〈談談食米〉，《豐年》一卷五期（一九五一），頁九；不著撰者，〈談談食米〉，《豐年》一卷七期（一九五一），頁九。
57 不著撰者，〈麵粉的幾種家常食法〉，《豐年》三卷九期（一九五三），頁一〇；劉志偉，〈國際農糧體制與國民飲食：戰後臺灣麵食的政治經濟學〉，《中國飲食文化》七卷一期（二〇一一），頁九－一九。
58 不著撰者，〈維他命簡介〉，《豐年》二卷五期（一九五二），頁九。
59 榮健，〈食物與防病〉，《豐年》五卷十二期（一九五五），頁二五。
60 義盛，〈亂吃維他命有害健康〉，《豐年》十三卷十九期（一九六二），頁三一。
61 不著撰者，〈什麼叫做營養？〉，《豐年》十三卷十三期（一九六二），頁二九。
62 不著撰者，〈營養不適當引起的疾病〉，《豐年》十三卷二十一期（一九六二），頁三〇。
63 不著撰者，〈廚房的經濟常識〉，《豐年》三卷十一期（一九五三），頁一〇。
64 不著撰者，〈好習慣〉，《豐年》一卷一期（一九五一），頁九。
65 不著撰者，〈家庭常識：蒼蠅〉，《豐年》一卷一期（一九五一），頁八。

66 不著撰者，〈拍蒼蠅〉，《豐年》三卷十二期（一九五三），頁一一。
67 不著撰者，〈家庭常識：蟑螂〉，《豐年》一卷二期（一九五一），頁九。
68 不著撰者，〈清潔的故事〉，《豐年》一卷二期（一九五一），頁一〇。
69 不著撰者，〈衛生的故事〉，《豐年》一卷三期（一九五一），頁一三。
70 黃志良，〈小玫不喝冰水了〉，《豐年》七卷十二期（一九五七），頁二二。
71 徐遐，〈夏令衛生——淺談三種消化道急性傳染病〉，《豐年》四卷十四期（一九五四），頁二四。
72 不著撰者，〈醫療常識——霍亂〉，《豐年》二卷十五期（一九五二），頁一〇；不著撰者，〈霍亂很可怕〉，《豐年》八卷十三期（一九五八），頁一一；毅振，〈夏季最易患的傳染病：赤痢〉，《豐年》十卷十二期（一九六〇），頁二六；陳學曾，〈注意飲食防下痢〉，《豐年》十一卷十五期（一九六一），頁三〇；學曾，〈注意飲食慎防霍亂〉，《豐年》十二卷十五期（一九六二），頁三二；不著撰者，〈霍亂是怎樣傳染的〉，《豐年》十三卷十五期（一九六三），頁三一。
73 阿玉，〈熱天冷飲要注意〉，《豐年》十卷九期（一九六〇），頁二七。
74 信者，〈阿根怎麼會吃壞的？〉，《豐年》八卷十四期（一九五八），頁二三。
75 毅振，〈注意飲食衛生〉，《豐年》八卷二十三期（一九五八），頁二〇。
76 盧仿，〈自製的食品最衛生〉，《豐年》十卷十五期（一九六〇），頁二七。
77 婦女家庭是《豐年》創刊後的重要版面。與本文相關的疫病知識、飲食營養、飲食衛生都是出現在婦女家庭版。創刊時的名稱是「家庭與婦女」，後改名為「婦女家庭」，一九五五年四月又更名為「農村家庭」。
78 蔡怡真，〈《豐年》雜誌家庭版的家庭經營與婦女新知之分析〉，頁三二。

79 阿志、楊楊，〈霍亂疫症會傳染　衛生第一莫冒險〉，《豐年》十二卷十五期（一九六二），頁一二。

80 老松，〈開明的王家阿婆：八、衛生的目的是生活的享受〉，《豐年》六卷八期（一九五六）頁二一。

81 林琅、中禾，〈飲食衛生著注意 勇健快樂過日子〉，《豐年》十三卷十二期（一九六三）頁一二－一三。

82 蔡怡貞，〈《豐年》雜誌家庭版的家庭經營與婦女新知之分析〉，頁三〇－三一。

83 李緞，〈國際婦女節感想〉，《豐年》三卷六期（一九五三）頁一〇。

84 不著撰者，〈漫談主婦的責任〉，《豐年》一卷二期（一九五一），頁九。

85 不著撰者，〈回憶一個成功的農婦〉，《豐年》一卷三期（一九五一），頁一一。

86 不著撰者，〈信箱〉，《豐年》二卷二期（一九五二），頁九。

87 不著撰者，〈怎樣餵乳〉，《豐年》三卷二期（一九五三），頁一〇。

88 文雙，〈餵乳時要注意的事〉，《豐年》十一卷十七期（一九六一），頁三一。

89 不著撰者，〈主婦們購備食物時應有的營養常識（一）〉，《豐年》四卷三期（一九五四），頁二六；不著撰者，〈主婦們購備食物時應有的營養常識（二）〉，《豐年》四卷四期（一九五四），頁二二；不著撰者，〈主婦們購備食物時應有的營養常識（三）〉，《豐年》四卷五期（一九五四），頁二二。

90 不著撰者，〈醫療常識——狂犬病〉，《豐年》一卷五期（一九五一），頁九；不著撰者，〈醫療常識——寄生蛔蟲〉，《豐年》一卷七期（一九五一），頁九；存，〈農村流行的鉤蟲病〉，《豐年》七卷一期（一九五七），頁二〇。上述這些文章都在在介紹狂犬病、蛔蟲、與鉤蟲生活史、與農村生活環境之關係、治療與預防方法、妥善處理糞便與穿鞋行走的重要性。

91 可參閱胡維勤，《中醫四季養生隨身查》（臺北市：金塊文化，二〇一九）。

92 不著撰者，〈迷信殺人〉，《豐年》三卷二期（一九五三），頁一〇。
93 火皇、壬西，〈迷信實在真害人，有病收魂無彩工〉《豐年》八卷六期（一九五八），頁八－九。
94 大文，〈營養麵粉營養好〉，《豐年》八卷十三期（一九五八），頁二〇；王秋鴻、楊楊，〈雞卵雞肉營養品〉，《豐年》十二卷二十期（一九六二），頁一二－一三。
95 仁，〈注意學童肚裡有蟲〉，《豐年》十三卷二十一期（一九六三），頁三〇。
96 盧仿，〈自製的食品最衛生〉，《豐年》十卷十五期（一九六〇），頁二七。
97 不著撰者，〈衛生的故事〉，《豐年》一卷三期（一九五一），頁一三。
98 黃志良，〈小玫不喝冰水了〉，《豐年》七卷十二期（一九五七），頁二三。
99 信者，〈阿根怎麼會吃壞的？〉，《豐年》八卷十四期（一九五八），頁二三。。
100 不著撰者，〈有好的營養才有好的身體〉，《豐年》五卷一期（一九五五），頁二〇－二一。
101 不著撰者，〈眼藥水、痧藥水〉，《豐年》，四卷十二期（一九五四），頁二六。
102 不著撰者，〈金十字胃腸藥〉，《豐年》，八卷七期（一九五八），頁二七。
103 不著撰者，〈抗生素眼藥膏〉，《豐年》，八卷二十二期（一九五八），頁二七。
104 不著撰者，〈無爾保痲胃〉，《豐年》，九卷二十期（一九五九），頁三二。
105 不著撰者，〈療肺散〉，《豐年》，十卷二十二期（一九六〇），頁三〇。
106 不著撰者，〈腳濕靈〉，《豐年》，十卷二十二期（一九六〇），頁三〇。

柒 科學、商業與政治的角力
——以靈芝在臺灣的社會文化生命史（一九七〇—一九九〇）為例

安勤之

一、前言——靈芝印象

談到靈芝，你會想到什麼呢？是「靈芝的好壞在多醣體」的廣告標語，還是靈芝草人「唉呀呀」的片段呢？若你喜歡古典文學，或許你會想起白蛇傳裡「盜仙草」的故事；或者你是學術研究者，興許你會想到中研院院士翁啟惠曾經做過的靈芝多醣體的研究以及一些利益衝突爭議；若你是靈芝產業從業人員，你或許自恃擁有健康知識與養生手段，幫助你保衛生命與養家活口。又或者，你是會燉煮藥膳想幫子女顧身體的家長，基於好奇拿起了這本談藥療食補的書。無論如何，我相信你多多少少會聽過「靈芝」這個名詞，就像講到韓國你會想起人參，講到紐西蘭你會想到奇異果一樣。靈芝在臺灣社會有著獨特歷史文化，是我們日常生活消費的一部分。

「靈芝」總是跟「驚喜」的經驗連結在一起。有時候你在戶外的枯木附近會看到一些蕈類，你看著它，覺得它似乎有點硬度，有的可能表皮還發亮，有的則是層層疊疊，有的長得像半月形。也許在你還沒有 google 或者拿出植物辨識 app 前，你就會對著同行友人說「是靈芝耶！」我就曾在臺北近郊山區發現一朵野生挺立的靈芝，長在濕滑的邊坡上，發出這樣的驚嘆。即使你不見得能夠說出更精確的學名，也不見得知道當代真菌學者、傳統本草學者或道家學說對於「靈芝」的界定，但你還是會興奮地大叫，因為「你發現了」，就像阿基米德發現了浮力原理一樣，雖然你不會像他衝出浴室大叫，但還是很開心自己有敏銳的觀察力。這樣的經驗並不孤單，從新聞報導的記載來看，這正是人們不論在山中或者是在寺廟、家裡隱蔽處發現靈芝都會有的「驚喜」體驗。

儘管「驚喜」，但你戒慎恐懼，不會順手就把它採下來，一方面或許你覺得要尊重大自然，一方面是其實你也不清楚到底這可不可以吃，有沒有危險。於是，你發現自己雖然下意識覺得有趣好玩，叫出了「靈芝」之名，但是到底要拿它怎麼辨，怎麼看待它，其實你無所知悉。你放下了它，繼續在山徑裡走著，或者放任它在寺廟的廊柱長著——「當成一個吉兆」吧，你心想，畢竟靈芝又名瑞草、瑤草、如意，象徵「祥瑞」，總之不是什麼壞事。不過對於像是馬來西亞這樣的油棕輸出國或植物病理學者的角度看來，「靈芝」的出現是壞事，稱為「靈芝病」。因為只有林木生病，條件惡化，才會讓靈芝得以寄生，腐朽其根系。如同西諺所說「一個人的藥，可能是另一個人的毒」（one man's medicine is another man's posion），臺灣人看起來是靈藥的東西，在馬來西亞人看來則是難以擺脫的植物病害。

這樣看起來，靈芝似乎是個公說公有理，婆說婆有理，每個人都有自己的理解的故事囉？是的，靈芝是個故事，是屬於華人文化圈所共享的故事，而且是個爭議不斷的故事。讓我們跨越時空，回到一九七二年，看看當東西方文化遭遇時發生的現象。那時，上官筱慧小姐是留學美國紐約的法學博士生，她以青衣唱腔表演英譯本白蛇傳，[1]以此向西方人表達「中國音樂」之美。上官筱慧投書聯合副刊，介紹了這次表演的實況，她說：

（三）中文原劇中，許仙是給嚇得死去，得靈芝而復活的，英譯本作昏厥而重病，獲靈芝而痊癒，若求與觀念一致，則譯詞勢必需要更改。（四）靈芝在我們通常的觀念中乃一「仙草」，雖然類似菇菌，我們決不稱其為「仙菇」也，盜靈芝一幕，簡稱「盜草」而不作「盜菇」，即由此而來，尤其是英文的 Mushroom，聽來似乎又平凡，又庸俗！[2]

在中文世界，靈芝是有復活之功的，但英譯者將復活改成治癒昏厥，硬是將靈芝的傳奇效果變得相對平實，以便西洋人能夠接受，在翻譯上已經產生落差。英譯者將靈芝改成 mushroom，漢語使用者視 mushroom 為菇而不會是仙草，這是無法接受的事，但美國詩人回覆說，古老西洋故事亦有 mushroom 為萬靈仙藥之說法。這反映了 mushroom 既可以是菇，也可以是靈藥的多義性。後來白蛇傳中「盜草」這一折譯為 Stealing the sacred mushrooms。[3]換言之，「靈芝」的「靈」無可妥協，必須得要透過sacred字眼，彰顯其高貴不凡之特性。

或許讀者會說，這不就是「雅量」的故事嗎？你說這是衣料，我說是棋盤，他說是稿紙，大食客同學卻說「看起來像一塊一塊的綠豆糕」。但我要說這是不一樣的，〈雅量〉不是教學生學習「雅量」，因為那位展示衣料的同學主張的是自己的評價，而不是雅量（這才不是綠豆糕呢！）。評價是有高低之分的，就像持衣料立場的同學，不喜歡綠豆糕的立場一般，她用行動表示擁護自己的價值。因而當作者宋晶宜說，為了「減少磨擦，促進和諧，我們必須努力培養雅量」，[4]這恰好反證了正是因為到處都是磨擦，和諧是例外，衝突才是日常，與其培養雅量，對評價高低好壞的差異視而不見，倒不如「如實面對價值衝突，為自己的立場努力奮鬥。」[5]這就是我觀察與靈芝相關行動者的視角：看不同行動者如何捍衛自己的立場與位置，以便維持他們理念上的一致性。最終，我也捍衛科學立場：即基於事實、多樣與開放價值的優先性。

因此，與其說「靈芝是什麼」尋求的是一個權威性答案，不如說，我們尋求的是對話與思考、美好與療癒，而這正是靈芝所具有的魅惑面向。接下來，我會應用來自尼采的「權能意志」（the will to power）論點，比較當代真菌學、道家文獻、本草學者如何回應「靈芝是什麼」問題，帶出競爭視角，我會指出我們若從「鬥爭視角」來理解當代臺灣靈芝相關行動者提出的各種論述，將會幫助我們了解各種主張乃是歷史產物，那些沒有被說出來的議題，也影響了我們對於特定物質的認識，所謂的「神聖」（the sacred）恰好是社會集體對於自我超越所建構出的渴望。但社會團體想要實現這種集體渴望，卻必須架構在**誠實面對平凡與日常**，才能成就**不凡與例外**，才會使人敬畏。簡言之，敬畏即是贏來的，像是後文談論學術界去除鍺迷思所作的努力一般。同時，敬畏也意味著誠實面對失敗，而不是等待別人指責隱瞞失敗，後文談靈芝國科會大型計畫時會說明此點。我認為「敬畏」正是學術界與政府需要的態度，即專業自尊自重，而後互敬互重的態度。

二、靈芝是什麼？真菌學及其之外[6]

中國靈芝歷史研究者蘆笛指出，靈芝包括狹義與廣義兩種解釋。考據「芝」的辭源，指出：

在中國主流文化中，芝與靈芝通常可以互換，狹義指靈芝（*Ganoderma lucidum*）、紫芝（*Ganoderma sinense*），廣義則把形態、色澤與之類似的大型真菌都囊括在內，包括在趙繼鼎先生[7]所設的靈芝科（Ganodermataceae）中。[8]

換言之，靈芝在詮釋上具有彈性，依據不同情境而有不同指涉。廣而言之，可以將靈芝分類成為傳統的靈芝文化下理解的靈芝，或者是真菌學者依照現代科學分類所理解的靈芝。前者泛指華語概念當中，與「芝」相關的各種指涉，對蘆笛而言，這些指涉面向涉及哲學、醫療、文學、藝術、政治與政權各領域，簡言之，涉及諸多「非科學」面向。而就現代科學，即真菌學的理解面向，靈芝科有著下列特徵：

多孔菌目的一科。本科真菌子實體無柄或有柄，菌肉蒼白色到暗褐色或淡紫褐色。菌絲體為三體型，子實層體著生於菌蓋的一面。菌管單層或多層，管口邊緣不孕，通常較小，規則。生殖菌絲具鎖狀聯合；骨架菌絲可以分枝；纏繞菌絲稀少，囊狀體和剛毛缺乏。擔子略短，膨大，有四個孢子。孢子球形、橢圓形或截錐形，褐色或帶微褐色，雙層壁，內壁有小刺。本科真菌一年生或多年生，生於木上，主要分布於溫帶、亞熱帶和熱帶地區。中國以廣東、福建、雲南等省較多。依據孢子的構造、菌肉的顏色、子實體有無似漆光澤、菌柄有無以及著生方式等，本科下分三屬。其中的靈芝是自古以來的滋補強體、扶正培本的珍貴藥材；也有的種類如樹舌可引起嚴重的木材腐朽。[9]

在上述的討論中，我們看不見神話色彩，只是單純的形態描述、地理分布、性狀分析與簡要的社會面向。蘆笛認為，中國的靈芝文化發展，經歷了神祕化到去神祕化的過程。早期在先秦時期的文獻當中，對「芝」的描述並無神祕色彩。[10]他提到秦漢之際，皇家追求神仙不死藥，伴隨天人感應理論的發展，靈芝被視為天人交感下出現的祥瑞，是肯定帝王政治教化之昌明與大眾孝義品質的象徵物。[11]不論是求取功名者、邀賞求赦者，或是道教與佛教，都以呈獻靈芝的方式，爭寵於帝王。在中國歷史記載當中，除了少數幾位帝王不迷信靈芝為祥瑞的思想外，多數帝王以「靈芝為（治國）祥瑞」。靈芝象徵帝王有德，或國人孝義，即政通人和之表現。對道士而言則是服食可致神仙的仙藥，譬如《神農本草經》將靈芝收錄為上品，依色彩青赤黃白黑紫六色區分為六芝，功能略有差異，但皆被認為久服可「輕身不老，延年神仙」。[12]我們來看看道教圖譜下神祕化意義的靈芝，譬如北宋年間《太上洞玄靈寶芝草品》中的圖像，[13]這些圖像幾乎讓人難以聯想靈芝，反而像山精鬼怪。蘆笛說：

> 觀《太上洞玄靈寶芝草品》中的一百二十七種芝，則無一為靈芝科的大型真菌。從外形上看，一百二十七種芝大部分為傘狀（外形正常的和怪異的），其餘部分為杯狀，部分為火焰狀、人形、長方體、字元狀、尾狀、樹枝狀，以及其他的怪異形態。[14]

蘆笛認為這是個謎題。他認為從「真菌學」來看，這類非靈芝的大型真菌被道士視為「靈芝」，是因為道士們有意炫人耳目，誇大其辭。他說：

> 古代道教徒不可能不認識靈芝這種連普通百姓都視為祥瑞的東西，然而正是由於靈芝已為大眾所熟知，**因此為炫人耳目，故在道書中誇大其辭**，不僅把形態上與靈芝完全不似的大型真菌冠以「芝」之名，**還生造出許多自然界根本就不存在的芝**。道教文化

> 中所生造出的芝被道教徒加入了許多虛幻的內涵，如延年神仙之類，**從而上升為了一種符號**。[15]

但是靈芝僅僅只是符號，只是道士的炫目之技嗎？我們來看看《太上靈寶芝草品》的作者自序。自序寫道：

> 竊以延命之術，本因餌藥長生。鴻寶宛祕之書論云：仙人使鬼。是以廣成子居崆峒山上，示道治而授軒轅。赤松子昇崑崙宮，服水玉而教炎帝。仍隨風雨上下，究察機祥，遊歷名山，顧觀草木，闡驗幽昧。**芝英〈一作精〉形品萬端，實難辨別，故畫圖記，著狀貼傳，請攄尋求，得臻仙路耶**。[16]

從社群內部視角觀之，這些芝英圖譜可幫助讀者「得臻仙路」，盧笛的解釋與道士的技術手冊的說法差距很大。若以道士內部觀點來看，這類圖譜反而像是日本漫畫《航海王》（舊譯《海賊王》）裡的 one piece 傳說，有著吸引後人邁進修仙偉大航道的功能。故事或許是這樣子的，傳說有著某種靈藥，服食了他，你就會獲得某種能力（此處為延年神仙）。換言之，即

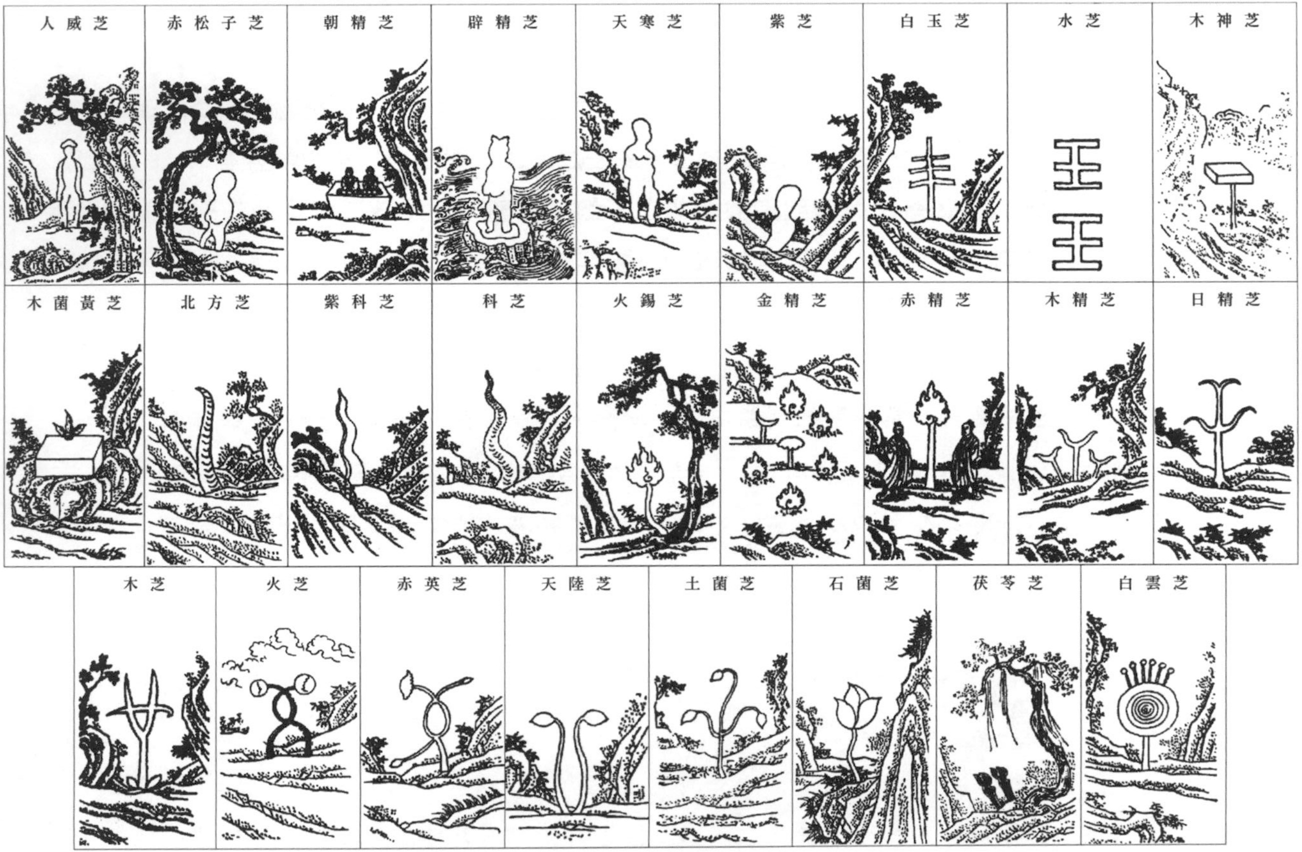
人威芝
赤松子芝
朝精芝
辟精芝
天寒芝
紫芝
白玉芝
水芝
木神芝
木菌黃芝
北方芝
紫科芝
科芝
火錫芝
金精芝
赤精芝
木精芝
日精芝
木芝
火芝
赤英芝
天陸芝
土菌芝
石菌芝
茯苓芝
白雲芝

圖 7-1　盧笛整理出的《太上靈寶芝草品》中荒誕不經的芝（26 種）。

資料來源：蘆笛，〈《太上靈寶芝草品》研究〉，《中華科技史學會學刊》16（新北，2011），頁 17-18。

航海王裡的「惡魔果實」的概念。圖譜記載了誰服食，如何服食，需要經過什麼程序的說明。

我們以其中的鬼菌芝為例，文章中記載：「鬼菌芝，生於名山之陰，白蓋，狀如甑，二鬼守之，見人即滅。以夜採之，陰乾百日，食如刀圭，所向盡服。織女服之，仙昇天矣。」[17]這種靈芝生長在名山的背陽坡，有兩個鬼守護，見人殺人。必須要半夜去採，然後陰乾，每次吃一點點，統統吃光光。過去有織女服用，成仙升天了。又有人威芝。文中寫道：「人威芝，生於嵩高少室太室之山。狀如人，赤

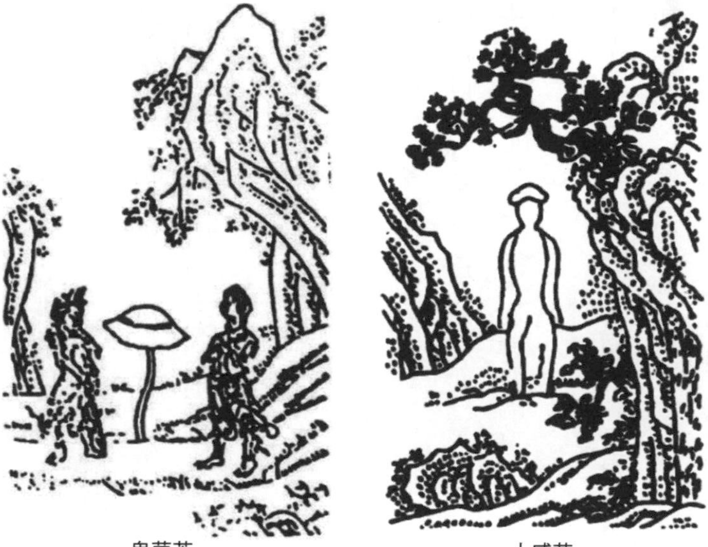

鬼菌芝　　人威芝

圖 7-2 《太上靈寶芝草品》中的鬼菌芝與人威芝。

資料來源：蘆笛，〈《太上靈寶芝草品》研究〉，《中華科技史學會學刊》16（2011），頁 16-17。

色、戴蓋，乍黃乍赤，味甘。食之，令人不老，服之十萬年仙矣。」[18]人形的靈芝服食後，不老神仙。從當代真菌學來看，道教圖譜文獻中某些靈芝為不可能存在的物種，如人形靈芝，這些物種反映了古代丹道修煉者的文化想像，這些虛構反映了當時道士的欲求與渴望。[19]但我們也可以反過來說，恰好是盧笛對於當代真菌學認識視角的執著，以致於將「芝」僅僅理解為道士的虛幻符號。難道執著於真菌學建構的知識體系，就不虛幻了嗎？誰有權力界定什麼是虛幻呢？

當然，對於道士的質疑，不會只有當代學者，古代亦有不同流派質疑道家說法。唐代學者質疑靈芝「五色配五嶽」的合理性，蘇敬《新修本草》以「以五色生於五嶽，諸方所獻白芝未必華山，黑芝又非常嶽」提出異議。明代本草學者李時珍在《本草綱目》指出以五色五行理論來劃分靈芝之迂腐，他說「按五色靈芝，配以五行之味，蓋亦據理而已，未必其味便隨五色也。」李時珍還指出「芝乃腐朽餘氣所生，正如人生瘤贅。而古今皆為瑞草，靈芝服食可仙，誠為愚謬。」[20]

對於當代的靈芝研究者而言，他們將上述自蘇敬到李時珍的這類批評，視為靈芝的「去神祕化」。譬如中國研究者陳士瑜說「宋朝以後，芝草逐漸去神祕化，一方面是藥物學家審慎看待芝草；另一方面則是菌蕈科學的萌芽，栽培技術的進步，使得道家祕守的種芝之術失去原有意義，也成為抵制芝草神化的重要因素。」[21]而臺灣的學者也表示靈芝的分類從《神農本草經》的上品到《本草綱目》的「菜部」，「高不可攀的仙草至此變為與香菇、木耳為伍。」[22]換言之，對於蘇敬與李時珍的異議，當代學者是以一種線性進步觀在理解，即從神祕的道家文化，發展到有實證根據的本草學，進而發展到實證性更強的「真菌學」。

然而，異議之所以為異議，恰恰好是因為某方占據了特定位置，將自身設定為正統，並且將無法納入自己視野的說法定位為異端。線性史觀的問題，恰恰在於提出說明與解釋的人，往往將自身優勢文化視為歷史終結，以此作為評判起點，以此打壓異質解釋，忽略異質現象存在。若我們執著於科學論點，我們會忽略科學與文化的複雜交織性，我將引入尼采的歷史學方法論討論此點。

三、尼采的歷史學方法論——權能意志學說

在尼采的《論道德的譜系》一書中，尼采主張**歷史是贏來的**，也就是鬥爭的產物。而贏家建立主流說法，壓制其他聲音。他說：

一件事物的起因、它最終的有用性、它事實上應該被置於一個體系中的使用與分類，迥然有別於目的；某種現有的、不管以哪種方式臻於完成的東西，總是一再被一個對其占優勢的權力重新看待，重新收歸己有，為了某種重新使用而接受改造和扭轉；有機世界中的每個事件，都是一次**征服**，是某物成為**主人**，而所有征服和成為主人則都又是一次重新闡釋和編造，此時，之後的那個「意義」和「目的」必然被掩蓋甚至抹殺。……一切目的、一切有用性都只是**標記**，表明的是一個權能意志壓倒某個權勢較小者，並且成為主人了，從自己出發並且把關乎某種功能的意義烙在後者身上；照此方式，一個「事物」、一個器官、一種慣例的全部歷史可以是由不斷更新的闡釋和編造相繼組成的記號鏈條，它們的諸種原因本身毋需彼此有所關聯，毋寧僅僅是時或偶然地彼此先後跟進和交替。與此相應，一個事物、一種慣例、一個器官的「發展」決不是它朝向某個目標的 progressus（進步），更不是一次合乎邏輯的、最便捷的、耗費最少的力量和代價達到的進步；而是多個在它這裡進行的征服進程組成的前後序列，這些進程的深入程度不同，彼此或多或少是獨立，然後還包括每次耗去的相反的抵抗，出於防衛和反應的目的所嘗試的諸種形式變換，以及成功的對應行動的諸種後果。[23]

換句話說，我們一般所接受的主流史觀，往往是建立在壓制其他史觀的前提上才形成的。我們應該從社會團體相互鬥爭的角度理解歷史，尋找那些被壓抑與不被聽見的聲音。從這個角度出發，我們可以看到從事真菌學的學者，認為道教文化裡出現的靈芝，是虛妄不實的；關注中醫藥本草學的學者，則認為道教文化過分抬舉靈芝，靈芝不過是腐朽餘氣，因而在中醫藥典裡，除了把靈芝的記載視為神話傳說，不將其視為實際施治應用的藥物。就此來說，被斥為荒誕的靈芝道家立場，似乎沒有什麼參考價值。但是若我們仔細檢視，不論是當代真菌學者，或者是中醫藥學者，亦或者道教道士，他們其實共享了一個核心關懷：了解自然，進而控制自然，包括利用醫藥控制身體的發展與走向。上述三種立場，其實都是人類強行加諸自己的意志於自然世界之上，使得世界成為「人文化成」的世界。因此，與其透過「神祕化」到「去神祕化」的這種的視角來理解靈芝的變化，倒不如視為知識體系權力消長過程，才能幫助我們看到靈芝更豐富的樣貌。

帶著這樣的理解，我們可以看看一位靈芝研究者觀點上的轉變。在二〇一一年的時候，中國的靈芝研究者盧笛認為從真菌學來看，上述靈芝圖譜的記載多為虛構。但他逐漸意識到，為何要先以「真菌學」來評判傳統靈芝文獻的價值，而不從這些靈芝文獻本身的脈絡作判斷呢？後來，他提出了「靈芝文化」的觀點，主張「真菌學」與「靈芝文化」是兩回事，若堅持前者，就看不到靈芝在華人文化中的豐富性，也因為轉向「靈芝文化」的立場，他開始從文化史、政治史的角度鉤勒出靈芝的其他可能性。這與他從真菌學研究者的身分，轉向歷史學者的身分脫離不了關係。

事實上，中國的人類學者陳士瑜與陳啟武兩人，早就提出了「靈芝文化」的分析視角，反對真菌學與中醫學視野的化約論。他們認為華人的「靈芝」：

> 是一種超自然的、神秘的和被崇為神物的人文生物，亦可稱之為「人文靈芝」。它有別於西方文獻中的致幻蘑菇（Magia Mushroom），而比較接近於古印度吠陀文學中的蘇摩（Soma），可解讀為「不朽的神草」（Heab of Immortality）、神芝（Sacred Irises）或神聖的蘑菇（Numinous Mushroom），亦可解讀為「吉祥的蘑菇」（Mushroom of Lucky）。在不同的文化範疇內，被賦予不同的文化內涵。[24]

他們認為靈芝在華人文化中有四種類型：**巫芝**、**瑞芝**、**神芝**、**吉祥草**。巫芝與瑤姬的故事有關，瑤姬死後化為瑤草，瑤草被認為具有「服之媚于人」的功效，即佩帶在身上，具有能讓所愛的人思念的功效，是愛情巫術的概念。瑞芝則是漢人天人感應說的產物，象徵風調雨順，帝王賢明，是政治巫術的概念。神芝則是道教修仙文化的產物，強調靈芝服而可仙，因而趨使道士投入，發展方術，即醫療巫術的層面。吉祥草則是指人民視靈芝為吉兆，「成為賜福嘉祥、增添壽考、顯示高雅和追求完美的象徵」，表現於文學與藝術領域，著重於藝術工藝層面。[25]對比於我們先前提到的科學家趙繼鼎從真菌學角度對於「靈芝」所下的定義，看起來似乎是平行世界，一個似乎是巫術文化世界，一個是科學真理世界，但兩個世界，難道沒有交集嗎？

四、文化與科學的交織性

我們可以說「科學的歸科學」、「文化的歸文化」嗎？我們可以視科學是放諸四海皆準，而文化是地方產物嗎？針對這個問題，我們或許可以用靈芝的重新發現史，來說明**科學不離文化，科學的發展也仰賴文化的觀點**。我們一樣用前述陳士瑜與陳啟武兩人提到的故事，來說明這個觀點。他們兩人主張，靈芝文化是推動靈芝科學發展的助力。他們說：

> 就藥用價值而言，靈芝並非唯一的或最為理想的一種，但對靈芝的研究和開發利用，在我國已形成一枝獨秀的格局，而導致這種局面出現的原因仍然是來自靈芝文化的影

> 響。它起因於「文革」中山東某部駐軍的一次「獻忠心」活動。該部戰士在其駐地發現大型野生靈芝，把它作為象徵吉祥和長壽的禮物，派人專程護送到北京獻給毛澤東主席，祝福健康長壽，林彪為此給中國科學院專門下達指示，要求對靈芝進行研究，中科院負責人也將靈芝研究作為一項政治任務向有關人員進行安排，並由此而推動了靈芝科研、生產、開發在中國的發展。[26]

「獻忠心」意味著表示順服與崇敬，與政治巫術相關；「象徵吉祥和長壽」則與上述的醫療巫術相關。兩者匯集，讓政治領導人林彪（一九〇七－一九七一）指示中國科學院進行研究，這個研究被視為一項「政治任務」，開啟了靈芝在中國的科學研究與生產開發。曾有批評者認為，這樣的靈芝研究是一種偽科學，但是持文化人類學立場的上述兩位研究者表示「偽科學」的說法是膚淺的，靈芝作為象徵，體現了人們對於政治祥和與健康長壽的渴望，與其狹隘地執著於學科偏見，不如看看靈芝文化造成的社會心理如何影響了社會經濟的發展。以下這段討論，非常值得一引，他們說：

> 以靈芝加工製品為例，在投放到市場的兩百多種真菌製劑和菌類保健食品中，有很大

一部分是靈芝製劑、靈芝保健食品和美容製品，由於經歷過神話的渲染、方士的倡導、儒家的頌揚、醫家的推崇，以及民間吉祥文化所賦予的魅力，為靈芝產品的開發樹立了豐滿的商品形象，這種潛在的心理因素也增強了消費者對商品的可接受性。由此我們似乎應該體會到，靈芝文化研究的終極目標雖然不在於功能目的，但對靈芝科學的發展也起著積極的推動作用。因而在今後的靈芝研究中，除以自然科學為主體的傳統研究模式之外，還應該在文化視野下對靈芝進行多學科的綜合研究，運用文化人類學的理論和方法構成的框架，從靈芝的生物屬性和社會屬性兩個方面進行全方位的滲透和總體性的融通，以期對靈芝的社會文化現象給予科學的闡釋，並推動學科之間的交流與溝通，使我國的真菌人類學研究進入新的水平。[27]

簡言之，靈芝文化推動了靈芝商品在資本主義社會中的發展。若我們從本文提及的尼采觀點來看這段討論，可以理解成人類學者也在強加自身的意志，希望讀者能夠看見文化人類學的重要性，靈芝的討論最終導向了冀望國家投入學術基礎建設。但故事還沒有結束，實際上恰好是中國一九六〇年代對於靈芝的科學研究，推動了一九七〇年代日本科學家與研究者研究靈芝；而日本對於靈芝的研究興趣，同時影響了臺灣民間對於靈芝的採集風氣，也影響了科學界對於靈芝的投入，而開啟了臺灣的靈芝熱風潮，後來更發展成國家大型研究計畫，熱潮所及，連八點檔都出現了「靈芝草人」角色。[28]在一九九〇年代中期，出現了「靈芝的好壞在多醣體」的知名廣告臺詞。

因此，雖然上述講的似乎是古早年代的歷史，或者是中國的歷史，但實際上，談的正是我們自身的歷史。靈芝科學的蓬勃發展，與靈芝文化有高度親和性。如同過往的道士透過靈芝追求長生，當代科學家則是透過靈芝追求抗癌，希望能夠這個物質，回應人類生命病痛困境。文化與科學是交互纏繞的。

五、靈芝在日本一九七〇年代的發展：源自中國，影響臺灣[29]

為了把重點放在臺灣的討論，在此我僅簡要說明靈芝熱潮是如何從中國發跡，經日本中介，最後引發臺灣靈芝熱潮的歷程。簡單地說，中共視中醫藥為替人民服務的寶庫，在一九六〇年代，中共當局就已投入了靈芝的栽培與臨床實驗，並匯集成冊。[30]

這些研究成果被日本學者注意到，他們相信靈芝能夠對付文明病，譬如癌症這類現代醫療效果有限的病症。他們以對漢醫藥的信仰，加上前述醫學證據記載的影響，於是投入靈芝栽培技術研發，使靈芝能夠以太空包方式大規模人工生產，並且組織行銷團隊發展產銷網絡：他們將靈芝呈奉太子及太子妃、舉辦靈芝展覽會、配合電視與報章媒體加以宣傳靈芝的功效。科學家陸續發表實驗結果，說靈芝的成分能改善身體的健康數據，並宣稱靈芝的某些成分能夠促進新陳代謝與有效抗癌。

靈芝的成分具有療效這個宣稱，促使靈芝在一九七〇年代末期成為日本搶手貨，也連帶經濟、農業、出版以及法規管制等不同面向影響臺灣。為了因應日本的靈芝內需市場，日本業者來臺購買靈芝，或者合作臺灣農民洽談靈芝生產事宜。靈芝的功效在日本有了科學家的認可，加上

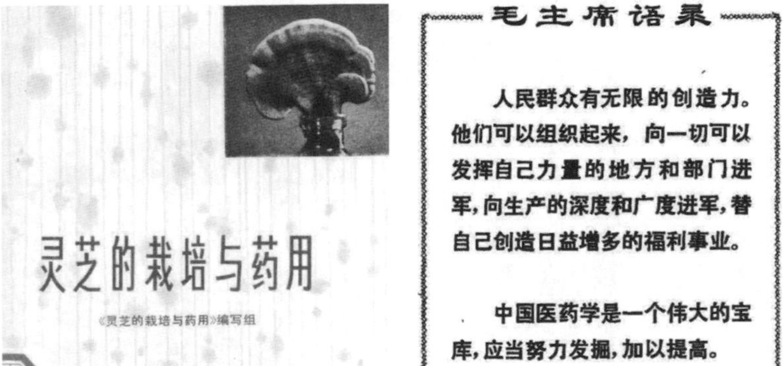

圖 7-3　1976 年出版的《靈芝的栽培與藥用》封面與夾頁題辭。

資料來源：超星數字圖書館，國立臺灣大學圖書館館藏電子書。

商人的炒作，促使栽培業者過量生產，因而出現如何評價靈芝產品優劣的爭議。相關團體爭議何謂「優良靈芝」，認為品種、栽培方式與栽培原料與收割時期都會影響靈芝的藥效，並且出版了大量的學術著作與通俗著作。但值得注意的是，日本官方並不認為靈芝是藥，因而不得宣稱療效，因此當時的業者轉而以「健康食品」之名銷售靈芝，使得靈芝能夠不受限於基於西醫思維架構的藥物流通法規的限制，以「健康」之名行銷，「食品」身分流通於大眾市場。日本的靈芝生產量，自一九七九年來的三公噸、一九八〇年的十公噸、一九八一年的三十公噸、一九八二年的七十公噸到一九八三年的一百五十公噸，逐年大幅成長，但於一九八三年，已有供過於求的現象。[31]而臺灣靈芝的大旋風才正要颳起。

日本於一九八〇年代，邁入靈芝的大眾消費時代，不論是栽培技術、科學研究，以及通俗論述，都影響了臺灣的科技與產業發展。[32]臺灣的靈芝產業，並非無中生有，而是隨地方文化基礎、風土條件配合以及東亞區域發展影響，更重要的是有一群關鍵的行動者，試著利用各種物質層面與論述層面的資源，才能發展成今日的局面。接下來，我們來談談臺灣發生的故事吧。

六、靈芝在臺灣一九九〇年代以前的發展：有機鍺爭議與國科會計畫

商業、政策與科學之間的力量形塑了臺灣的靈芝產業發展史。由於篇幅的限制，我只能利用有限的例子，並且採取「權能意志」的視角，來談我們可以從靈芝在臺灣的發展，得到什麼樣的啟發。因此，關於一九九〇年代以後靈芝產業由傳銷業者主導，並且透過科學創新，以及《健康食品管理法》立法後造成的市場變化，不在本文的討論範圍內。首先，我想談的是關於「鍺」的例子，用這個例子來談科學與商業之間的鬥爭。其次，我想淺談靈芝如何成為國家科學委員會的大型研究計畫，又是如何默默結案，以此說明政府、科學與產業的複雜關係。最後，總結全文，指出關於對錯真假好壞的評價恰恰正是不同社會團體所展現的知識鬥爭與競奪資源的實作。

（一）有機鍺的爭議[33]

一九七七年初，一位臺灣靈芝供應商表示「鍺」是日本人競相採購靈芝的原因，因為該成分能增加血氧，具有促進新陳代謝的功效。這篇報導是這樣寫的：

自從兩年前日本人從靈芝草提煉出多量的「鍺」元素，且發現有增加血液氧氣作用，而促進新陳代謝的效用後，乃爭相從各地採購。目前臺灣每年供應數量約達一百台斤，每台斤約新台幣五千元，可說是相當高價的特別植物。國內採收的靈芝草以顏色分計有赤芝、黃芝、黑芝與紫芝等四種，其中以赤芝最多。食用方式是與清水煎煮成膠狀即可。日本民間療法得到的效果是可以清血，對於尿毒症、糖尿、濕疹等，有明顯的治療功效，故而掀起食用的熱潮。他已將這種效用介紹予各大藥房，目前臺北已有三家中藥店採用靈芝草作為藥材。[34]

鍺是被「提煉」出來的，在日本有「採購」的事實，臺灣的生產方式是「採收」而非栽培，加工方式是基本的清水煎煮，而功效明確，可清血，治尿毒、糖尿、濕疹等。靈芝的分類依據是顏色與數量。臺北的中藥房決定「採用」作為中藥材，這意味著當時的靈芝並不普及，是珍貴的物質，治療功效並非我們現在強調的「提高免疫力」，而靈芝裡頭有「鍺」，讀起來像是不爭的事實。這就是一九七〇年末報章雜誌上所記載的人們對於靈芝的大概理解。

「鍺」的說法，被當成新知引入臺灣，甚至成為媒體報導的討論內容。一九八一至一九八二年華視節目《大櫥窗》播報「靈芝草」的專題節目，以介紹「植物中的鍺」為名，探討靈芝人工與野生栽培的方法及其醫學功能。靈芝業者表示靈芝的主要成分是鍺與高分子多醣體，前者能使人體血液中的氧旺盛，後者能增強人體免疫力。也有中研院植物所研究員表示，根據國外研究，「靈芝中的金屬鍺成分，確實可以促進血液循環，而且靈芝含鍺成分高於人參。」[35]但我們必須注意，學者根據的是國外的書面研究，而不是自己實驗室的研究結果，「靈芝含鍺」的說法，實際上是「人云亦云」的狀態。

但有趣的是，突出「鍺」這個元素，並不是唯一的選擇。譬如中央社報導，旅美學人米明琳嘗試培植靈芝製成大眾飲料，他強調靈芝含有「維生素乙及丁；蛋白質和礦物質等；因此，由靈芝製成的飲料，如經常服用，可有治療神經虛弱、失眠、消化不良、老年慢性氣管炎等效果，也有可降低膽固醇的作用。」[36]特別強調膽固醇，顯然是美國脈絡下產生的影響，對比於日本對「鍺」與清血栓功能的強調，突顯出不同社會脈絡，會強調不同的靈芝的有效成分與用途。

事後來看，問題的關鍵點在於，靈芝含有高含量鍺的說法是個未經查證，但大家信以為真的謠言。謠言的源頭，可以追溯到日本的通俗論述。鍺作為健康食品流行，始於一九六七年淺井一彥的報告。[37]淺井一彥認為鍺則能使人氧氣旺盛，促進新陳代謝，並在一九七一年於《日本特許廳特許公報》發表論文，提出中草藥的效果來自於鍺。[38]一九七四年，淺井一彥在一篇通俗文章〈鍺與我〉中提到，「靈芝中的有機鍺含量為 800~2000 ppm」，[39]宣稱有機鍺能促進新陳代謝並且抗癌。松本紘齊轉引淺井一彥的說法，撰《靈芝與癌症：癌症的可怕與靈芝驚人之威力》一書，認為胡孫眠（樹舌靈芝或猴板凳）含有 880 ppm 的鍺，比起高麗人參所含的量，多出將近三倍的數量（該書認為人參含鍺量為 250~320 ppm）。[40]鍺能抗癌的說法，拉抬了靈芝的市場價值，成為業者盛行的說法。[41]

但一九八三年後，日本已開始出現質疑靈芝是否含有鍺的聲浪。[42]但是臺灣業者仍然以靈芝含有鍺，甚至強調有「高單位有機鍺」作為銷售說辭，而兼職經營靈芝業者顧問的科學家，也強調靈芝含有「有機鍺」。譬如一家直銷公司就在產品問答提到：

> 問：天然的靈芝比較好，抑或人工栽培的比較好？答：天然靈芝中含「有機鍺」較高，但是由於採收期不一致，若未能在適當的採收期採取，待成熟後會漸變老化腐朽以致影響品質。而人工栽培的靈芝有機鍺含量較低，亦有在培養基中加入無機鍺，以增加有機鍺成分者。因為種植時一致，成熟後立刻採收，品質能夠加以控制，所以一般來說，人工栽培的比天然靈芝好。[43]

這意味著當時的直銷業者認為鍺是非常重要的成分，不論療效面或行銷面都是。

一九八〇年代末期，宣稱具治癌效果的含鍺食品大行其道。連工研院化工所也在一九八七年宣稱能夠生產號稱「日本仙丹」的有機鍺化合物，他們能以高良率與低成本的創新製程生產，並且取得歐美等國專利，但受限於經費，未進行動物或人體實驗。[44] 一九九〇年，臺灣出版社後續翻譯出版淺井一彥《鍺的讚美》（ゲルマニウム讚歌）一書時逕自加上靈芝封面，並強調「靈芝草類含鍺 800~2000 ppm」，可見臺灣商人以「鍺」行銷靈芝的意圖甚為明顯（圖 7-4）。

科學研究者提出質疑。一九八七年，

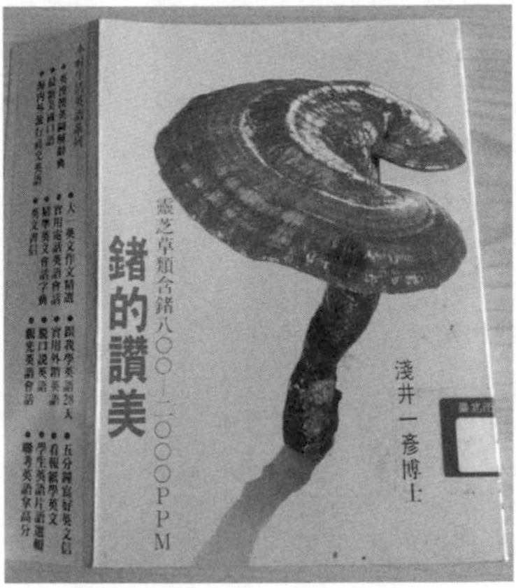

《鍺的讚美》中文版封面

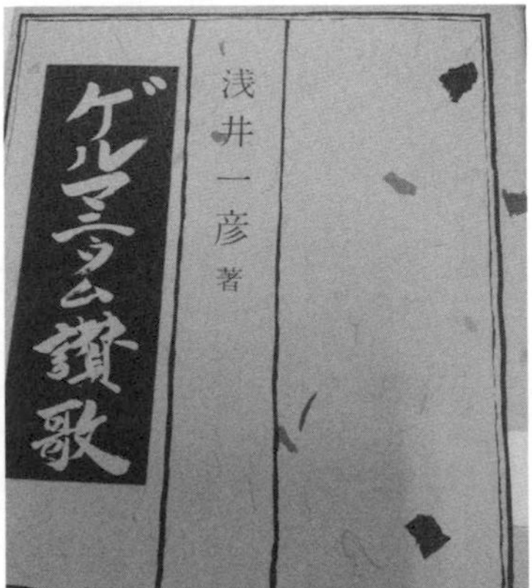

《鍺的讚美》日文版封面

圖 7-4 《鍺的讚美》臺灣版本與日本版本的比較。

資料來源：淺井一彥著，許銀輝編校，《鍺的讚美》（臺北：青春出版社，1990）。淺井一彥，《ゲルマニウム讚歌》（東京：玄同社，1983）。

榮總大腸直腸外科醫師饒樹文以動物實驗結果指出，天然有機鍺有防癌效果，而使用無機鍺的老鼠，在實驗期間易死亡。[45]學者建議病人勿視鍺為治癌藥物，因無人體實驗證據。[46]臺灣學者姜宏哲與許瑞祥等人都指出，靈芝中鍺含量極為稀少，相較於坊間宣傳資料記載的含量，相差數萬倍，故從科學立場來看，有機鍺並非靈芝的主要有效成分。[47]一九八九年，消基會也曾以「鍺含量」檢測市售靈芝產品，認為鍺含量過高有害身體，檢測結果也發現，再度證實靈芝產品的鍺含量，不可能高達 2000 ppm（百萬分之一），除非刻意添加。消基會發表研究結果，指出十六種靈芝樣品中，「除（十六）號嵩山新鍺的鍺含量高達 1500 ppm，為添加過量，其餘均不及 10 ppm」。[48]顯示靈芝含有高單位有機鍺的說法並非真實。

在一九八〇年代到一九九〇年代中期，受到日本影響，業者及消費者相信靈芝的有效成分是有機鍺。當時「賣靈芝的人當作第一條的信條，在跟人家推銷說，含有有機鍺」（受訪科學家D），隨著科學家逐漸證實，靈芝有機鍺含量極低，業者有兩種反應。第一種，淡化謊言。科學家B提到：

> 鍺這個事情，在很多直銷商心裡是很痛的，因為他們已經講出去了，教育是這樣教育的，怎麼收回來？用時間來淡化嘛，他們雖然心裡面很不情願，但是終究得面對，就

是慢慢用時間來淡化，以後就不提了，不提了，不提了，所以他們開始教育訓練的小冊子裡面，到了某一版以後，鍺就拿掉了。（筆者訪談）

第二種，透過技術手段，提升靈芝中的有機鍺含量。譬如說科學家D提到姜宏哲老師曾經試著在培養基中加無機鍺，透過讓菌類吸收重金屬的特性，把鍺改成「有機鍺」，但是後來實驗結果發現「沒有辦法這樣做」（筆者訪談）。有機鍺在靈芝中含量不高，是促使「靈芝」與「有機鍺」脫鉤的第一個理由。

健康風險則是脫鉤的第二個理由。一九八八年，日本厚生省發現過去六年內，有二十三起服用含鍺健康食品不適案例，其中六起死亡，動物實驗證實過量鍺會造成腎臟病變。[49]臺灣醫師提出人工合成的有機鍺，可能會引起腎衰竭，若業者為節省成本，使用人工合成有機鍺，後果堪慮。[50]康乃爾醫學院副教授張毅生表示，有機鍺效益尚無定論；人參或靈芝的功效，是否來自有機鍺，無定論；用法用量，無定論；況且靈芝中有機鍺的含量，遠遠不及淺井一彥提出的數字。[51]藥理學博士許松勇更指出，靈芝的抗癌功效是來自於多醣體，而非鍺。[52]然而在當時，坊間公司或者「藥師」，仍為數不少認為「有機鍺是靈芝的有效成分」，[53]相關說法迄今仍在網路流傳。

學界與產業的認識存在落差。隨著產業與學者交流逐漸增加（譬如靈芝研討會或產學合作的機會），業者才在行銷資料上，逐漸拿掉「有機鍺」作為有效成分的宣稱。科學家D提到「慢慢慢慢，大家後來，也是教育啦，對那些廠商來講，他們慢慢才把這些宣傳辭令拿掉，Even 到現在的話，很多的這個還記載，說有機鍺（笑）。」（筆者訪談）。科學家B也提到「妙就妙在這裡，到今天為止都還在寫有機鍺，那你就知道這個業者程度有多低呀⋯⋯。他的產品大概也不用吃了啦。」（筆者訪談）對於科學家來說，「正確」的知識是消費的前提。但是我們反過來看，今天業者還能夠持續宣傳「有機鍺」是靈芝的有效成分，就意味著消費的前提，不只是科學家認為的「正確」知識，或許消費者的健康焦慮、療癒信念與控制欲望，比起知識上的「真實」更加重要。

雖然業者逐漸拿掉靈芝的廣告說辭裡的鍺，但是與鍺的觀念鬥爭，並沒有結束。在日本陸續發生「鍺」中毒致死案例，有機鍺被學界及醫界視為騙局。[54]二〇〇〇年消費者文教基金會舉辦「從有機鍺安全性看國內的健康食品管理」座談，訴請有關單位管理，但衛生署調查後認定有機鍺為食品，管理態度消極。[55]後來學者研究含鍺製劑對於老鼠而言具有腎毒性，建議不可作為保健食品食用。[56]鍺製品的用法逐漸自「服食」轉變為「佩戴」。

知識散布的方式是非均質的，影響的效力也存在強弱之別。不同行動者會強調有利自身的知識，以便擴張影響力。在鍺的例子當中，我們看到靈芝業者高度仰賴來自日本的通俗知識，並不在意知識內容的真假，只要這些知識內容有助於銷售就可以了。但是對於學者而言，真假則是他們在意的問題，他們研究後發現靈芝中根本不含業者所宣稱的高含量鍺，但即使學者發表了研究，對於市場的影響層面並不深。學者必須與民間團體如消基會合作，或者訴請政府部門加以管理，或者透過產學合作教育廠商，讓廠商能夠以「正確的知識」區隔於其他業者，提供產品銷售正當性，以利市場競爭，才會慢慢轉變市場中知識流通的樣貌。孫逸仙醫院藥劑科主任陳昭姿提到「醫學研究者的腳步與一般民眾的認知是很難同步的，當中並且有無知犯錯或有知故犯的業者興風作浪。」[57]

市場與科學的關係非常複雜，用「無知」或者「故意」來分別，會把問題僅僅窄化為業者的意圖。當我們從實驗進行的過程與內容來了解靈芝的鍺爭議，我們就會發現即使是科學家，也會處於「無知」或「故意」的狀態，但若要尋求突破，科學家就是得要「故意」，因為「無知」並不能帶來創造，只是維持既有習慣而已。筆者訪談經歷鍺爭議的科學家，他表示：

> 當時他們〔按：其他科學家〕用那個**顯色法**在測的時候，把同一族的，鍺旁邊還有幾個，那個銅啊鐵呀管他什麼，反正你看他週期表同一族呀，到鍺這邊前面幾個，原子

量差不多一樣的東西，全部一起沉澱下來。可是你後來用原子析光光譜儀去定鍺的時候，根本定不出鍺有多少量呀。……當時我拜託老師，去買了標準的鍺，請他幫我們測，他說根本測不到呀。也許當時的機器不夠靈敏，但是「測不到」是一個很重要的訊息。以他所寫的那個含量，多少多少 ppm（訪員：2000 ppm），怎麼可能會測不到。結果測出來是多少，是 ppb 啊，往下再掉三個零呀。」（筆者訪談）

是否能測得到，在於實驗者採用的方法與主觀判斷。實驗者的方法若不夠精確（如上文的顯色法），就有可能發生把相近的物質判斷為同一個物質的情況，我們很難說這是無知或故意。但若要區分出銅、鐵、鍺等不同物質，就必須花費更大的力氣「故意」去測量。但若實驗者決定改採其他更精確的方式進行測量，結果還是測不到，這時候研究者就必須考慮是不是要繼續測到底。換言之，實驗該進行到什麼程度，要不要接受「無法測得」的事實，還是接受「文獻說法」或「人云亦云」，都涉及實驗者的主觀判斷與求取真理的意志。最終研究者這麼做了，他不屈服於坊間說法，而是相信自己的實驗結果，他得出結論：靈芝中鍺的含量極低，坊間說法明顯是錯誤的。隨著其他研究者也得到相同的結果，[58]學術界取得共識，認定靈芝含鍺的說法有誤。

但是對於業者而言，只要學者的說法還沒有成為社會共識，採用靈芝含鍺的慣行說法協助銷售，仍是理性的選擇，不論是無知還是故意，重點在於有利銷售。更有意思的事情是，靈芝不含高含量鍺，反而意味著靈芝不具備潛在毒性，因而就物質層面而言，靈芝並非具備高風險的物質。因此政府不需要干涉太多，這些爭議留給市場自行去平息。

現在，讓我們回想一下，過去真菌學者，爭議道家圖譜中的靈芝都是虛構想像。那麼，這裡的「鍺」算不算是虛構想像呢？不論算不算虛構想像，這種將靈芝的有效成分視為鍺，而鍺能夠抗癌的論述方式，都確實對社會產生影響，不論是對日本社會，或是臺灣社會皆然。因此，我們可以進一步得到一個命題：「**不是真實的東西才能產生效果，但是能夠產生效果的東西，就是真實的**。」但這個真實處於持續被打造的過程當中，因而對於不同的社會團體都有不同的真實，並且希望強加自身所認為的真實於其他人的真實之上，若是無法抗衡，那麼就追隨，以便擴展與延伸自身的最大利益。

因此，對於靈芝業者來說，即使日本已經存在了關於鍺的爭議，但是基於銷售商品的立場，仍然引進靈芝含鍺的論述，並在書封明白標示靈芝含鍺 800~2000 ppm。學者們看待業者的做法時，其實也沒有直接引入鍺元素有毒的說法，而僅著眼於靈芝不含有高含量的鍺。換言之，學者們實質上有著「健全市場」而非「毀滅市場」的心態。因為一個研究報告發表出去若是傷害了市場，受傷的不僅僅是靈芝業者，還包括投入靈芝栽培的農民。因此，學者們的態度是相對保守持重。我們比較一下二〇一三年的蘋果日報報導經濟部隱瞞野生牛樟芝動物實驗的毒性結果，引起產業風暴，重創樟芝產業。[59]可以發現，臺灣政府對於這類健康食品產業大體抱持著鼓勵發展的態度，但是在面對具有爭議性的話題時，政府的選擇不是正面面對，而多選擇息事寧人，反而導致整個產業原地踏步，難有突破空間。在此，我將以靈芝的國科會大型研究計畫說明此點。

（二）國科會靈芝大型研究計畫[60]

一九八七年十一月九日，國策顧問李國鼎（一九一〇－二〇〇一）召開靈芝討論會，與會人員包括產、官、學及媒體工作者。李國鼎表示必須透過系統性研究靈芝，像過往發展洋菇產業一般發展靈芝產業。他提到國內靈芝在農業的分工已十分細緻，而臺灣相比於日本擁有自然條件優勢。他希望發展靈芝完整的產業鏈，並探討生產原料、醫學研究與市場影響，進而把臺灣打造成靈芝醫藥研究基地。[61]總而言之，他認為應該釐清靈芝的功能與用途，並利用臺灣得天獨厚的條件協助產業發展。

李國鼎的困惑，也是當時一般人的困惑。[62]一九八七年十一月十一日，《華視新聞雜誌》

報導了一般人對於靈芝的兩極看法：懷疑或相信。有人說「（銷售商）講的跟仙丹一樣，那還要藥房幹什麼？」或者說「我覺得很奇怪，這個好像是武俠小說上面的靈芝，怎麼會在現代社會中出現？所以我覺得非常的懷疑，很排斥。」但相信的一方以己身試藥的體驗，意外發現靈芝減輕或治好了困擾他們的疾病。他們也提到治療過程中，有拉肚子、想睡覺或者頭痛的現象，但銷售商跟他們說，那叫作「瞑眩反應」。《華視新聞雜誌》報導說「所謂『瞑眩反應』，可以說它是服食靈芝後的正常現象，但也可以成為直銷者的一個藉口。每個人的體質不同，反應也不一，誰來擔保反應不會惡化？」[63]正如《華視新聞雜誌》評論，瞑眩反應之說，模糊了好轉與惡化的判定，使人們難以判定服用靈芝好壞。[64]

為了釐清這些問題，行政院科技顧問小組於十一月二十九日召開「靈芝研究發展研討會」。這場會議發展出中藥與靈芝的大型研究計畫，由國科會負責推動，並奠定靈芝產業生存的基礎。[65]國科會的大型計畫，動員許多學者投入靈芝研究，決議分成五個研究小組，投入靈芝研究：(1)分類與檢定小組；(2)栽培及育種小組；(3)加工小組；(4)成分分析；生化及藥理小組；(5)臨床評估小組。（表一）

然而這個計畫，卻在一九九一年「悄悄地」劃下了句點。臺大農化系教授許瑞祥認為，當時計畫劃下句點，是因為主導人臺大教授林榮耀（時任國科會生物處處長）去職。[66]但這樣的

表一　靈芝大型研究計畫組織及分工表

主持人	單位	計畫名稱
一、分類小組		
・陳瑞青教授 ・彭金騰研究員 ・徐鴻皋副教授 ・華傑研究員	・臺大植物系 ・省農試所植病系 ・中興大學植病系 ・食品所菌種保存中心	・靈芝之分類研究 ・臺灣天然靈芝之採集鑑定與圖鑑編印 ・靈芝類之真菌掃瞄式顯微鏡微細構造觀察 ・靈芝菌種之培養與長期保存
二、栽培及育種小組		
・杜金池所長 ・王振瀾研究員 ・簡秋源教授 ・韓又新教授 ・王西華教授 ・蘇慶華教授	・省農試所 ・省林試所 ・師大生物所 ・中興大學植病系 ・臺大農化系 ・北醫中藥研究中心	・靈芝之培養基與培養技術改進研究 ・段木栽培靈芝子實體之研究 ・靈芝加鍺培養之研究 ・靈芝液體培養 ・靈芝屬菌株浸漬醱酵時生長時期與生物活性質生成關係之研究 ・靈芝屬子實體中不同三萜類及固醇類生理活性物質譜之研究
三、靈芝之加工研究小組		
未列出	榮民製藥廠	有效成分之抽取、品質管制及劑型設計，負責提煉及加工製造靈芝，供成分分析、生化及藥理小組及臨床評估小組之用
四、靈芝之成分分析、生化及藥理作用之研究小組		
白壽雄教授統籌	國防醫學院	毒理研究、有效成分生物活性研究、抗癌作用選汰及各種可能的藥理作用，預定於民國 77 年 8 月起陸續開始執行
五、靈芝之臨床評估研究小組		
董大成教授統籌	臺北醫學院	靈芝對人體免疫增強作用、抗腫瘤及手術輔助療效之研究、過敏性疾病、更年期障礙、B 型肝炎的療效等研究。本小組研究與評估工作需待前述各小組之研究獲得初步結果後，始能開始執行

資料來源：筆者整理自劉惠娥，〈靈芝研究〉，《科學發展月刊》16：6（1988），頁 840-843。

說法，強調了「人亡政息」的政治面向，但卻沒有辦法解釋為何是「悄悄地」劃下句點。風光一時的國家型計畫，最後「悄悄」落幕，此歷史過程有賴於技術與社會面向的解釋。

國科會將當時的靈芝研究成果，與中藥研究成果合併編印於整合型研究計畫成果簡介叢書(4)《中藥及靈芝研究》一書中（圖7-5）。[67]該書共計二十頁，靈芝的部分共占六頁半，內容包括靈芝療效研究六頁（分類與檢定、分子分類學、成分分析、生物活性）以及一九八九年補助靈芝研究之專題計畫名稱半頁。[68]編寫者指出研究結果說明「靈芝具保肝及免疫調節作用」，但細看內容卻僅能說明「透過幾種

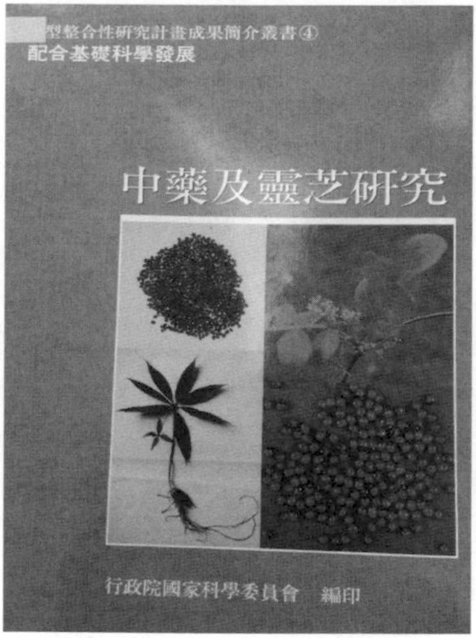

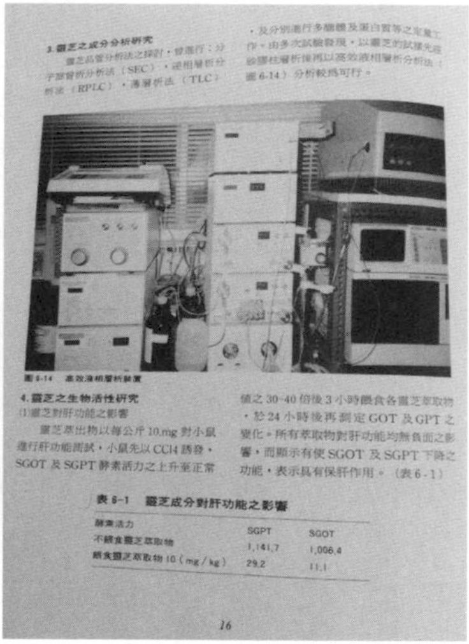

3.靈芝之成分分析研究

靈芝品質分析法之探討，曾進行：分子篩層析分析法（SEC）、逆相層析分析法（RPLC）、薄層析法（TLC），及分別進行多醣體及蛋白質等之定量工作。由多次試驗發現，以靈芝的試樣先經砂膠柱層析後再以高效液相層析分析法（圖6-14）分析較為可行。

圖6-14　高效液相層析裝置

4.靈芝之生物活性研究

(1)靈芝對肝功能之影響

靈芝萃出物以每公斤10mg對小鼠進行肝功能測試，小鼠先以CCl4誘發，SGOT及SGPT酵素活力之上升至正常值之30-40倍後3小時餵食各靈芝萃取物，於24小時後再測定GOT及GPT之變化。所有萃取物對肝功能均無負面之影響，而顯示有使SGOT及SGPT下降之功能，表示具有保肝作用。（表6-1）

表6-1　靈芝成分對肝功能之影響

酵素活力	SGPT	SGOT
不餵食靈芝萃取物	1,141.7	1,006.4
餵食靈芝萃取物10（mg／kg）	29.2	11.1

16

圖7-5　整合型研究計畫成果簡介叢書(4)：《中藥及靈芝研究》及其剪影。

資料來源：行政院國家科學委員會，《中藥及靈芝研究》，頁16。

指標，我們可以**推論**靈芝萃取液**對實驗小白鼠**，具有保肝及免疫增強作用」。[69]

在此成果報告書中，參與「靈芝療效之研究」的研究人員，比起一九八八年的組織分工表，少了多人。**分類小組**人員皆完成計畫；**栽培及育種小組**六人中，僅韓又新、王西華、蘇慶華結案。消失的項目，包括由榮民製藥廠負責的「靈芝加工研究小組」，負責「有效成分之抽取、品質管制及劑型設計，負責提煉及加工製造靈芝」；白壽雄教授統籌的「靈芝之成分分析、生化及藥理作用」之研究小組，負責「毒理研究、有效成分生物活性研究、抗癌作用選汰及各種可能的藥理作用」；董大成教授統籌的「臨床評估研究小組」，負責「靈芝對人體免疫增強作用、抗腫瘤及手術輔助療效之研究、過敏性疾病、更年期障礙、B型肝炎的療效等研究」。

計畫該成果報告與先前的研究計畫有極大差異。該計畫多了一項吳午龍教授的「大量生產靈芝製劑之研究」，其背景為國防醫學院藥學系，就標題來看，應該歸類於「靈芝加工研究」，而非由同單位白壽雄教授統籌的「成分分析、生化及藥理作用」。該成果**隻字未提**「臨床評估研究」，董大成教授在一九八八年的組織分工有事先提到「小組研究與評估工作需待前述各小組之研究獲得初步結果後，始能開始執行」，[70]因此，就結果論，董大成教授未出現在成果報告，意味著前述小組研究未果。白壽雄教授也未出現在研究報告，不知是何原因；但研究成果中確實包含了「靈芝之成分分析研究」以及「生物活性研究」，但研究不著撰人，據受訪者表示，是有人捉刀代筆。原先提到的靈芝「毒理研究」也闕如，國家型計畫成果報告忽略未載。

關於毒理研究的部分，筆者查到一筆罕見的靈芝副作用論文。當時由行政院科技顧問組委托及支持，與農試所、國防醫學院及農業科學資料服務中心合作的「靈芝的臨床實驗」一文，刊載於一九八九年十月號《明通醫藥》雜誌，由經營中西醫藥的明通藥廠出版。[71]

該文作者為中國醫藥學院中藥研究所，成員包括明通製藥廠副總經理張光雄等人。[72]該文從文獻學考察了靈芝基源、名稱、毒性、採收季節、

表二　78 年度國科會補助計畫「靈芝療效之研究」各專題計畫一覽

主持人	單位	專題計畫名稱
陳瑞青	臺灣大學植物學系	靈芝科之分子分類學研究
彭金騰	省農試所植病系	臺灣天然靈芝之採集鑑定與圖鑑編印計畫
徐鴻皋	中興大學植病系	靈芝真菌微細構造在分類上應用之基礎研究
華傑	食品工業發展研究所	靈芝菌種之培養與長期保存
蘇慶華	臺北醫學院中藥研究中心	靈芝三萜類模式及多醣體含量分析之研究
王西華	臺灣大學農業化學系	靈芝及靈芝菌絲浸漬培養時液體培養基成分探討及不同生長階段與有效物質生產關係
韓又新	中興大學植物病理學	靈芝液體培養之研究

資料來源：行政院國家科學委員會，《中藥及靈芝研究》。

服法與服量，以及方劑與配伍。作者指出：「現今靈芝的基礎、臨床研究以及作為健康食品的銷量，均盛極一時，與傳統醫家罕用的史實，大相矛盾，這是歷史觀構成急切探討靈芝用途的使命所在。」[73]研究主旨為「靈芝是否適宜作為健康食品」，進行「臨床病人與正常人服用靈芝」的先期實驗。[74]實驗以健康食品市場通用的「紫芝」為研究材料，使用市售進口品、栽培紫芝及自然紫芝為原料，濃縮加工製成顆粒狀製劑。[75]先利用小鼠進行毒性試驗，觀察致死劑量，以此推估安全劑量範圍。接著「任意取樣二十八例病人及正常人」，進行實驗。結果**二十八例中，僅四例無副作用反應，基於醫學倫理及醫院經營上雙重壓力，被迫中止實驗**。[76]作者寫道：

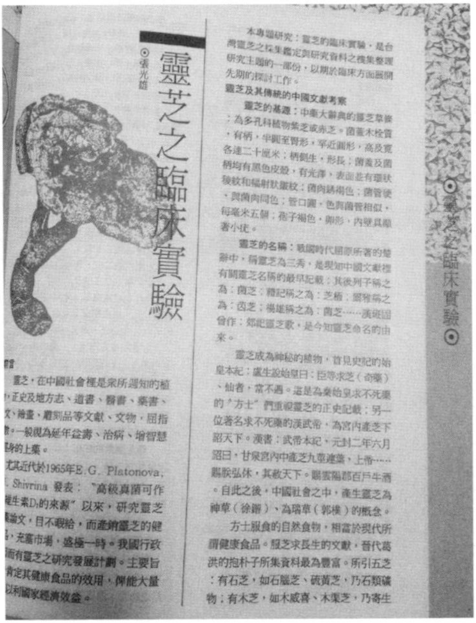

靈芝之臨床實驗

⊙張光雄

前言

靈芝，在中國社會裡是衆所週知的植……正史及地方志、道書、醫書、藥書、……文、繪畫，雕刻品等文獻、文物，屈指……。一般視為延年益壽、治病、增智慧……身的上藥。

尤其近代於1965年E.G. Platonova, ……Shivrina 發表：“高級真菌可作……維生素D_2的來源”以來，研究靈芝……論文，目不暇給，而產銷靈芝的健……，充塞市場，盛極一時。我國行政……而有靈芝之研究發展計劃。主要旨……肯定其健康食品的效用，俾能大量……以利國家經濟效益。

本專題研究：靈芝的臨床實驗，是台灣靈芝之採集鑑定與研究資料之搜集整理研究主題的一部份，以期於臨床方面展開先期的探討工作。

靈芝及其傳統的中國文獻考察

靈芝的基源：中藥大辭典的靈芝草條：為多孔科植物紫芝或赤芝。菌蓋木栓質，有柄，半圓至腎形，罕近圓形，高及寬各達二十厘米；柄側生，形長；菌蓋及菌柄均有黑色皮殼，有光澤，表面並有環狀稜紋和輻射狀皺紋；菌肉銹褐色；菌管硬，與菌肉同色；管口圓，色與菌管相似，每毫米五個；孢子褐色，卵形，內壁具顯著小疣。

靈芝的名稱：戰國時代屈原所著的楚辭中，稱靈芝為三秀，是現知中國文獻裡有關靈芝名稱的最早記載；其後列子稱之為：菌芝；禮記稱之為：芝栭；爾雅稱之為：茵芝；揚雄稱之為：菌芝……漢班固曾作：郊祀靈芝歌，是今知靈芝命名的由來。

靈芝成為神秘的植物，首見史記的始皇本紀：盧生說始皇曰：臣等求芝（奇藥）、仙者，常不遇。這是為秦始皇求不死藥的“方士”們重視靈芝的正史記載；另一位著名求不死藥的漢武帝，為宮內產芝下詔天下。漢書：武帝本紀，元封二年六月詔曰，甘泉宮內中產芝九莖連葉，上帝……賜朕弘休，其赦天下。賜雲陽郡百戶牛酒。自此之後，中國社會之中，產生靈芝為神草（徐鍇）、為瑞草（郭樸）的概念。

方士服食的自然食物，相當於現代所謂健康食品。服芝求長生的文獻，晉代葛洪的抱朴子所集資料最為豐富。所引五芝：有石芝，如石腦芝、硫黃芝，乃石類礦物；有木芝，如木威喜、木渠芝，乃寄生

⊙靈芝之臨床實驗⊙

圖 7-6　中國醫藥學院於 1988 年 10 月發表的「靈芝之臨床實驗」書影。

資料來源：張光雄，〈靈芝之臨床實驗〉，頁 9。

服用**進口品**靈芝十一例中，有二例出現腹痛下痢、一例暈眩、一例口淡涎出；服用**栽培品**九例中，七例軟便服瀉、二例偶有心跳過快現象；服用**野生品**有五例，四例服後便軟，一例服後失眠，但食慾較佳。就特定疾病來說，慢性鼻炎患者服用進口品二例與栽培品二例皆未改善；高膽脂血病人三例，服用進口品，一例一週後出現眼脹耳塞感，故予停藥，二例併發脂肪肝。[77]

作者指出「本研究由於服後發生副作用，而被迫中止，僅兩週而已；病例數亦不多，故雖無法統計，唯經已構成開發靈芝為健康食品之顧慮。」[78]儘管組織培養、濃縮製劑及毒性試驗皆顯示為有利開發，然而多數人於服用後產生異常不良反應，因此研究者認為將靈芝開發成「健康食品」是有疑慮的。針對這種情況，研究者建議：

進一步從事市售靈芝成品的品質分析與市場消長的調查統計，以期於臨床的側面，將可獲得靈芝口服劑的大量統計，以期於臨床的側面，將可獲得靈芝口服劑的大量統計數據，資為是否開發靈芝為健康食品的佐證。[79]

這個研究是基於產業目的而投入的，實驗室得不到委託者期望的結果，反而證明靈芝的**副作用**，造成極為尷尬的場面。研究者提出從「分析市售靈芝品質」與調查統計「市場消長」兩個行動方案。國科會科技顧問組後來無動作，倒是消費者文教基金會投入分析市售靈芝品質的工作。[80]業者則向研究生提出他們對市場樂觀成長的觀察，官方的統計調查則是闕如。[81]

當時未參與該計畫的C教授，認為國科會大型計畫悄悄結束，是因為當時技術條件與人員能力不足，只好默默結束。他說：

> 因為，認為他可以做的人，事實上是不能做啦。事實上就這樣而已啦。第一，為什麼？他們不是自己從太空包椴木養靈芝這樣子開始；第二點，他們對於鑑定裡面、靈芝裡面的結構，事實上是不行的；第三點，那時候沒有材料，你很難做出在細胞或動物層次有什麼好的表現。……在靈芝的研究做的比較好的幾個人，事實上當時是沒有在裡頭的。（科學家C，筆者訪談）[82]

第一點指的是靈芝素材的栽培培養能力，第二點則是化學分析能力，第三點則是生化實驗的素材難以取得，第四點則是研究成員組成。參與該計畫的科學家D也提到當時的困境，他負責提供各組實驗材料，然而由於水質不佳，造成純化過的材料因汙染而有毒性，無法繼續實驗（筆者訪談）。

局外的科學家提到技術與社會面向的解釋。他指出，該計畫目的是為促進靈芝產業發展，但是實驗結果並不理想，最後主事者**為了不要打擊靈芝產業**，加上某些科學家兼具業者身分，所以最後「報喜不報憂」，悄悄地落幕了（受訪科學家A，筆者訪談）。從剪報資料來看，臺北醫學院生藥學研究所教授楊玲玲曾提到：

> 行政院國科會曾有意從事靈芝的大型研究計畫，卻因為部分教授以靈芝療效難以確認而作罷。楊玲玲透露，他們曾以百分之五十的酒精萃取靈芝，在注入有腹水癌的老鼠體內，意外發現老鼠的腫瘤越長越大，據此印證靈芝並非抗癌藥物。[83]

筆者向楊玲玲教授查證，她提到那是預試驗，後來沒有繼續進行，也沒有發表，因而靈芝與老鼠腫瘤的關係並無定論。但恰恰是沒有繼續進行這件事，說明了科學研究無法自外於社會發展，科學研究受到社會條件限制。對於一個可能打擊產業的研究，不論是上述國科會報告、張光雄研究或是這裡楊玲玲未完成的實驗，我們都看到了類似「家醜不外揚」的現象。[84]這些消息僅僅是曇花一現，除非像我這樣的研究者刻意去挖掘，否則這段歷史也只會消失在報章裡，對於社會大眾而言，等同於沒有發生過。

這種學術倫理，叫作「不要引發消費者恐慌」。[85]幾位教授都希望靈芝產業不要因為學術研究蒙受損失（受訪者說「不要打擊靈芝產業」，或者表示要為靈芝產業請命）。受訪科學家D也提到鮮少有學者會主動破除醫療謠言，因為第一個，拿不到研究經費；第二個，專業領域不同，也沒有相關的分析設備。學界不見得會**直接批評**業者觀念不正確（如認為靈芝含有高量的鍺），但是會**慢慢教育**業者要用「正確的宣傳辭令」。從歷史發展過程來看，重視消費者聲音的民間組織（如消基會）才會直接批評業者，但他們也依賴科學家的專業知識。科學成為兩面刃，既能傷害產業，也能發展產業。

現在，讓我們整體回顧上述的歷史發展。經由學者的鼓勵，李國鼎決定推動靈芝的大型研究計畫，但這個計畫有著很明確的目的，即推動靈芝產業發展。但是因為最後的研究結果並不樂觀，在最後的結案報告只報喜不報憂，而且連「喜」的那部分都不著撰人。一個三年期的大型研究計畫，靈芝的部分竟只有六頁半的報告，這在當前的學術環境下是無法想像的。

產官學界的糾葛，導致了這段歷史被隱藏起來。臺灣政府不重視基礎科學研究，而有著看重實效的治理慣性，導致難以全面反省研究過程，政府僅僅選擇「遺忘」與匆促「結案」來回應這段歷史。學者林崇熙指出李國鼎心目中的科技，「只是應用性的研究發展（即應用科學、發展和工程設計方面）和技術移轉之推廣。」他認為李國鼎著重「技術」應用，而非基礎科學研究，科學被視為促進經濟發展的工具。[86]在「應用」與「績效」主導的思維下，重要的基礎工作，譬如靈芝的基礎科學分析、品種鑑別到實驗程序的設計，都需要更多檢討與改進的空間。國內重要學者沒有參與，而參與這個研究的學者在參與研究的過程遇到的許多問題也缺乏共同討論，因應困境並提出改進做法。這段歷史因其「失敗」，而散落成為碎片，成為一個「消失」的歷史，難以成為後人學習的借鏡。我不禁設想，如果他們正面地檢討自己，說不定還有機會打造靈芝成為國家產業。如果在知識層面上誠實，會不會今日臺灣真的能夠成為靈芝王國呢？

回到前述所提的尼采的權能意志的觀點，不論是政治人物、學者們都受限於現實，因為他們擔心「重挫產業」，但恰恰好是這種「適應現實」的作風，導致產業的成長有限。然而，現實之所以現實，也是因為我們相信當下的現實即現實，而未考量我們對於現實的理解與基於此理解的行動，同樣也形塑著現實，因此，我們若是能夠以長遠的眼光思考產業，構思未來，回應當下，或許我們能夠創造不同的現實。當下的場景已經不同於一九九〇年代的場景，我們的政府更願意作決斷與承擔政策（就二〇二〇年的疫情而言），我們的產業政策也已然轉型，不再僅以類似洋菇產業自滿，而寄望走向科技生醫島，但是關於國家級藥物產業的發展，我們似乎還有很長的一段路要走。我們必須思考，超越政策短視、政治鬥爭、短線求利的自我侷限困境，或許才有機會打造出類似韓國正官庄般響亮的名號。

七、代結語：學術界肩負社會責任

本篇文章關注於靈芝的社會文化發展史，從社會團體權力鬥爭的取徑，探討「靈芝是什麼」、「靈芝有效成分是什麼」、「靈芝產業為何無法成為國家產業」三個議題。本文的回答依序是靈芝是道教文化、醫家文化與真菌學文化鬥爭的標的，對於靈芝的不同理解，視何者為主流典範而定。其次，靈芝的有效成分的定義，仰賴當時主流文化的定義，商業文化在一九八〇年代將鍺界定為主要有效成分，但隨著科學研究，鍺作為有效成分被漸漸排除，而被其他元素（如多醣體及三萜類）取代；換言之，什麼東西會被強調為某物質的有效成分，是會隨著科學文化與商業文化的開展而產生變化的。第三，靈芝產業若想發展成為國家產業，那麼必須奠基在科學基礎上，必須要如實面對實驗研究結果，實驗結果不能報喜不報憂，科學實驗考慮的對象，不能僅僅是市場，還必須包括社會。唯有如實面對實驗結果，說清楚研究的限制與可能性，與社會進行交流，如此才可能永續經營，邁向國際。

針對最後一點，我想作一點延伸討論。我想提兩個社會爭議事件，一個是二〇一三年的「經濟部隱瞞牛樟芝有毒爭議」，[87]另一個則是前中研院院長涉及的「浩鼎案」。兩者涉及的爭議比前述所提及的靈芝含鍺與靈芝的國科會大型研究計畫還要複雜，然而，我們卻可以透過比較，幫助我們進一步思考科學、政治與商業之關係。就前者而言，政府維持政府慣行，針對有影響市場疑慮的研究結果，採取低調不發表的作法，但被媒體爆料，反而製造恐慌；而後者則是因為新藥開發的宣稱，導致有內線交易之嫌疑，更傷害翁啟惠的聲譽，使其辭去中研院院長職務，打亂政府發展生技產業的布局。兩者的問題都在於「政府、產業與媒體的糾葛」，也就是說，政府希望透過發展產業來支持國家長期發展，但所謂的「發展產業」，不應該是從「報喜不報憂」的角度來思考，而應該從**客觀地面對**、**呈現**、**釐清與溝通事實**作起，否則論述主導權就會被媒體奪走，媒體以「隱瞞」、「操弄」為名，爆料扭曲，影響社會對於市場及產業的信心，進而影響社會對國家的信任。至於「浩鼎案」涉及的爭議，更是牽連又深又廣，但中研院則是透過制訂技轉利益迴避相關辦法進行事後補救，所強調的重點一樣是**揭露**，即針對利益衝突之處，相關人員應該主動揭露並予以迴避。不論是客觀面對，或是主動揭露，其實都是**科學求真精神**的體現。

然而，**科學求真精神**，是否與前述論述道教文化觀點與真菌學觀點提出的**視角開放性**的立場相違背呢？乍看之下，似乎科學求真會排擠其他的觀點。但是就像前述的討論提到的，我們看待靈芝，不再僅僅從真菌學的立場來理解，我們可以納入其他道家或醫家的立場，我們可以看到政治與文化的不同面向，在視角越來越多樣的情況下，我們反而越來越接近「靈芝」的全貌與真相。我們反而可以不再獨厚特定立場，而能夠建立持平看待世界，而作出約束不良發展的決斷，這就是科學研究者應該為之努力的目標。簡言之，我們必須避免學術依附於國家與市場的困境，必須樹立學術的專業自主性。科學不是噤聲工具，而應該是幫助人們了解事實的多面鏡。

我們不妨借鑑日本，看看他們如何提供資訊揭露，幫助消費者客觀評價保健品利弊。[88]日本厚生勞動省下設有獨立行政法人「日本國立健康與榮養研究所」，[89]公告各種關於健康食品的基礎知識、受害資訊，也羅列各式健康食品素材安全性與有效性的資訊（圖7-7），提供公眾了解健康食品的管道。

以該網站的靈芝（Ganoderma lucidum. Karst）為例，不僅列出靈芝的歷史發展概要與相關的法規制度，指出主成分與分析方式，更援引學術界評價靈芝「有效性」的學術文獻，若研究設計採取隨機雙盲實驗，也會特別註明，民眾以此區分靈芝的功效宣稱，哪些已有學術證據支持，哪些又是業者誇大不實的廣告。[90]關於「安全性」方面，該研究所搜集學術界公開發表的「危險資訊」，包括一般性的影響（長期使用可能會影響胃口，流鼻血、血便、影響身體凝血），羅列被害事例（達六項之多），提供動物毒性試驗的參考資料，最後給出安全性與有效性的總體評價，並附上參考文獻。日本政府對於產品的統整分析，以及資訊的公開透明，都值得臺灣參考。

相較於日本，臺灣並無此類專責國立機構，來統整和公開健康食品的安全性資訊提供民眾參考。衛

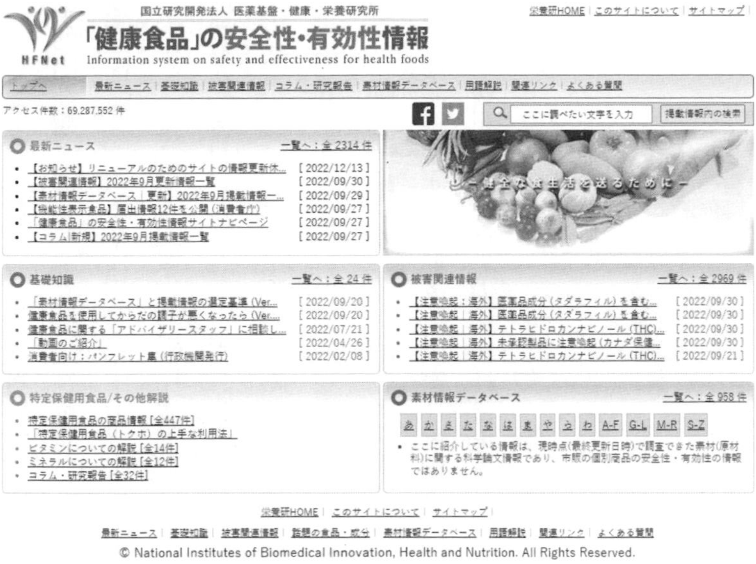

圖 7-7　日本國立健康營養研究所「健康食品的安全性．有效性情報」頁面剪影。

資料來源：https://hfnet.nibiohn.go.jp/。擷取日期：2020 年 6 月 5 日。

福部對於此類醫藥品的交互作用以及健康食品的非預期危害，主要仰賴「全國健康食品及膠囊錠狀食品非預期反應通報系統」，其中列出紅麴、大蒜、人參與銀杏可能之副作用及交互作用。關於靈芝的部分，僅是提供「常見食品與藥品的交互作用」之小卡，指出可能會與某些免疫抑制劑或生物製劑，產生使藥品效果不彰或導致疾病惡化的副作用，但並無系統性的資訊。[91]相較於衛福部對於健康食品安全性揭露的資訊，經濟部工業局所設置的「保健食品產業服務網」提供給產業發展所需的資訊卻完整得多。[92]就此來說，比起促進產業發展，臺灣政府在公告健康食品及膠囊錠狀食品相關副作用的工作上，仍有很大進步空間。臺灣政府過分強調「產業發展」與健康食品的「功效認證」，輕忽「食品安全資訊的公共化與系統化」，忽略「食品安全」概念的推廣，這樣的發展方向應該被糾正。我們希望國家在乎的不僅僅是市場的經濟效益，或是政權的穩固安定，更重要的是資訊透明、食品安全與社會正義。督促政府進步是學術界該擔負起的責任。

註釋

1 上官筱慧表示白蛇傳全英譯本是「臺大外文系畢業現執教於哥大的張光城先生，將白蛇傳劇本一共十六場，全部翻成英文，並註明唱詞每句若干字，何處需押韻，再由一位在譯劇方面頗負盛名的詩人帕克先生（Wjlliam Packer）潤筆，依照張先生提供的資料，以同等音樂、韻腳，譯成英文詩句」。換言之，白蛇傳之英譯，是兩位譯者之功，非獨力之作。上官筱慧，〈在天之涯英譯「白蛇傳」試唱紀實〉，《聯合報》，一九七二年十二月四日，九版。

2 上官筱慧，〈在天之涯英譯「白蛇傳」試唱紀實〉，《聯合報》，一九七二年十二月四日，九版。

3 陳紀瀅，〈英譯白蛇傳試聽記 並論向西洋社會開闢國劇的新途徑〉，《聯合報》，一九七三年一月二日，十二版。

4 宋晶宜，〈雅量〉，《雅量》（臺北：四塊玉文創，二〇一六），頁一六－一七。

5 朱宥勳，〈蘋中信：《雅量》教不會我們需要的雅量〉，《蘋果日報》，二〇一六年九月七日。網路連結：https://tw.appledaily.com/headline/20160907/H5VSUYLUS7RKCYTFADZRS2MCWI/，擷取日期：二〇二二年十二月十六日。

6 本節改寫自筆者的博士論文第二章第二節「靈芝的特殊性：丹道傳統下的神聖物質」。見安勤之，《救命仙草、健康食品或生技靈藥？靈芝的科學、市場與療效政治》（臺北：國立臺灣大學社會學研究所博士論文二〇一六），頁一六－一九。

7 趙繼鼎（一九一六－一九九五）一生致力於中國大型真菌的系統性研究，曾任職於中國科學院衛生物研究所研究員、中國植物學會真菌學會副秘書長和真菌學報常務編委等職，中國菌物學會認為他最大的貢獻在於對非褶菌目（Aphyllophorales），尤其是對中國多孔菌科（Polyporaceae）和靈芝科（Ganodermataceae）的系統分類研究。見中國菌學學會，〈悼念趙繼鼎研究員〉，《真菌學報》十四（四）（一九九五），頁三一五；余永年、卯曉嵐主編，〈趙繼鼎的學術經歷與論著〉，《中國菌學一〇〇年》（北京：北京科學出版社，二〇一五），頁一〇七－一〇八。

8 蘆笛，〈古代大型真菌辭源研究(I)：釋「芝」〉，《科學史通訊》三十五期（二〇一一），頁四五。

9 趙繼鼎，〈靈芝科〉，《中國大百科全書智慧藏資料庫》。http://140.112.113.3/cpedia/Default.htm，擷取日期：二〇二〇年四月二十九日。

10 Di, Lu. "Ancient Chinese People' s Knowledge of Macrofungi during the Period from 220 to 589.": 36-68.

11 Di, Lu. "Ancient Chinese People' s Knowledge of Macrofungi during the Period from 220 to 589.": 36-68.

12 陳士瑜，〈中國古代「芝草」圖經亡佚書目考〉，《中國科技史料》十二卷三期（一九九一），頁七〇、七三。

13 https://zh.wikisource.org/wiki/ 太上洞玄靈寶芝草品，擷取日期：二〇二二年十二月十六日。亦見蘆笛，〈《太上靈寶芝草品》研究〉，《中華科技史學會學刊》十六期（二〇一一），頁一〇－一二。

14 蘆笛，〈《太上靈寶芝草品》研究〉，頁一九。

15 蘆笛，〈《太上靈寶芝草品》研究〉，頁一九。

16 不著撰人，《太上靈寶芝草品》。https://ctext.org/wiki.pl?if=gb&res=866405，擷取日期：二〇二二年十二月十六日。據蘆笛考證，認為應為六朝時期作品。見蘆笛，〈《太上靈寶芝草品》研究〉，頁一〇。

17 《太上靈寶芝草品》https://ctext.org/wiki.pl?if=gb&res=866405，擷取日期：二〇二二年十二月十六日。

18 《太上靈寶芝草品》https://ctext.org/wiki.pl?if=gb&res=866405，擷取日期：二〇二三年十二月十六日。

19 Di, Lu. "Ancient Chinese People' s Knowledge of Macrofungi during the Period from 220 to 589.": 36-68.

20 本段討論引自卯曉嵐，〈欣賞中國靈芝文化之美〉。見靈芝新聞網 http://www.ganodermanews.com/%E8%AA%8D%E8%AD%98%E9%9D%88%E8%8A%9D/%E9%9D%88%E8%8A%9D%E5%AD%B8%E8%80%85/%E4%B8%AD%E5%9C%8B%E7%A7%91%E5%AD%B8%E9%99%A2-%E5%8D%AF%E6%9B%89%E5%B5%90%E7%A0%94%E7%A9%B6%E5%93%A1/100-%E6%AC%A3%E8%B3%9E%E4%B8%AD%E5%9C%8B%E9%9D%88%E8%8A%9D%E6%96%87%E5%8C%96%E4%B9%8B%E7%BE%8E.html，擷取日期，二〇二〇年六月五日。

21 陳士瑜，〈中國古代「芝草」圖經亡佚書目考〉，頁七九。

22 黃耀文，〈重新認識靈芝—三位臺灣老中醫應用靈芝的經驗與看法〉（桃園：長庚大學傳統中國醫學研究所碩士論文，二〇〇九），頁一六。

23 尼采，《論道德的譜系》（北京：商務印書館，二〇一六），頁八一－八二。

24 陳士瑜、陳啟武，〈真菌人類學和靈芝文化〉，《湖北農學院學報》二十三卷六期（二〇〇三），頁四二八。

25 陳士瑜、陳啟武，〈真菌人類學和靈芝文化〉，頁四二九－四三〇。

26 陳士瑜、陳啟武，〈真菌人類學和靈芝文化〉，頁四三一。

27 陳士瑜、陳啟武，〈真菌人類學和靈芝文化〉，頁四三三。

28 安勤之，〈超A評論》靈芝可以是草人嗎？當然可以！〉，《自由評論網》，二〇一八年六月二十二日。https://talk.ltn.com.tw/article/breakingnews/2466030，擷取日期：二〇二三年十二月十六日。

29 本節討論修改自筆者的博士論文第二章。參照安勤之，《救命仙草、健康食品或生技靈藥？靈芝的科學、市場與療效政治》，頁四三－六一。
30 靈芝的栽培與藥用編寫組，《靈芝的栽培與藥用》（上海：人民出版社，一九七六）。
31 長谷川佳哉，〈日本列島「靈芝」最新情報〉，收入李旭生編，《靈芝與健康》I（臺北：青春，一九八九），頁七八－八六。
32 韓文彝，〈瑤臺仙草——靈芝〉，《動象》十三（一九八八），頁三八。
33 本節整理自筆者博士論文第二章第二節、第四章第三節相關段落。見安勤之，《救命仙草、健康食品或生技靈藥？靈芝的科學、市場與療效政治》，頁四五－五〇、一一七－一一八。
34 〈中央山脈產靈芝草，日人爭相在台採購〉，《經濟日報》，一九七七年一月二十四日，第三版。由於靈芝出口眾多，經濟部國際貿易局公告增列 CCC0192-90 靈芝 Ling Chih 屬准許進出口，於一九七八年八月二十六日起實施。見經濟部公報第十卷第十八期（一九七八），頁三九－四〇。資料來源：政府公報資訊網，擷取日期：二〇二二年十二月十六日。
35 王嘉琦，〈靈芝可能促進膽固醇合成 高血壓心臟病人並不適用〉，《民生報》，一九八二年七月十五日，第四版。
36 中央社，〈旅美學人米明琳嘗試培植靈芝製成大眾飲料〉，《中央日報》，一九八〇年十二月二十九日。
37 淺井一彥，據說是日本的工學博士。但是經臺灣醫師亓允文查證，日本的博士名錄並無此人，懷疑是有心人士為炒作有機鍺而創作出來的人物，而其宣傳書籍，亦無實驗根據。亓允文，《揭開有機鍺的騙局》。http://blog.xuite.net/su10899/twblog/164516145-%E6%8F%AD%E9%96%8B%E6%9C%89%E6%A9%9F%E9%8

D%BA%E7%9A%84%E5%A4%A7%E9%A8%99%E5%B1%80，擷取日期：二〇二二年十二月十六日。

38 田明，〈有機鍺非仙丹勿過量食用〉，《常春月刊》一六一期（一九九六），頁八八－九二。

39 淺井一彥，《鍺與我》（東京：玄同社，一九七七）第四版，頁一〇〇－一〇五。轉引自姜宏哲，〈靈芝子實體中之有機鍺成分研究〉，《師大學報》三十四期（一九八九），頁二六三，二六九。

40 松本紘齊，《靈芝與癌症》（臺北：青春，一九九四）。

41 韓文彝，〈瑤臺仙草——靈芝〉，頁三一－三九；林一夫，〈靈芝是否含有鍺成分大眾希望早日提出結論〉，收入王汝振編，《靈芝與健康》II（臺北：青春，一九九一），頁一〇－一二；松本紘齊，《靈芝與癌症》。

42 林一夫，〈靈芝是否含有鍺成分大眾希望早日提出結論〉，頁一〇－一二。

43 雙鶴，〈靈芝廣角鏡〉，《雙鶴》二（一九八七），頁一五。

44 〈日本仙丹・抗癌新藥〉，《聯合報》，一九八六年十月二十六日，第三版。

45 〈天然有機鍺抑制大腸癌三總動物實驗認為有效〉，《民生報》，一九八七年六月二十七日，第七版。

46 〈含鍺健康食品可治癌？病人不可放棄正規治療〉，《民生報》，一九八七年六月二十二日，第七版。

47 姜宏哲、林美吟、簡秋源，〈靈芝菌絲體中鍺含量之研究〉，《中華真菌學會會刊》二卷二期（一九八七），頁一四九－一五六；許瑞祥，《靈芝的奧秘》（臺北：正義，一九八八）。

48 檢驗委員會，〈「活靈活現」的妙方——靈芝成分，含西藥測試〉，《消費者報導》一〇一期（一九八九），頁三六。

49 劉麗芳，〈服用靈芝類健康食品當心含鍺過量〉，《民生報》，一九八九年一月二日，第二十三版。

50〈有機鍺，是食品而非藥物〉，《民生報》，一九八八年二月二十五日，第十四版。

51 張毅生，〈醫藥真言 有機鍺效益 尚無定論〉，《民生報》，一九九三年十一月二十七日，第二十三版。

52「中國大陸和臺灣中西醫界所認定的靈芝主要藥效，是其抗癌作用」，其有效成分「是幼嫩赤芝的多醣體，而不是中外民間所強調的鍺，不管是無機鍺或有機鍺」。許松勇，〈靈芝抗癌與鍺無關〉，《民生報》，一九九四年三月十四日，第二十三版。

53〈靈芝複合使用法 正統邀專家剖析〉，《經濟日報》，一九九三年十一月二十二日，第二十五版；黃仁揚、黃天如，〈靈芝療效奧妙 有仙藥美譽。含天然有機鍺 神農本草經概分為六種 被譽為千草之王〉，《中國時報》，一九九六年一月十七日，第十四版。

54 蘇正德，〈含鍺健康食品之危害實例〉，《消費者報導》一三六期（一九九二），頁八－九；亓允文，〈差點害人命的有機鍺〉，《消費者報導》二三〇期（二〇〇〇），頁五三－五九；亓允文，〈揭開有機鍺的騙局〉，《消費者報導》二三五期（二〇〇〇），頁七－一〇。

55 袁世珮，〈服後病變致死，日本有多起病例，療效不明衛署無法管〉，《聯合報》，二〇〇〇年十二月七日。第二十版。

56 楊榮森，〈人參、靈芝及含鍺製劑引發腎毒性之研究〉，《中醫藥年報》二十九卷四期（二〇〇六），頁五九－九四。

57 陳昭姿，〈《營養教室》有機鍺 健康食品？有害毒品？〉，《民生報》，一九九五年十一月十八日。第三十七版。

58 科學家B說「姜宏哲去定，後來也發現不多呀」（筆者訪談）。

59 〈蘋果調查　經濟部隱瞞　牛樟芝含毒　吃多傷腎〉，《蘋果日報》，二〇一三年五月二十二日。https://tw.appledaily.com/headline/daily/20130522/35033635/。擷取日期：二〇二〇年六月五日。

60 本節整理自筆者博士論文第三章楔子、第四、六、七節相關段落。見安勤之，《救命仙草、健康食品或生技靈藥？靈芝的科學、市場與療效政治》，頁七二－七四、八二－八四、八七－九五。

61 華視出版社編輯部，《科學的靈芝：健康的食品．神奇的效用》（臺北：華視文化公司，一九八七），頁一一－一二。

62 華視出版社編輯部，《科學的靈芝：健康的食品．神奇的效用》，頁二七－二九。

63 華視出版社編輯部，《科學的靈芝：健康的食品．神奇的效用》，頁二九。

64 華視出版社編輯部，《科學的靈芝：健康的食品．神奇的效用》，頁一二－一三。

65 許瑞祥，《靈芝概論》（臺北：年喜文教基金會，二〇一〇），頁九二；科學發展月刊，〈國科會推動中藥與靈芝之研究大型計畫〉，《科學發展月刊》十六卷二期（一九八七），頁二九九－三〇〇；華視出版社編輯部，《科學的靈芝：健康的食品．神奇的效用》；劉惠娥，〈靈芝研究〉，《科學發展月刊》十六卷六期（一九八八），頁八四〇－八四三；行政院國家科學委員會，《中藥及靈芝研究》（臺北：行政院國家科學委員會，一九九〇）。

66 吳亭瑤，〈執行長古秉家vs.董事長許瑞祥微生物文教基金會二十週年話談靈芝願景〉，《健康靈芝雜誌》五十二期（二〇一一），頁六－一二。

67 《中藥及靈芝研究》一書架構為計畫名稱、研究目的、研究重點，附錄（補助計畫經費及名稱）四個部分。行政院國家科學委員會，《中藥及靈芝研究》。

68 值得一提的是，該研究發現了世界新種，許氏小孢靈芝（G. microsporum Hseu）。

69 就保肝作用來說，當時以GOT及GPT作為測量指標，測試經四氯化碳造成肝損傷的小鼠餵食靈芝萃取物的數值差異，結論顯示靈芝萃取物能使GOT及GPT數值下降，故肯定具保肝作用。就免疫調節來說，抗白色念珠菌活性試驗證實靈芝萃取液能促進巨噬細胞作用；以靈芝萃取液注射老鼠腹腔，發現能影響老鼠脾臟大小，推論萃取液能促進淋巴細胞分裂作用（因為脾臟大部分由淋巴細胞構成）；並且透過測量抗紅血球斑點形成數目的實驗設計，指出靈芝萃取液有抗體增強作用。見行政院國家科學委員會，《中藥及靈芝研究》，頁一六－一七。

70 劉惠娥，〈靈芝研究〉，頁八四〇－八四三。

71 張光雄，〈靈芝之臨床實驗〉，《明通醫藥》一五四（一九八八），頁九－一五。

72 其他成員為中國醫藥學院教授陳太義、中國醫藥學院中藥研究所張光雄、中國醫藥學院附設醫院中藥局主任李世滄、中醫師劉俊昌先生、中國醫藥學院教授陳忠川、中國醫藥學院藥學碩士李銘忠。

73 張光雄，〈靈芝之臨床實驗〉，頁一一。

74 張光雄，〈靈芝之臨床實驗〉，頁一一。

75 文中雖未註明，但使用「紫芝」作實驗材料，在今日看來是很特別的事。因為今天的市場主流是「赤芝」，即「紅色靈芝」。我推測當時候會使用「紫芝」當研究材料，是因為紫芝是少數古典方劑有收載其用途的靈芝，而不像其他收錄於本草的靈芝，多為仙家論述。

76 張光雄，〈靈芝之臨床實驗〉，頁一一。

77 張光雄，〈靈芝之臨床實驗〉，頁一四。

78 張光雄，〈靈芝之臨床實驗〉，頁一四。

79 張光雄，〈靈芝之臨床實驗〉，頁一五。

80 檢驗委員會，〈「活靈活現」的妙方-靈芝成分，含西藥測試〉，頁二六－四三。

81 據政大心理所研究生張海深的調查，「靈芝業者表示，截至一九八九年九月底，臺灣地區靈芝服用人口有二十萬人左右，每月銷售金額可達三億臺幣，有品牌的靈芝廠商有六十家，最近平均每年生產可達一百噸，而有七十噸消費掉。臺灣省農業試驗所宋細福研究員的估計，臺灣在一九八九年一年約生產五百公噸的靈芝。」張海深表示「二種生產量估計差異很大」，當時並沒有很精確估計靈芝消費的方式，但人們確實感受存在靈芝的消費熱潮。見張海深，《臺北市靈芝購買消費者行為研究》（臺北：政治大學心理學研究所碩士論文，一九九〇），頁六。

82 該名科學家認為當時靈芝科學研究作的較好的人，譬如像是當時陽明大學生化所的蕭明熙教授、臺大植物病理與微生物學系暨研究所的曾顯雄教授等人，這些學者擁有較好的環境與設備，也有相關的論文產出。但他們不在這個研究計畫裡。

83 詹建富，〈靈芝非保肝仙丹 健康食品列管漏洞多〉，《民生報》，一九九三年四月二十八日，第二十三版。

84 二〇一三年發生的媒體爆料牛樟芝有毒事件，主管機關衛福部與經濟部也是基於避免影響市場，而未曾實驗結果呈報社會，但媒體爆料後，重創整個牛樟芝市場，但也使得牛樟芝管理的法規更為嚴謹。我們究竟該如何看待科學研究的發表與再現，是值得進一步探索的議題。

85 雷祥麟提到二〇〇一年元月發生牡蠣事件，學者刻意選擇國外期刊發表臺灣牡蠣的重金屬含量偏高，具有較高致癌風險的論文，就是「不願引起國內消費者恐慌」（見頁一二六）。但經媒體報導，牡蠣業者抗議，隨著民意代意及相關首長出面，風波才逐漸平息。行政院回覆立委質詢時指出，「此類學術性的報導與實際情況有相當大的差距，政府有責任防範類此事件再度發生」。值得注意的是，一方面是學者的自我審查，決定在國外期刊發表；一方面則是政府對於學術言論的防範，這兩個面向都是觀察學者的自我審查倫理的可切入面向。見雷祥麟〈劇變中的科技、民主與社會：STS（科技與社會研究）的挑戰〉，《臺灣社會研究季刊》四十五期（二〇〇二），頁一二三－一七一。

86 林崇熙，《臺灣科技政策的歷史研究（一九四九－一九八三）》（新竹：國立清華大學歷史研究所碩士論文，一九八九），頁一〇三－一〇八。

87 〈蘋果調查　經濟部隱瞞　牛樟芝含毒　吃多傷腎〉，《蘋果日報》，二〇一三年五月二十二日。https://tw.appledaily.com/headline/daily/20130522/35033635/，擷取日期：二〇二〇年六月五日。

88 以下討論引自筆者博士論文第六章。見安勤之，《救命仙草、健康食品或生技靈藥？靈芝的科學、市場與療效政治》，頁一六二－一六三。

89 https://www.nibiohn.go.jp/eiken/，擷取日期：二〇二〇年六月五日。

90 「靈芝」於「健康食品的安全性・有效性情報」網站上之資料：https://hfnet.nibiohn.go.jp/contents/index.php?btn_id=1&q=Ganoderma+lucidum.+Karst，擷取日期：二〇二〇年六月五日。

91 「常見食品與藥品交互作用」小卡，https://www.fda.gov.tw/tc/siteListContent.aspx?sid=9104&id=24063，擷取日期：二〇二〇年六月五日。

92 保健食品產業服務網，https://www.functionalfood.org.tw/，擷取日期：二〇二〇年六月五日。

捌 食物史新趨勢

——近代東亞味素研究的幾種視角

蔣竹山

一、前言

若說「味素」（味の素／味精，本文通稱為味素）是一九二〇年代臺灣最受歡迎的調味料，一點也不為過。[1]這原本是日本鈴木製藥所製造出來的調味料，一九〇九年開始發售，每瓶三十克要價五十錢，就當時的物價而言並不便宜。味素從日本傳到臺灣後相當受到歡迎，銷路好到處處可見仿冒品，《臺灣日日新報》中常可見到被警方查緝到的偽造案新聞。這種仿冒情況最後嚴重到連味素公司社長都感到困擾，多次來臺視察臺灣的銷售業務情況。

日治時期為什麼會有這麼多的味素仿冒品？面對這些偽造商品，各地方政府又是如何處理？這大致可從味素的消費史來探討。可惜過往史學界對食物史關注不多，直到近年來才有顯著的改善，其中又以日治臺灣食物史研究的成果較為豐碩。近來的食物史研究，無論量或資都有增加的趨勢。以日治臺灣為例，曾品滄及陳玉箴開創出許多新的研究課題，例如飲食與消費空間的轉變（江山樓、花廳到酒樓）；或者是臺灣菜（辦桌）、西洋料理的問題。[2]其餘年輕一輩的研究者則特別關注牛奶、洋菓子、水果，或者喫茶店、咖啡店。[3]

目前臺灣學界尚未有人對味素的歷史進行正式的研究。我對這個新產品的認識大多來自於味素會社的企業史，像是味の素沿革史編纂會編纂的《味素沿革史》（味の素沿革史）這類書籍。[4]一九〇七年，東大教授池田菊苗博士結合當時的化學工業，從昆布中萃取而出的「鮮味」（うま味），一種在傳統四味：甘、鹹、酸、苦，另外創造出來的獨特味道。一九〇八年，他與鈴木三郎助以這項含有谷氨酸納（Monosodium Glatamate，簡稱ＭＳＧ）成分的調味料製造法，取得一四八〇五號的專利權。在製作初期，曾一度取名為「味精」，隨後才定名為「味の素」。一九〇九年，池田博士在東京第三十一屆化學學會的年會上以「新調味料」為題，正式對外公布味素這款新產品。同年的《東京朝日新聞》已在廣告中列出全國三個地區代理店的名稱，例如關東的代理店是東京本町的「鈴木洋酒店」。隨著川崎工場的建立與鈴木商店株式會社的設立，味素在日本的製造逐漸走向工業化與商業化。[5]

一九〇八年，池田菊苗和其夫人參加共進會有了靈感，開始研究昆布煮熟之後的汁液成分。他提到有三個動機促使他進行研究：第一是日本民眾營養問題。調味料在食物中的關係，宛如染料在紡織品中的作用，染上美麗的顏色，即便是粗陋的棉花，也會有人喜歡穿著。味素的功用亦是如此，加上了甘美的調味料，即使是粗茶淡飯，也會令人食指大動。提供價廉物美的調味料，就是增進國民營養的好方法之一。第二是化學上的問題。池田所處的時代正是化學合成香料興起的時代，但是味覺為出發點的調味料，卻沒有多少人在研究。像白色無臭的結晶粉末糖精，甜味至少是砂糖的四百倍，可以作為醫藥品、防腐劑及食料品，但有些國家卻禁用這種調味品。對池田而言，這種甘味食品正是那時化學工業的強項，促使他思考該如何開創一條新的研究路徑。第三個動機是為了打破迷思，因為一般人認為化學不太能應用於一般日常生活，他認為這種誤解非得打破不可。

在這三重動機的鼓舞下，他開始研究昆布湯汁中的物質成分。經過數十種上等昆布的蒸煮，除去氯化鈉（食鹽）、甘露醇（Mannit）及氯化鉀等物，經過最後分離，終於在殘液中取得谷氨酸納。這是一種在酸、甜、苦、鹹四種已知味道之外的另一種味道「鮮味」。然而，這項發現要如何量產成為商品，則要歸功於鈴木三郎助的鈴木製藥所投入發展。

有關味素的研究不多，僅能從國外的一些研究找到研究脈絡。[6] 歷來的日本食物史研究甚少提到味素，僅見早期昭和女子大學食物學研究室編的《近代日本食物史》，[7] 當代研究則可見美國的日本近代史學者 Jordan Sand 的新書《帝國日本的生活空間》（帝国日本の生活空間）。[8]她認為味素之所以能成功打入日本料理市場，起初是針對家庭主婦，強調味素是文化生活中不可或缺的調味料。由於一九二〇年代起，受教育的女性大量增加，家庭主婦對新科學的接受程度較高，味素遂搭上了日本家庭近代化的潮流，成為家庭必備調味品。[9]然而，味素的流通並非一帆風順，也曾遇到過民眾不信任的階段。像是一九一八年，東京及大阪就曾出現過民眾以為味素的原料來源是蛇的疑慮，此事曾嚴重影響到鈴木商店不得不登報聲明原料絕對與蛇無關。味素不僅流行於日本，至一九二〇年代後，我們可以見到這項商品流通至東亞的臺灣、滿洲及上海等地，甚至連美國都可見到它的蹤跡。味素在臺灣的普及則和日本相反，是由料理店拓展至家庭。臺灣民眾對於味素接受的程度很快，這可從仿冒品到處充斥的現象看出。

味素在近代的流行，打造出一種現代性的味覺。如何書寫味素在近代東亞的歷史，成為食物史一個相當值得探討的課題。此研究不僅有助於我們了解日治時期的產業特色與消費文化，協助我們對日治及戰後的食品工業發展的進一步認識；也可以對於當前的食品安全問題提供歷史脈絡，跳脫傳統經濟史或產業史研究的做法。這促使我試圖在前述學者的食物史研究基礎上，探索味素的全球史及物質文化史。我所探討的不僅是味素在日本的發明與製造，更關注這項新興商品從日本帝國流通至東亞其他城市時，是如何與當地的城市生活、消費文化、廣告及宣傳模式相結合，並發展出全球在地化的現象。由於味素的「社會生命史」在當代世界有很大的轉變，隨著一九七〇年代「中國料理症候群」的出現，這個調味料的影響力開始下降，甚至成為被批判的對象，這部分的當代故事則不在本文探討範圍，以下僅就味素的發明到一九四五年戰爭結束這段期間，探討味素研究的幾種新視角。

二、全球史與味素研究

味素的歷史研究所關注的重點，不應僅是在味素這公司如何透過當時的化學工業打造出調味料的重要品牌，還應該以全球史的視角，探討這個企業是透過何種方式打進海外市場？可以探討的地區有臺灣、上海、滿洲及朝鮮。在二十世紀前半葉，很少有商品，能像味素一樣如此成功行銷，即有國際化，又有在地化特色。

透過探討味素在東亞的生產、流通與消費的方式，我們不僅可以理解日治時期日本產業史發展的特色，也可以理解日治時期受日本勢力影響的幾個東亞地區，是如何接受了這項新商品，開啟了一場感官與味覺文化的新體驗。這裡頭有味素發明與化學工業的技術史與產業史課題；有負責販賣活動的株式會社鈴木商店的企業史與經濟史課題；有在海外銷售與推廣的廣告與消費文化的文化史課題；也涉及了與二十世紀的飲食文化變遷有關的食物史課題。此外，在戰時體制下，其因應與變化，更涉及了殖民體制的政治史課題。因而，透過超越民族國家框架的味素全球史研究，讓我們更能理解一項商品的全球化特色。

什麼是全球史的視角？近來歐美學界已有相當多的研究成果。例如美國夏威夷大學教授，同時是《世界史雜誌》（*Journal of World History*）主編的 Jerry H. Bently，他於二〇〇二年寫過一篇文章 "The New World History"，文中所

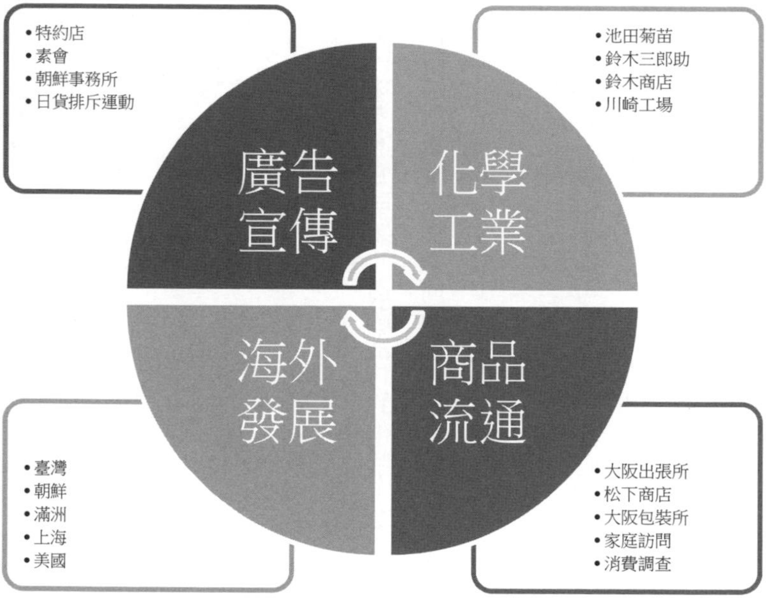

圖 8-1　味素商品的全球化圖示。

說的新世界史指的就是全球史的概念，他不僅區隔新世界史與傳統世界史的不同，還明確指出全球史的理論有四種，其研究課題涵蓋了：跨文化貿易、物種傳播與交流、文化碰撞與交流、帝國主義與殖民主義、移民與離散社群。[10]

塞巴斯蒂安・康拉德（Sebastian Conrad）二〇一六年新作《全球史的再思考》（*What is Global History?*）對全球史的研究特色有很詳細的討論。[11]作者是柏林自由大學（Free University）的歷史系教授，曾著有《德國殖民主義簡史》（*German Colonialism: A Short History*）、《帝制德國時期的全球化與國家》（*Globalisation and the Nation in Imperial Germany*）、《在美國世紀書寫德國史與日本史》（*The Quest for the Lost Nation: Writing History in Germany and Japan in the American Century*），《全球史的再思考》則是延續他過往的全球化思考的最新力著。

他認為全球史的特色有以下幾點：(1)全球史家不只採取宏觀的視角，還試圖將具體的歷史議題放到更廣大的全球脈絡中；(2)全球史會拿不同的空間觀念來實驗，而不以政治或文化單位作為出發點；(3)全球史強調相關性，主張一個歷史性的單位如文明、民族、家庭並非孤立地發展，必須透過該單位與其他單位的互動來理解；(4)全球史強調「空間轉向」，常以領域性、地緣政治、循環及網路等空間性隱喻，取代「發展」、「時間差」及「落後」等舊有時間式用語；(5)注重歷史事件的同步性，提倡將更多重要性放在同一時間點發生的事件；(6)以不同於以往世界史書寫的方式反省歐洲中心論的缺陷。然而，康拉德也點出了全球史的侷限。他認為除了規模問題外，全球史學者所面臨的問題有四個：「全球」這概念可能導致歷史學家抹去過去特有的邏輯；過度崇拜聯結；忽視權力議題；以及為了追求大一統的框架而不顧歷史事實。

此外，全球史不意味著就是要以全球為研究單位，而是該思考如何在既有的研究課題中，帶入全球視野。在研究方法上，可以採取以下幾種模式，例如：(1)描述人類歷史上曾經存在的各種類型的「交往網絡」；(2)論述產生於某個地區的發明創造如何在世界範圍內引起反應；(3)探討不同人群相遇之後，文化影響的相互性；(4)探究「小地方」與「大世界」的關係；(5)地方史全球化；(6)全球範圍的專題比較。在研究課題上，研究者可以透過全球視野，探討以下主題，例如帝國、國際關係、跨國組織、物的流通、公司、人權、離散社群、個人、技術、戰爭、海洋史、性別與種族。

上述這些全球史的研究例子，有助於我們探討日本明治以來的味素與化學工業是如何結合？我們可以探討味素的工業化、味素的發明、川崎工場的製造技術、第一次世界大戰下的製藥事業、創業時代的販賣活動、海外市場的擴大。當日本的味素經驗成形後，又是透過什麼的方式，將此項商品向海外擴大販售。我們將探討大正至昭和的發展，如何從鈴木商店到「味之素（味の素）」本舖。此外，我們還需探討國內市場的擴大與海外市場的開拓，以及中日戰爭後的中國進出口的變化。

總的來看，味素的歷史研究不僅有助於我們對臺灣飲食史有更深入的研究，也可以跨越邊界，透視整個東亞的物的交流歷史。味素的研究不只是商品的歷史，還涉及了日本殖民政策的歷史、產業史、經濟史、生活史及科技史。林玉茹教授曾在〈二〇〇九年度臺灣產業史研究的回顧與展望〉的結語中提到：「三級產業研究則過去至今成果偏少，是極需開拓的領域。舉例而言，服務業部分，較重視金融保險業，但包括餐飲、服裝、鞋子、醫藥業……等等產業史仍有待補白。」我們希望透過味素的整體研究，能夠為上述的遺憾，提供些許成果。

如前所述，味素的研究涉及的層面相當廣，不僅有地域的問題，還有跨學科的問題，如何不是淪為只寫成一種進步史觀的科技史或產業史，是未來要努力克服的部分。前人研究全球史的一些經驗，給予了我們如何既有宏觀的視野，又有微觀的特點。

透過不同性質的史料，可以協助我們進行味素的全球史研究。這方面可依靠味素產業的株式會社的企業史資料，[12]或者是創社元老鈴木三郎助的回憶錄《活在味道中》（味に生きる）以及各種報刊資料。[13]我的做法則是大量蒐集《臺灣日日新報》中的味素新聞及報刊廣告，找出文章中常出現的關鍵詞，如會社負責人、代理店、吉野屋、初代社長、煮賣屋、專賣制度、特約店、臺灣出張所、臺灣味の素販賣株式會社、仿冒味素等等，再以這些名詞為線索，開始搜尋相關的這類資料。

上述日治臺灣味素的歷史只是味素作為一種新式調味料的「社會生命（social life）史」中的一環，要理解這段時期的味素歷史，就必須將視野跨越邊界，以全球史的視野來考察味素的歷史。唯有如此，我們才能全面的理解近代日本所發明的味素，如何在東亞流通、宣傳與消費的過程。

三、味素與消費文化

味素的食物史研究不僅可採取全球視角，還可以從物質文化史的角度探討味素的物質、圖像、廣告與消費文化。物質文化史這方面研究有助於我們探討味素傳入臺灣及上海、滿洲後，如何打進原有社會的飲食文化，進而形成一種新的消費文化。這裡頭涉及了城市文化、百貨店及旅行文化興起，廣告在其中，更扮演了重要的角色。這部分可對各種宣傳方式的廣告圖像進行分析，可參考的著作有山本武利的《廣告的社會史》。[14]

有關味素的消費史資料，昭和年間的婦女雜誌、食譜與料理書亦有許多可以參考，像是

《主婦の友》、《婦女界》、《婦人倶樂部》、《料理の友》、《愛國婦人》及《家庭料理》等。此外，物質文化研究中，物件提供給我們很多歷史研究的線索，這方面有味素的紙盒及鐵鋁罐包裝、廣告看板、實體海報、電車廣告、慰問袋，以及各種博覽會的展覽館宣傳與展品。日治時期的家庭日記簿、料理書裡也有許多有關味素與烹調的訊息。

味素如何放在物質文化史的脈絡裡來研究，可以參考以下的相關論著。早在一九九九年，研究廣告史著稱的山本武利就編了《百貨店的文化史——日本的消費革命》（百貨店の文化史——日本の消費革命）論文集，[15]透過百貨公司的出現探討消費社會的展開。近來更有學者進一步指出近代日本消費社會的特色。像是剛出版的日文新書《日本的消費與日常生活，一八五〇－二〇〇〇》（歷史のなかの消費者：日本における消費と暮らし，一八五〇－二〇〇〇）。[16]本書二〇一二年時先以英文本出版，由日、英學者參與計畫，受到英國日本研究協會及大和日英基金的資助，開始以比較視角及世界史脈絡，研究日本近現代的消費史。該書導論寫的相當精采，引用了中國史方面的研究成果，特別是提到卜正民（Timothy Brook）、柯律格（Craig Clunas）等史家的著作。這已經不是以往經濟史、社會史所能單獨處理的課題，其中包含有許多文化史及全球史的新視角。這裡頭文章主題都相當有啟發性，涉及的課題有：家事勞動、家庭用品與女性、消費生活、砂糖消費、纖維產業、和漢藥業、鐵道旅客、郵務與消費、通信販售及消費主義。

西方消費文化的研究大約興起於一九七〇年代末至一九八〇年代初期，較具代表性的著作是 Neil Mckendrick、John Brewer、J. H. Plumb 合著的《消費社會的誕生：十八世紀英格蘭的商業化》（*The Birth of a Consumer Society: The Commercialization of Eighteenth-Century England*）。他們研究十八世紀英國中產階級的消費文化，並提出「消費革命論」，指出當時英國消費文化的變遷，包括家庭收入與需求、市場的擴大、城市人口的增加、奢侈品的普及、流行時尚的大興、社會仿效的作用、奢侈觀念的變遷等等，他們稱此現象為英國「消費社會」的誕生。除了這本經典著作外，另外兩本論文集的出版，亦代表著一九九〇年代西方消費文化的研究成果，分別是《消費與諸神的世界》（*Consumption and the World of Gods*）及《消費的文化，一六〇〇－一八〇〇》（*The Consumption of Culture 1600-1800*）。[17]這些研究深受歐美社會學及人類學對「物」的研究影響。例如柯律格有關晚明社會的文物商品化的研究就深受 Arjun Appadurai 的啟發。

在解讀消費文化的過程，物質文化的歷史，提供了我們重要的依據。伊藤るり、坂元ひろ子等學者合編的《摩登女性與殖民地的近代》（モダンガルと殖民地的近代），[18]雖然出版已有五年，很多文章仍深具啟發性。內容不僅涉及性別，還有物質文化、消費社會、感官、視覺文化、廣告、政治、殖民地及帝國。書中洪郁如的殖民地臺灣的摩登女性與流行服飾的研究，就指出在一九二〇年代後期，接受新式教育的新女性，因身處上流階層，受西式教育影響而開始穿著洋服，形成「摩登女性（モダンガル）」的風潮。這些文章中，我印象最深刻的是足立真理子的資生堂與香料石鹼的研究，既有企業史的關注，也將商品與現代性氣味、嗅覺感官結合在一起探討。但這部分文章仍然是少數，未來若要進一步發展感官史的研究，有關香料的株式會社材料，如《長谷川香料八十年史》、[19]《高砂香料八十年史》，[20]則需有系統的蒐集與整理。[21]

我們若想要進一步了解商品與日常消費的關係，腳踏車也是一個可參照的對象。這項商品如何從日本影響到臺灣，有關腳踏車的生產、流通與消費之間的環節自然不能忽視。像是近來神奈川大學經濟學教授滿薗勇的新書《邁向日本型大眾消費的社會徵兆——戰前期日本的郵購與按月分期消費》（日本型大衆消費社会への胎動：戦前期日本の通信販売と月賦販売），[22]裡頭就提到當時日本是如何透過產業、同業組織、腳踏車商店、目錄與消費者建立起販售網絡。

四、味素的物質性與偽造現象

一九〇八年九月開始製造味之素。當初稱「味精」，在麻布工廠研究製造，當年底在逗子設製造工廠，正式開始製造。「味精」這名稱和酒精、甘精等藥物名稱相近，決定更改名稱為「味之素」。同年十一月以新富町的藝者為模特兒，畫出穿著日式料理服的美女，上頭寫著味之素的商標並把它拿去登錄（商品登錄第三四二二〇號）。之後則以「美人商標」繼續被使用。當時「味之素」這名稱引起一些議論，事隔多年才認為這名稱命名的相當合適。醋之素、若元（わかもと／wakamoto，味之素發音為 ajinomoto）、乳素等後來有許多公司名稱都模仿味素。

一九〇九年十一月在京橋區南傳馬町（現在的中央區京橋）設店鋪，開始販賣大中小的瓶裝（大一圓、中五十錢、小二十五錢），並在店面的展示櫃裡擺放了小麥、麵粉、麩素、澱粉及味素的樣本，展示從原料到製成味素過程中所出現的副產品。味素公司也會在屋頂架設大型電燈看板，並在公司內設立廣告組進行各種宣傳規劃。此後，味素本舖逐漸成形，展示櫃的設計會按照季節更迭，請來平福百穗、一條成美及寺澤孝太郎等知名畫家來設計。此外也會請這些畫家來畫電車車廂海報及報紙廣告。

由於味素是化學工業的產品，其白色結晶狀的物質特性所帶來的獨特風味，剛銷售至臺灣時，就在各城市料理店受到歡迎，並進而影響民眾的家庭烹調方式。由於消費數量驚人，遂引起不肖商人的仿冒，以各種天然的類似品來代替味素。有關味素的仿冒現象，我們可以透過《臺灣日日新報》與鈴木商店株式會社的企業史資料，探討日治臺灣各地的味素偽造案的內容是什麼？為何會發生偽造案？味素製作公司如何因應？殖民地政府如何管理？偽造風潮對日用民生又會造成什麼影響？有關食品的偽造案，歐美史學有較多的研究，這可以參考比・威爾遜的《美味欺詐：食品造假與打假的歷史》。[23]

一九二〇年代，在鈴木商店還未推出金色罐裝的味素時，容量最大的是兩百錢的特大罐，在這時期的大阪出現了更換內容物的偽造品。這時候的味素容器的蓋子與罐子本身是分開的，只用一般的紙膠帶封住商品。[24]受到一九二三年東京大地震的影響，這一年日本的味素偽造品開始大量出現。第二波是一九二四年，到了一九三〇年有了第三波的流行。針對第一波流行，鈴木商店的做法是郵寄警告文件給各販賣店，提醒他們注意是否有偽造品味素。[25]除了打著「味之素」名稱的仿冒品之外，在一九二六至一九三〇年間，東京、大阪及京都各地還出現了各種類似商品，據味素公司當時的調查，品種約有三、四十種，較著名的有味之光（味の光）、味之王（味の王）、味之蕾（味の蕾）、味之精（味の精）、味之力（味の力）、味司、美味、白鹿、味天下等等。[26]

其實，味素在臺灣的仿冒情況比日本要早，早在一九一六年就有案例發生。一九一六年十月，臺中街小販津田發現臺北廳大稻埕新店尾街的趙春榮偽造他所販賣的味素，立即通報警務課進行調查。仿冒者的做法就是收集正宗味素的空罐，調和麥粉及其他原料，讓色澤類似原裝商品，由於包裝的金屬罐相當精巧，從外觀根本看不出有何差別。[27]到了一九一九年，仿冒味素除了是用麥粉調配，還出現其他物品。一九一九年三月六日的《臺灣日日新報》顯示，有衛生官員出差調查食用品，在中南街臺灣人開的雜貨店中，查獲仿冒的味素。其包裝與原裝無異，經檢驗，發現是芋片、粟粉，另外還混雜了一九一六年案例中所沒有的魚類骨粉及鹽。有的則是用小蘇打粉混合，所以色彩相當接近。這篇報導特別提到，這並非單一現象，當時臺灣各地都已經有這樣的仿冒味素出現，因而必須嚴格取締，並提醒消費者特別留意味素的真偽。[28]

上述仿冒案之後，直到一九二四年，才再大量出現偽造味素。一九二四年竹山郡的例子，在竹山庄雜貨商葉萬枝店裡發現假造味素，經郡警察課層層查訪後，發現仿冒品的源頭是嘉義街西門的雜貨商金源昌。價格為一打四元二十錢，其中的包裝印刷字樣和原裝進口的一樣，但商標卻魚目混珠，做了些微變化，和真名發音些微不同，為「ajinaimodo」（あちないもど）。帶回化驗之後，證實為假冒品，內容物其實是魚骨粉混加澱粉。[29]

有的仿冒者會購入真正的味素盒，再參雜其他調味料。一九二五年，臺北警署的兩位刑事打聽到大稻埕下奎府町林陳發與在專賣局工作的兒子林松柏涉嫌改造味素，牟取暴利，遂前往調查。果然查獲兩人自七月二十至八月一日間，向太平町的不明雜貨商周國，購買五十錢重的一罐，二十錢的三罐，拆除封條後，取出兩成真品，再混合白砂糖及食鹽，然後貼回封條。再以三圓五錢及一圓六十五錢的價格轉賣出去。這種手法，透露出仿冒者是將真品一瓶容量分裝為五瓶，以量賺取價差。[30]一九二六年，基隆有位藥種商陳鵬昇，與人合夥，將乳糖、鹽及正宗的味素混雜一起，然後裝入真味素罐中，轉賣至鄉村雜貨店。在臺中則查獲仿冒者，以乳豆十兩，炒鹽五兩，做成味素。轉賣之後，獲利高達九倍，購買者不下兩千人。這種現象到了戰時體制時仍層出不窮。

就連報紙上的味素廣告也提醒臺灣消費者眼睛要睜大一點。一九二四年八月十八日的《臺灣日日新報》就主打「廚事要話」，標榜這味素的功效大家都已經知道，只要做菜時加一點點，就可以不費勁地馬上擺出一道好菜，而且不用花費什麼錢。左下角也同樣提到販售地點，除了上述三種外，還另外加了茶莊。光是一九二四年的偽造味素的金額就達一萬圓以上。這麼多的仿冒味素與偷竊，部分原因起於一九二三年東京大地震導致的供需失調。大地震後，東京鈴木商會在川崎的工廠受損，停止味素的生產，改由在大阪新建一座工廠代替。由於檢舉假貨案件過多緣故，光憑肉眼很難判別味素真假，為維護一般商店的信譽，一九二四年十一月時，州衛生課被授權全天候免費鑑定民眾送來的味素。[31]

由於味素在當時算是高級調味料，單價不便宜，報紙中常可見偷竊味素被抓的報導。一九二六年十一月四日，七星郡汐止街，有位蘇姓偷兒，趁參加親戚蘇爾民的公祭，順手就將一瓶味素帶走。剛好被昔日有嫌隙的密探所見，抓到汐止分局，以竊盜罪論處。這事後來被喪家知道，認為小小一瓶味素算不了什麼，更何況是族人，遂希望不要當成竊盜案來看。但汐止警方公事公辦，最後鬧到街長那還是無解，一時成為街頭巷尾的八卦。[32]有的偷來後立即轉賣獲利。一九三〇年，有位熱海的周二刑事外出查案，在縱貫路的萬得飲食店發現可疑人物，查獲嫌疑人李冬，盤問下才發現這人不久前偷過兩瓶味素，分別以一圓十錢及一圓二十錢賣給飲料店。

從一九二八年開始，臺灣與日本同步販賣金色罐裝味素，水晶體形狀的味素比其他類似商品容易辨別，因此較好管理是否是原裝。在日本內地用金色罐的客戶大部分都是魚板業，其次是餐館。在臺灣則是餐館，特別是小吃攤販特別愛用。這種新的味素包裝問世後，也帶來一些消費文化的變化。在臺灣不管是在哪一個城市的市場，一年四季都有小吃攤販，這些小吃攤販特別愛用味素，有一些店家會把大量使用過的金色罐放在店門口攤架上當裝飾，或是放在餐桌當作是放筷子的容器。其中有一些攤販是掛羊頭賣狗肉的惡劣店家，常在店面放著味素空罐，卻使用其他類似調味料。味素公司會經常派員工來巡查，當發現使用他家商品的話，就不再給任何贈品及優惠。這些店家若被警告會失去商譽，人氣也會下滑，因此大部分商家會選擇道歉，並承諾之後都會使用原裝的味素。

金色罐的價格相對於其他包裝相對便宜，因此一些小商店習慣將它分成三錢、五錢或十錢等小包裝來秤重販賣，這樣的販賣形式成為「零賣」或「秤賣」。一般臺灣民眾認為買五十錢、一元的罐裝，不如買散裝的比較划算，因此「零賣」這樣的消費形式立刻在全臺盛行。而在臺日人大多是買罐裝。當時在臺灣連香菸都能一根一根的賣，其他從大包裝拿出零賣的商品還有酒及醬油。這種零賣的販賣額逐年不斷提高，卻也造成市場需求量大，在有利可圖的情況下常使得店家開賣假貨，味素公司因而常會主動巡察這一些零賣品。在臺灣的金色罐中有的會內藏五十錢、一圓、二圓、三圓、五圓等「現金券」，以此製造買氣，吸引顧客。這一些優惠活動在日本是無法做到的，而是由各販賣店自行貼錢支付。有時誇張的店家會把裡面的內容物也一起換掉而賣假貨，一旦發現這一些行為，味素公司都一律報警處理。

不管是什麼樣的商品，只要好賣，價格就難以維持。特別是在臺灣販賣的味素。當時味素、啤酒等商品是流通的主流商品，可是到了一九三一年以後，啤酒成為專賣品，只剩味素，開始出現了嚴重的亂賣行為。因此味素公司進行現金券活動及抽籤券活動，並給予販賣成績較好的店家獎狀與獎金。味素公司相當積極地禁止亂賣，可是成效不佳。公司只好請代理店縮短貸款買賣的歸款時間，從原本的六十天降至四十五至三十天。當時味素公司怕特約店因此倒店，讓特約店貸款的金額都相當可觀。

除了偽造品的問題外，味素公司還要面對的是同類型商品的競爭，像是辰馬商店的「白鹿」與大阪興業會社的「食の元」。[33]一九三〇年十月十四日的《臺灣日日新報》中新聞〈將に起らんとする　調味料界の巴字戦　味の素と白鹿と食の元　鈴木商店の對や如何〉詳細刊載了味素面臨的挑戰。當時臺灣四間代理商的年營業額是一百五十萬圓，越智與吉野屋各分得三十萬，西村與桑田各得十五萬。在後面兩個類似產品的大量廣告看板、資金與販賣網的夾擊下，原本為臺灣人所根深蒂固使用味素這品牌的地盤開始受到蠶食。報紙特別強調這樣的三強相互競爭的局面，讓臺灣島上的調味料市場更有活力與朝氣，也打破了長期以來的味素壟斷調味品市場的局面。

五、全球在地化：國貨運動、圖像、廣告與銷售

味素在東亞傳播過程中也曾遭遇過各種阻礙，例如在中國的發展。一九二〇年代國貨運動時，中國也曾推出過自己的品牌，也就是由吳蘊初所創設的「天廚味精」。一九二三年，吳蘊初在上海設立了天廚味精廠，起初的規模並不大，無法與日本的味素競爭，後來經過種種的改良，銷路才逐漸打開，在國貨運動期間相當搶眼。

當時的報紙廣告是如此形容這個國產的品牌：「天廚味精，國貨明星。調和葷素，美味立成。有滋養性，是經濟品。請君試用，保君稱心。」由於受到當時反制日貨運動的影響，其商品受到民眾相當的喜愛。但也因為如此，引起日本企業針對天廚味精的商標提出告訴，引起媒體關注。許多報刊紛紛針對這件重大新聞進行報導，例如《商業雜誌》的〈天廚味精廠調查記〉、《銀行週報》的〈未經商標之爭執觀〉。透過味素的研究，我們可以探討全球在地化的問題，像是味素傳到中國時，中國人是如何接受這樣商品，後來又是在何種情況下發展出中國人自己的味素品牌。這裡頭不僅有飲食商品的競爭問題，還涉及了商標、企業與法律的問題。[34]

另外一個與味素的全球在地化的課題是廣告宣傳的問題。味素這個調味料傳到東亞各地

時，是如何打進當地的市場？透過何種方式？與日本當地的差別是什麼？據社史資料顯示，日本味之素的廣告刊登數是在食品界最多，採每月一則大廣告，其餘日子連續刊登小廣告的策略，這策略在一次世界大戰後的全球金融恐慌中依舊持續。一九二三年起，開始在平和博覽會設立「味之素食堂」，介紹味素的各式料理方法，該訊息也同時在報紙廣告上宣傳，該食堂常常高朋滿座。

從一九二五年開始，公司推出味素三大特色：美味、經濟、珍貴，並開始以這標題不斷的打廣告。之後更與其他一流商品合作，以贈品的方式宣傳推廣。六月以味素的三大特色為主題，募集使用味素的各國料理烹調方法，並由數名專家來評審，結果在一個月後的報紙公布。味素公司從這一年開始出版一些料理書及料理日記本，這類型的宣傳相對於在學校的實際推廣效果還要好。一九三五至一九三七年是味素的廣告全盛時期，之後因戰爭與生產減少的關係，報紙廣告也接著下滑。一九四〇年以後幾乎不再見到相關廣告刊登。

在臺的宣傳方面，報紙廣告由總公司廣告部直接寄送廣告內容給當地報社，其他的相關廣告全由臺灣事務所負責。招牌有懸掛式、立柱式，由看板組負責在全臺設置，全臺各處常可見味素的看板。其餘會在鐵道旁設立單一文字的大型看板，另外在車站、百貨公司設置反光看板。味素公司曾在基隆市義重橋路的每根電線杆裝上鋁製看板，看起來整條街都是味素廣告，常因此收到市民的投訴。其中較特別的是，一九三二年，梶原英三走訪全臺國小，發放試用瓶做宣傳，對象為三年級以上，前後花了三個月時間。

除了《臺灣日日新報》外，《大阪朝日新聞・臺灣版》、《臺灣時報》、《臺南新報》等報刊，也有許多的新聞、廣告及漫畫圖像。有關國貨運動中的上海味素資料，可以在「大成老舊報刊資料庫」找到不少材料。此外，天廚味精廠的資料，在上海檔案館中有許多創辦人吳蘊初與工廠的資料，透過這些跨域的資料，可以提供我們進行味素的全球在地化研究。

另外一個可探討的全球在地化特色是銷售制度。味素在臺灣的流行是先從路邊攤販開始，之後再漸漸影響到一般家庭。這口味很合臺灣人的胃口，加上因為天氣暖和，居住及衣服的花費不多，可花在飲食的費用相對多，也助長了味素的推廣。一九二〇年，鈴木三郎助社長再度來臺。這時在臺灣已有一兩種類似商品，頗讓社長驚訝。這時候公司準備高達八千多圓的獎品進行臺灣限定的特賣。期間共賣出六十萬圓的成績。因為這一次特賣的關係，在全臺各地增加了許多味素的販賣店。

第三代社長鈴木三郎助先後來臺數次，對於味素的推廣相當積極。他在臺灣旅行經常靠著汽車走訪各個村落，以此實際了解各販賣店的銷售狀況及民眾慣習。像是一九三〇年，他來臺時曾問到旗后渡輪的船長是否會使用味素，船長回答說每天會買五錢的散裝味素，但很怕買到假貨。社長因此知道味素假貨特別會在鄉下流行；同時他也發現一般人對於味素的需求量很大。有了這些口訪經驗之後，他進而提案研發出味素的「專賣店制度」。

所謂專賣店制度就是把認真做的小商店變成為代理店，由特約店嚴選店家，並給予「味素專賣店」的看板。由於金色罐裝不賣給專賣店以外的店家，民眾只要在有這看板的商店買味素，就能買到純正的商品，味素公司透過以這樣的方式獲取顧客的信賴。公司經常會派人至專賣店進行巡查，一旦發現有賣其他相關產品或偽造品，就會取消該店資格。專賣店獲利因此增加，全臺開店數量不斷擴增，最高紀錄曾在全臺有五百多家。

六、結論：味素、帝國、技術與感官

著名史家 Peter Gay 在他那維多利亞時代的布爾喬亞感官經驗研究《感官的教育》提到，對於十九世紀的人而言，那是個「快速列車的時代」。隨著火車、鋼軌路基和信號系統的持續改進，火車的速度越來越快，鐵路也成為一種流行的隱喻，新的感官刺激紛至沓來，這表達了十九世紀的急遽變遷，以及由此而引發的人們的困惑與焦慮。[35]同樣的時代轉變造成的感官體驗與人心變動問題，我們在二十世紀初的日本作家夏目漱石的《彼岸過迄》[36]中亦可見到。一九三〇年代的臺灣似乎也有這樣的現象，城市的劇烈改變帶來日常生活的種種便與不便，成為作家、地方菁英的城市書寫、個人日記或旅遊雜記的重要內容。透過當時地方菁英的私生活書寫，搭配報刊新聞與廣告，我們更能清楚地感受到這個時代的移動、感官與城市文化。其中，物的體驗，成為我們觀看這場感官文化之旅的重要切入點。

日本的著名旅行史作家富田昭次在《觀光時代：近代日本的旅行生活》[37]就曾明白指出，近代的日本可稱作是觀光的時代，各種交通工具的改變帶來的快速移動，不僅改變了城市地景，也改變了人們的感官體驗。觀光時代帶來的最大變動是旅行方式的改變。呂紹理的《展示臺灣：權力、空間與殖民統治的形象表述》點出了這個時期旅行制度化的特色。[38]當然，要了解作為現代性表徵之一的觀光時代，絕非僅靠旅行生活，可能還要多加理解東亞當時的城市文化、消費社會、日常生活、飲食慣習等各方面才有可能。近年來，臺灣文化史的研究，已經逐漸受到重視，但若和其餘領域如區域史、經濟史、產業史、開發史、醫療史、文學史、族群史、教育史、政治史相比較，至今尚未有文化史的研究回顧，頂多是放在社會史或是休閒文化的類別來看。透過科技部前瞻計畫，我們曾在二〇一五年的秋天辦過「當代臺灣史研究的文化轉向」工作坊。[39]與會學者有呂紹理、張隆志、許佩賢、陳文松、鄭麗榕、謝仕淵、曾品滄教授，分別從時間的社會文化史、學院史學到公共史學、日記與日常生活、動物文化史、運動史及食物史等面向觀看日治臺灣新文化史的書寫。若以現有的成果來看，目前學界關注的課題已在政治文化、地景空間與記憶、行旅、異文化接觸、休閒、博物學與殖民調查等課題有相當的成果。如何在既有的研究成果上，對食物史有更多元的關注，前述提到的幾點思考，無論從全球史、物質文化、商品流通與城市消費，帶有全球視野與物質文化取向的味素研究，或許是日治臺灣新文化史未來可以關注的面向。[40]

近年來歐美食物史研究已有許多帶有全球史與物質文化研究取向的著作，像是《拉麵：一麵入魂的國民料理發展史》及《帝國與料理》。[41]近來臺灣的食物史的研究，具有上述特色的則以曾品滄與陳玉箴的研究最具代表性。曾品滄延續過往對殖民統治時期日本飲食文化與餐館在臺灣的發展情況進行研究，擺脫現代 vs. 傳統與外來 vs. 在地的既有論述模式，改著重討論鋤燒消費活動在臺灣日常生活脈絡的滲透過程、發生的作用，及其反映的社會意義。他認為鋤燒成功滲入臺灣人日常飲食，不僅是因為其作為殖民統治階層的食物，是臺灣人學習「日本化生活」的重要部分；也在於這些食物的口味與烹調方式與臺灣人的既有食物有相似性，容易與本地飲食傳統相融合。[42]相較於曾品滄談的日本料理，陳玉箴比較多的文章在談西洋料理。她從供應西洋料理的消費場所出發，探究臺灣在日治時期西洋料理業的發展及臺灣人的消費實踐，分析在物質面、認知面及相關文化論述與意義系統上的變化，以及西洋料理進入臺灣社會的脈絡。[43]

上述研究提供了食物史研究可關注的新方向，如何探討食物、殖民與帝國關係，味素是個很好的研究對象。在新帝國史研究的影響下，改變了學界許多看法，其中之一是認為中心與邊緣不再是固定的，而是移動的。以新帝國史來看味素，有些技術史的新方向可以參考。研究者可以思考近代帝國的發展對國家的日常生活、社會組織及社會運動史的影響。例如日本帝國統治下的臺灣，可以從比較的觀點來探討殖民地的統治特色，例如技術、觀光及博覽會的課題。更可以從帝國的框架來探討技術與近代東亞發展的關係，例如：牛乳的使用、母乳甚至代用品豆漿的出現；日本帝國殖民地的蔗糖技術發展；又或者是肥皂、農藥製造與在東亞的流通與近代日本化學工業也有密切關係。

近來新帝國史研究也提供我們從結合世界史與社會史的角度去思考十九世紀到二十世紀的轉變。例如十九世紀末期出現的一種新觀點：「規訓」帝國臣民意味著使大眾文明化（從衛生學、大眾教育的角度來說），而不僅僅是培養菁英階層。帝國的規訓既會帶來普遍性的政策也會引起反抗，研究者可以將社會史與宏大敘事聯繫起來，所探討的不再僅僅是資本主義的擴張，也不是資本主義加現代國家的構建。研究帝國的歷史，不該只是一個偏向一邊單方面的故事，永遠只獨厚一個聲音，而是該把帝國看成是一個充滿互動的整體，一個內部互相關聯的大世界。

受到新帝國史的影響，學者們也開始探討殖民的脈絡，拒絕中心與邊緣的二分法，認為它不僅促成熱帶醫學等新學科的發展，也影響了歐洲的實與觀念。其次，近來科學史研究也開始注意到技術史的層面，尤其是技術的歷史與近代東亞社會現代性的形成的關聯，像是日本帝國在近代殖民過程中的技術史就是熱門的研究課題，例如與公共衛生防治有關的除蟲化學藥劑的問世，或者是與食品衛生及健康有關議題，也都與化學技術的變革及產業的推動有關。

最後，有關味素作為一種重要調味料，它如何改變我們的味覺，我們可以從感官史的角度探討味素的歷史。近來西方史學將感官史放在情感史的課題裡探討，已有許多研究成果。情感史的開展將歷史研究的重點，首次從理性轉到感性（愛情、憤怒、激情、嫉妒等）的層面，有學者認為這代表「歷史研究的一個嶄新方向」。舉例而言，性別史的研究很自然地引起史家對愛情和婚姻的研究興趣，成為情感史的一個重點。當今史家更關心的是如何在各個單一的文化中，將情感的種種表現「深度描寫」，找出其中的文化含義，而不是居高臨下、評頭論足。更有學者注意「情感的團體」，探討人們在家庭、教會、學校和單位等場合，情感表現差異。

有關情感史的研究可參考 *American Historical Review* 在二〇一二年十一月號，「情感的歷史研究」的筆談專號。學界關注的課題有心理疼痛、抑制疼痛的阿斯匹靈與情感、及近代生產的產育之痛。有的學者則以跨學科的方式討論如何透過物質文化來理解情感史，例如紡織品、肥皂或繪畫。[44]此外，戰爭與情感也是學界關注的重點，透過愛、悲傷、憎恨與恐懼等情感，探討與戰爭的修辭、經驗與記憶的聯繫。研究者也可從情感延伸至感覺的文化史，例如嗅覺、味覺與聽覺的感官歷史，可參照法國史家 Alain Corbin 的氣味文化史名著《惡臭與芳香》（*The Foul and the Fragrant*）。這部分的國外的研究案例不少，但是否能在味素課題找出切入點，則有待於我們去挖掘更多這方面的故事。

正如同 Sand 教授所說：「味素的研究是二十世紀後半葉日本資本主義文化的一部分，谷氨酸納（MSG）的國際軌跡與二十世紀的社會史有密切的關聯性」。味素的歷史研究不僅有助於我們對臺灣食物史有更深入的研究，也可以跨越邊界，透視整個東亞物品的交流歷史。可見，味素的研究不只是商品的歷史，還涉及了日本殖民政策的歷史、產業史、經濟史、生活史及科技史。本文所談論的全球視野與物質文化視角或許可以提供給日後的食物史研究者一些參考方向。[45]

註釋

1 本文為國科會專題研究計畫成果，計畫名稱：「味の素」在東亞的生產、流通與消費（一九〇八－一九四五）：一種全球史的取向，編號 104-2410-H-259 -021 -MY2，特此致謝。

2 曾品滄，〈日式料理在臺灣：鋤燒（スキヤキ）與臺灣智識階層的社群生活（一八九五－一九六〇年代）〉，《臺灣史研究》第二十二卷第四期（臺北，二〇一五年十二月），頁一－三十四。陳玉箴，〈日本化的西洋味：日治時期臺灣的西洋料理及臺人的消費實踐〉，《臺灣史研究》二十卷一期（臺北，二〇一三年三月），頁七九－一二五。陳玉箴，〈食物消費中的國家、階級與文化展演：日治與戰後初期的「臺灣菜」〉，《臺灣史研究》十五卷三期（臺北，二〇〇八年九月），頁一三五－一八六。

3 郭立婷，〈味覺新滋味：日治時期菓子業在臺灣的發展〉，國立政治大學臺灣史研究所碩士論文，二〇一〇；廖怡錚，《女給時代：一九三〇年代臺灣的珈琲店文化》（臺北：東村出版社，二〇一二）。

4 味の素沿革史編纂會編纂，《味の素沿革史》（東京：味の素，一九五一）。

5 味の素沿革史編纂會編纂，《味の素沿革史》，頁一－三三。

6 近來臺灣才有相關主題的碩士論文出版，見楊雅婷，《日治時期味之素在臺灣之研究》（新北市：花木蘭文化事業有限公司，二〇一九）。

7 昭和女子大學食物學研究室編，《近代日本食物史》（東京：近代文化研究所，一九七一）。

8 ジョルダン・サンド（Jordan Sand）著，天內大樹譯，《帝国日本の生活空間》（東京：岩波書店，二〇一五）。

9 ジョルダン・サンド（Jordon Sand）著，天內大樹譯，《帝国日本の生活空間》。她的研究課題是近代日本的都市空間與物質文化，本書是根據她過往的幾篇論文修訂翻譯為日文，並未有同主題的英文本。

10 蔣竹山，《當代史學研究的趨勢、方法與實踐：從新文化史到全球史》（臺北：五南圖書，二〇一八增訂版）。

11 塞巴斯蒂安・康拉德著，馮奕達譯，《全球史的再思考》（新北：八旗文化，二〇一六）。

12 味の素沿革史編纂會編纂，《味の素沿革史》；味の素川崎工場勞働組合編，《味の素川崎工場勞働組合》（川崎：味の素川崎工場労働組合，一九五六）；味の素編，《味の素五十年稿》（東京：味の素，一九六〇）；味の素編，《味の素の五十年》（東京：味の素，一九六〇）；味の素横浜工場勞働組合編，《組合結成二十年史》（横浜：味の素横浜工場労働組合，一九六七）；味の素沿革史編纂室編，《味の素株式會社史》（東京：味の素，一九七一）。

13 鈴木三郎助，《味に生きる》（東京：研文社，一九六一）。

14 山本武利，《広告の社会史》（東京：法政大學出版局，一九八四）。

15 山本武利、西沢保編，《百貨店の文化史：日本の消費革命》（京都：世界思想社，一九九九）。

16 Penelope Francks、Janet Hunter 著，中村尚史、谷本雅之譯，《歴史のなかの消費者：日本における消費と暮らし，一八五〇－二〇〇〇》（東京：法政大學出版社，二〇一六）。

17 John Brewer, *Consumption and the World of Gods*, London and New York, 1993; Ann Bermingham and John Brewer, *The Consumption of Culture1600-1800*, London and New York, 1995.

18 伊藤るり、坂元ひろ子等編，《モダンガルと殖民地的近代》（東京：岩波書店，二〇一〇）。

19 長谷川香料株式會社，《長谷川香料八十年史》（東京：長谷川香料株式會社，一九八五）。
20 八十年史編纂委員会編，《八十年史》（東京：高砂香料工業，二〇〇三）。
21 昭和女子大學食物學研究室編，《近代日本食物史》（東京：近代文化研究所，一九七一）。
22 滿薗勇，《日本型大衆消費社会への胎動：戦前期日本の通信販売と月賦販売》（東京：東京大學出版社，二〇一四）。
23 比・威爾遜，《美味欺詐：食品造假與打假的歷史》（北京：生活・讀書・新知三聯書店，二〇一六）。
24 味の素沿革史編纂會編纂，《味の素沿革史》，頁一五三。
25 味の素沿革史編纂會編纂，《味の素沿革史》，頁一五三。
26 味の素株式會社社史編纂室，《味の素株式會社史》，頁一四四－一四五。
27 〈味の素偽造〉，《臺灣日日新報》（臺北），一九一六年十月六日，第七版。
28 〈味の素の模造品　桃園の本島人雜貨店〉，《臺灣日日新報》，一九一九年三月六日，第六版。
29 〈假造味素〉，《臺灣日日新報》，一九二四年三月六日，第六版。
30 〈改造味素〉，《臺灣日日新報》，一九二五年八月七日，第四版。
31 〈味の素の鑑定　州の衞生課て〉，《臺灣日日新報》，一九二四年十一月十八日，第二版。
32 〈一矸味素亦擒嚴究　街長喪家均說無情〉，《臺灣日日新報》，一九二五年九月十九日，第二版。
33 〈將に起らんとする　調味料界の巴字戰　味の素と白鹿と食の元　鈴木商店の對や如何〉，《臺灣日日新報》，一九三〇年十月十四日，三版。
34 上海市檔案館編，《天廚味精廠》（上海：檔案出版社，一九九二）。

35 彼得・蓋伊（Peter Gay），《感官的教育》（上下）（上海：上海人民出版社，二〇一五）。
36 夏目漱石著，林皎碧譯，《彼岸過迄》（臺北：蔚藍文化出版社，二〇一五）。
37 富田昭次著，廖怡錚譯，《觀光時代：近代日本的旅行生活》（臺北：蔚藍文化出版社，二〇一五）。
38 呂紹理，《展示臺灣：權力、空間與殖民統治的形象表述》（修訂版）（臺北：麥田出版社，二〇一一）。
39 本次工作坊由科技部人社中心「歷史學門熱門及前瞻學術議題調查計畫（二〇一〇－二〇一四）」贊助，臺灣師範大學臺灣史研究所協辦，舉辦時間為二〇一五年九月二十五日，地點在國立臺灣師範大學文學院。
40 二〇一六年，科技部人社中心公告了由黃寬重、呂妙芬及筆者所主持的「歷史學門熱門及前瞻學術研究議題調查計畫（二〇一〇－二〇一四）」的成果，報告中提到當代歷史學新趨勢中的十個熱門及前瞻議題。透過近五年數百場歷史學研討會的觀察，可看出幾個重點發展方向，這些研究課題大都與近二十年來歷史學的「文化轉向」有關。歐美文化史重要推手 Peter Burke 曾提出類似的看法，認為當前的史學已經是文化史無所不包的時代，此話也相當程度可用來描述近年來臺灣歷史學的發展。
41 喬治・索爾特，《拉麵：一麵入魂的國民料理發展史》（新北：八旗文化，二〇一六）。瑞秋・勞丹（Rachel Laudan），《帝國與料理》（新北：八旗文化，二〇一七）。
42 曾品滄，〈日式料理在臺灣：鋤燒（スキヤキ）與臺灣智識階層的社群生活（一八九五－一九六〇年代）〉，《臺灣史研究》第二十二卷第四期（臺北，二〇一五年十二月），頁一－三十四。
43 陳玉箴，〈日本化的西洋味：日治時期臺灣的西洋料理及臺人的消費實踐〉，《臺灣史研究》二十卷一期（臺北，二〇一三年三月），頁七九－一一五。
44 這部分可以參考二〇一三年舉辦的國際研討會“Emotional Objects: Touching Emotions in Europe 1600-1900”。

45 Jordan Sand, "A Short History of MSG: Good Science, Bad Science, and Taste Cultures," *Gastronomica: The Journal of Critical Food Studies*, 5: 4, (Fall 2005), pp. 38-49.

作者簡介（依文章排序）

主編／皮國立

國立臺灣師範大學歷史研究所博士，現任國立中央大學歷史研究所副教授。研究興趣為中國醫療社會史、疾病史、身體史、中國近代戰爭與科技等領域。著有《近代中醫的身體與思想轉型：唐宗海與中西醫匯通時代》、《臺灣日日新：當中藥碰上西藥》、《「氣」與「細菌」的近代中國醫療史：外感熱病的知識轉型與日常生活》、《國族、國醫與病人：近代中國的醫療和身體》、《中醫抗菌史：近代中西醫的博弈》、《虛弱史：近代華人中西醫學的情慾詮釋與藥品文化（一九一二—一九四九）》、《跟史家一起創作：近代史學的閱讀方法與寫作技藝》、《全球大流感在近代中國的真相：一段抗疫歷史與中西醫學的奮鬥》等學術專書，並合編有《衛生史新視野：華人社會的身體、疾病與歷史論述》、《藥品、疾病與社會》、《憶載航空城：大園落地生根的記憶》以及高中歷史教科書等等，另有學術論文、專書篇章等八十餘篇。

曾齡儀

美國紐約市立大學歷史學博士，臺北醫學大學通識教育中心副教授，研究興趣為近代日本史、近代臺灣史、移民與食物史，著有《沙茶：戰後潮汕移民與臺灣飲食變遷》。

張仲民

復旦大學歷史學系教授，兼任南京大學亞太發展研究中心研究員。研究專長為中國近代史。出版有《種瓜得豆：清末民初的閱讀文化與接受政治》、《葉落知秋：清末民初的史事和人物》等四種，發表有論文、書評多篇。

牟立邦

復旦大學博士，現任臺灣明新科技大學通識教育助理教授。研究專長為中國近代史／中日抗戰、貨幣史研究；物質文化／飲食文化、影視研究。著有〈兩岸史學史視野下的淞滬會戰「軸線移轉說」述評〉、〈明清之際臺灣「番銀」的通行——兼論社會經濟的發展〉、〈「辛甚曰辣」：明代以前中國辛味概念的形成及演繹〉、〈從「董月花」的塑造看文化與群體的折射〉等篇章論文。

劉士永

美國匹茲堡大學博士，現任美國匹茲堡大學歷史系教授。研究專長為醫學／公共衛生史、日本殖民醫學、東亞環境史。著有《武士刀與柳葉刀：日本西洋醫學的形成與擴散》、《東亞醫療史：殖民、性別與現代性》、*Prescribing Colonization: The Role of Medical Practices and Policies in Japan-Ruled Taiwan*, 1895-1945 等專著。

張淑卿

國立清華大學歷史學博士，現任長庚大學醫學系人文及社會醫學科教授。曾任中央研究院臺灣史研究所籌備處訪問學員、博士後研究員。專長領域為臺灣醫療衛生史、護理史、以及科技、醫療與社會。著有研究論文、書評、翻譯等百餘篇，散見於中英學術期刊中。

安勤之

母親說「天下一勤無難事」，安是家族名，之是輩分序。胸無大志，心懷小事，著有四物、靈芝、牛樟芝相關論文。樂於吃飯、睡覺、打太極，鑽研尼采、實驗教育與社會學理論，目前任職於陽明交通大學百川學士學位學程，擔任實作級專案助理教授。

蔣竹山

臺灣桃園人。清華大學歷史所博士，中央大學歷史所副教授兼文學院學士班主任。曾任東華大學人社院大眾史學研究中心主任，中央大學歷史所所長。研究興趣喜歡打破傳統臺灣史、中國史、世界史三塊分立之框架，主要方向為醫療史、新文化史、全球史、公眾史學。歷來除關注全球視野下的物質文化史研究，在學院推動相關社群活動外，也對社會大眾推廣歷史普及與公眾史。

歷史與現場 332

華人大補史：吃出一段近代東亞補養與科技的歷史

主編　皮國立
作者　皮國立、曾齡儀、張仲民、牟立邦、劉士永、張淑卿
安勤之、蔣竹山（依文章排序）
校對　廖柏皓
企畫　郭靜羽
美術設計　許晉維
內頁排版　張靜怡
人文線主編　王育涵
總編輯　胡金倫
董事長　趙政岷
出版者　時報文化出版企業股份有限公司
108019 臺北市和平西路三段 240 號 7 樓
發行專線｜ 02-2306-6842
讀者服務專線｜ 0800-231-705 ｜ 02-2304-7103
讀者服務傳真｜ 02-2302-7844
郵撥｜ 1934-4724 時報文化出版公司
信箱｜ 10899 臺北華江橋郵政第 99 信箱
時報悅讀網　www.readingtimes.com.tw
人文科學線臉書　http://www.facebook.com/humanities.science
法律顧問　理律法律事務所｜陳長文律師、李念祖律師
印刷　家佑印刷有限公司
初版一刷　2023 年 2 月 10 日
定價　新臺幣 560 元

ISBN 978-626-353-434-6 ｜ Printed in Taiwan

時報文化出版公司成立於一九七五年，並於一九九九年股票上櫃公開發行，於二〇〇八年脫離中時集團非屬旺中，以「尊重智慧與創意的文化事業」為信念。

華人大補史：吃出一段近代東亞補養與科技的歷史／皮國立、曾齡儀、張仲民、牟立邦、劉士永、張淑卿、安勤之、蔣竹山作；皮國立主編．｜ -- 初版．-- 臺北市：時報文化出版企業股份有限公司，2023.02
416 面；14.8×21 公分．｜ ISBN 978-626-353-434-6（平裝）
1. CST：食療 2. CST：健康飲食 3. CST：文集｜ 418.9107 ｜ 112000025